改訂版

症例報告、何をどうやって準備する？

流れがわかる 学会発表・論文作成 How To

[著者]
佐藤 雅昭
京都大学医学部附属病院呼吸器外科助教
Affiliate Scientist, Latner Thoracic Surgery Research Laboratories,
Toronto General Research Institute, University of Toronto

メディカルレビュー社

■本書に記載された内容に関して，操作などのサポートは一切行っておりません。また，本書を使用して発生したいかなる損害にも，弊社および著者は一切の責任を負わないものとします。予めご了承ください。

■本書に掲載した会社名，プログラム名，システム名，製品名などは，個々の所有者の登録商標または商標です。本文中では ®，™マークは省略しています。

■本書に掲載した URL，製品名などは 2010年12月現在のものです。これらは予告なく変更される可能性がありますが，その際はご容赦ください。

株式会社メディカルレビュー社

初版　序

　医師にとって，学会発表や論文執筆が，日常臨床と同様重要であることは論を待たない．眼前の発見や問題点をまとめ発表することは，自らのより深い理解につながるとともに，他の医師や研究者，ひいては社会に対し貴重な情報を提供することとなる．しかし一方で，経験の浅い医師にとっては，学会発表や論文執筆の敷居は高く，とかく受け身，後回しとなってしまうことも事実である．

　学会発表や論文執筆においては，どのように主題を選択し，事実を叙述し，議論を深めるか，つまり"如何に考えるか"が肝要である．と同時に，どのようにデータを収集し，整理加工し，出力するか，どのような道具や手法を用いるか，換言すれば"如何に表現するか"も，等しく重要である．

　本書では，まだ経験浅い若手医師が比較的取り組みやすい地方会・研究会での発表，また論文としての症例報告のまとめ方を，実例を交えてわかりやすく詳説した．しかし，ここに示す考え方や知識・技術が，総会や国際学会での発表，あるいは原著論文や研究論文の準備においても応用できることは，言うまでもない．

　本書は，京都大学呼吸器外科同門会員であり進取の気象に富む佐藤が，企画・執筆を行った．そして，先輩医師である中村と主任教授である和田は，方向性の修正，つまり助言や加筆を行うことで，本書がより一層充実するよう助力した．このように，本書自体が，"如何に良い発表を行うか"という主題に対する，我々自身の共同発表であるとも言えよう．また，本書をまとめるにあたっては，株式会社メディカルレビュー社の多くの方々，特に編集部第2室の矢嶋英子さんにはお世話になった．この場を借りて謝意を表したい．

　Evidence Based Medicineの重要性が提唱されて久しい．しかし，大きなEvidenceも，その第一歩は小さな問題提起や事実の叙述からである．この意味でも，本書が経験浅い若手医師の発表への障壁を低くすると同時に，医療や医学の進歩にも幾ばくか役立てば，著者一同，望外の幸せである．

2004年　雪化粧した京の山々を前にして

和田　洋巳

改訂版　序

　「症例報告，何をどうやって準備する？　流れがわかる学会発表・論文作成 How To」の初版が出版されてから，7年の歳月が過ぎました。和田洋巳先生，中村隆之先生の力をお借りし，何とか書き上げたものであり，症例報告を対象とした，少なくとも当時は目新しい内容のものでした。主に若い先生方を読者層と考えていましたが，大変うれしいことに中堅・ベテランの先生方から，医師だけでなく薬学関係等，幅広い方々にご支持をいただくこととなりました。その間，学会発表や論文作成の方法も様変わりしました。プレゼンテーションはPowerPointで作成したファイルを主催者に事前に渡すようになりましたし（初版ではフィルムに焼き付ける方法を紹介していました―若い先生には信じられないかもしれませんが……），論文に添付する図・写真も自分で適度なフォーマットに加工しオンラインで提出するのが当たり前になりました（初版では実際に写真屋さんで現像し，それを袋に入れて郵送する方法を紹介していました―これまた，若い先生には信じられないことかもしれません）。また，初版で紹介していた様々なアプリケーションも新しいバージョンが出されました。そこでこの度，主にそうしたテクニカルな部分を中心に改訂を行いました。

　改めて初版を見返してみると，確かに時代の流れとともに更新していかなくてはならない部分は散見されるものの，初版に注ぎ込んだ発表に必要な「流れ」と「考え方」は一貫して今尚，極めて有用であることに気づかされます。私自身も現在は，一応は研究者としてPrinciple Investigatorとなりましたが，そうした立場に立ってみると，初版に書かれた発表のための考え方は症例報告だけにとどまらず，本格的な研究をする場合にも十分に応用が利く内容であるということがよくわかります。このことは和田洋巳京都大学名誉教授が初版の序文で言われていることでもあります。

　また逆に，自ら症例報告をする機会が減ったこともあり，改訂作業の中では，昔の自分のとてもフレッシュな考えに「ハッ」とさせられることもありました。症例報告はどちらかというと若い先生方が中心になって行う発表形態ですから，一度研究者となってしまうと，そこからは遠ざかってしまう傾向があります。未だ症例報告を中心とした書物がそれほど世の中に見られないのも，そのためかもしれません。「あの時（研修医としての修練が終わるか終わらないかの時）にこの本を執筆しておいて本当に良かった，初心者の気持ちがわかるあの時だからこそ，この内容が書けたのだ」と心から思う次第です。その意味で，若い先生方，あるいは医師以外でこれから学会発表や論文作成を勉強しようという方々に本書の果たす役割は変わらず大きいと信じます。本書が一人でも多くの方の学会発表や論文作成の役に立てば，著者としてそんな嬉しいことはありません。

2011年

佐藤　雅昭

改訂版

症例報告、何をどうやって準備する？

流れがわかる学会発表・論文作成 How To

CONTENTS

初版　序	3
改訂版　序	4
発表までの流れ	10
はじめに	12

プロローグ

§1　症例報告の3つの意義 …… 13
- 症例報告の「意義」を考える …… 14
- 考察1　症例報告は本当に他の研究発表よりグレードが低いのか？ …… 15
- 考察2　エビデンスはどんなときでも最重要なのか？ …… 18
- 考察3　研修医や若手医師が症例発表役なのはなぜか？ …… 20

§2　日常臨床から発表までのホップ・ステップ・ジャンプ …… 21
- 症例選びから発表までのプロセス …… 22

第1章　発表の土台作りをしよう

§1　症例発表のテーマを探す—発表準備の第1段階— ………………… 25
- 日常臨床から発表テーマ決定までの流れ ……………………………………… 26
- 日常遭遇する症例のなかから発表テーマの「候補」をピックアップ ………… 27
- 症例報告に値する症例の4パターン ……………………………………………… 27
- 「下調べ」作業で，発表テーマの「候補」が適当かどうか「選考」 ……………… 30

§2　症例データ収集のコツ ……………………………………………… 33
- 血液検査・生理検査についての心得 ……………………………………………… 34
- 画像類はこう扱う …………………………………………………………………… 36

§3　PubMedを使った文献検索 ………………………………………… 38
- PubMedを使った文献検索とは …………………………………………………… 39
- 基本検索のしかた …………………………………………………………………… 39

STEP UP
- History機能を使いこなす ………………………………………………………… 41
- Clipboard機能を活用しよう ……………………………………………………… 42
- Details機能を使う …………………………………………………………………… 43

§4　医学中央雑誌での文献検索 ………………………………………… 45
- 医中誌Webのバージョン，モードと検索機能 ………………………………… 46
- 基本検索のしかた …………………………………………………………………… 46

STEP UP
- 履歴検索機能を使いこなす ……………………………………………………… 49
- シソーラス用語と自動検索機能 ………………………………………………… 50

§5　戦略的な文献検索 …………………………………………………… 52
- 文献検索の2つの方向性を使い分ける …………………………………………… 53
- 感度の高い検索 ……………………………………………………………………… 54
- 特異度の高い検索 …………………………………………………………………… 56

§6　教科書・総説と孫引きの活用 ……………………………………… 58
- 教科書，Review，総説の役割 ……………………………………………………… 59
- 発表準備の第1段階での教科書の役割—発表に値するかを見極める— ……… 60
- 発表準備の第2段階での教科書の役割—テーマにとって必要な情報を集める— … 60
- Review，総説に目を通す—文献の情報は教科書より新しい— ………………… 60

§7　EndNoteを使った文献整理・管理術 ……………………………… 62
- EndNoteを中心とした文献検索，管理，活用 …………………………………… 63
- EndNote Libraryの作成 …………………………………………………………… 64
- PubMedで検索した文献のEndNote取り込み …………………………………… 64
- 医学中央雑誌からEndNoteへの文献取り込み …………………………………… 68
- 文献を入手しEndNote Libraryとリンクさせよう ……………………………… 70
- 実際の文献データベース作成の流れ ……………………………………………… 73

第2章　口頭発表をしよう～スライド・ポスター・ビデオでの発表

§1　抄録の準備と提出 …… 77
- なぜその発表をするのか，「発表の核」を明確化しよう …… 78
- 言いすぎにならない程度に一般化した結論を導く …… 79
- 出だしの一行で症例のポイントをさらに明確に …… 79
- 残った部分はノイズを除いてシンプルに書く …… 80

§2　スライド発表の全体構成を考える …… 82
- 「絵コンテ」＝紙と鉛筆でスライドの全体構成を練る！ …… 83
- 標準的なスライドの全体構成 …… 85

§3　スライド作りの基本ルール5 …… 87
- 見やすいスライド5つの基本ルール …… 88
- 伝えようとする情報量と実際に伝えられる情報量の関係 …… 90
- 情報の仕分けと発表の本質 …… 90

§4　PowerPoint 5つのピットフォール …… 92
- PowerPoint初心者にわかりにくい必要最小限の「ツボ」 …… 93
- Pitfall 1　テキストボックス内の行間がずれる，アンバランスになる …… 94
- Pitfall 2　テキストボックス内で文字間隔や文頭が揃わない …… 95
- Pitfall 3　図の大きさがうまく調節できない …… 100
- Pitfall 4　図やテキストボックスの位置を微調整できない …… 102
- Pitfall 5　学会会場でスライドが正常に作動しない …… 103

§5　「良い発表」の他の要素 …… 105
- きれいなスライドは良い発表の十分条件ではない …… 106
- 「きれいなスライド」＝「良い発表」という思い込みを捨てよ！！ …… 107
- 発表の核となる明確なメッセージをもとう！ …… 108
- 予演会の意義を知ろう！ …… 109

§6　口頭発表の技術 —2つのDon'tsと4つのDos— …… 110
- 上手な口頭発表のコツ …… 111
- Don't　原稿の棒読みをやめる！ …… 112
- Do！　発表用のメモを用意しよう …… 113
- Do！　スライドを見て話し，言葉の切れ目で聴衆またはメモを見よう …… 113
- Do！　左手にマイク，右手にポインター，背筋は伸ばして …… 114
- Don't　スライドの棒読みもやめる！ …… 115
- Do！　話し方を工夫するか，スライドを工夫するか …… 115
- もう1つ大事な，「発表を楽しめるか」という問題 …… 118

§7　ポスター発表 …… 120
- ポスター発表準備の基本 …… 121
- ポスターを作ってみよう①−スライド形式での作成− …… 122
- ポスターを作ってみよう②−一枚印刷のポスター作成− …… 123
- ポスターの特長を生かした発表 …… 126

§8 ビデオ発表　129
- ビデオ編集の流れ　130
- 映像データのパソコンへの取り込み　131
- 編集作業　131
- 編集したビデオファイルの出力　134

第3章　論文発表をしよう

§1 論文としての症例報告　137
- 論文発表までの流れ　138
- どんなときに論文にしようと思うか？　139
- 日本語で書くか，英語で書くかの決定　139
- どのジャーナルに投稿するかの決定　142

§2 最初に【症例・Case】を書け！　143
- 掲載される症例報告の流れはこうだ！　144
- 順番どおりに書く必要なし，戦略的な書き方は【症例】⇒【考察】だ　144
- 【症例・Case】の構成　145
- 【症例・Case】をありのままに書く−実はこれが難しい−　146

§3 論文の要（かなめ）【考察・Discussion】を書く　148
- 【考察・Discussion】の役割　149
- 『考察の出だし』　150
- 『考察の出だし』の具体例　151
- 『考察の核』　152
- 『考察の核』の具体例　154
- 【結論・Conclusion】　156
- 【結論・Conclusion】の具体例　156

§4 【要約・Abstract】と【緒言・Introduction】を書く　158
- 【要約・Abstract】は『考察の核』をつなげるだけ　159
- 【要約・Abstract】の具体例　159
- 【緒言・Introduction】は，読者を話題に引き込むように『考察の核』を変形　160
- 【緒言・Introduction】の具体例　161

§5 図表を揃える　162
- 図表を効率よく準備する　163
- 掲載する写真，図表を決定する　164
- 表を準備する　164
- 写真を準備する　164
- Illustratorで図を投稿可能な形式にまとめ，保存する　165
- Illustratorで，イラスト・グラフを準備する　165
- 図の説明（Figure Legend）を書く　166
- ジャーナルの投稿規定を確認する　166

§6 【参考文献・References】を作る　168
- EndNoteを使った参考文献リスト作成法　169
- アウトプットスタイルの選択と作成　172

§7 いよいよ投稿する ... 175
- 論文投稿に必要な書類 ... 176
- 英語論文の形式を整える ... 177
- 日本語論文の形式を整える ... 182
- オンラインでの論文提出 ... 184
- 投稿から掲載までの流れ ... 186
- 修正原稿を再提出する ... 188

エピローグ

より戦略的な発表へ ... 190
- 戦略1　学会発表と論文執筆をリンクさせよ！ ... 191
- 戦略2　準備の時間は奪い取れ!! ... 194
- 戦略3　残業手当は自己申告です −発表を記録に残そう− ... 197

あとがき ... 201
INDEX ... 203

ワンポイントアドバイス
- 発表準備の第1段階としての下調べ
  −実は臨床医の成長に不可欠な要素がここにある！ ... 31
- 発表に使える画像を残すために ... 37
- PubMedの限界とGoogleなどの検索エンジン ... 44
- 医中誌のクリップボード機能 ... 48
- EndNote Web版について① ... 67
- 日本語文献の取り込みがうまくいかないとき ... 70
- EndNote Web版について② ... 71
- 忙しい研修医だから絵コンテが有効！ ... 84
- Macで作成したPowerPointファイルをWindowsで開いたときのエラー ... 104
- 本当に原稿は不要なのか ... 118
- 【結論・Conclusion】をつける場合 ... 157
- PowerPointで画素数の高い図を作成するには？ ... 167
- 投稿規定の確認はお早めに ... 176

ちょっとひとこと
- 個々の症例から新たな疾患概念へ ... 17
- 「○○に××を合併した一症例」のパターン ... 32
- 計画的な検査のお陰で後悔せずに済んだ具体例 ... 35
- なぜ手術や内視鏡治療の画像を残すのが難しいか？ ... 37
- 2単語以上で1つの意味をなす用語の検索 ... 44
- 緻密な文献検索は発表者の真摯な態度の表れ ... 57
- 教科書が分厚くて扱いにくい ... 61
- あなたは紙派？　電子データ派？ ... 74
- 抄録はそんなに大切なのか？ ... 81
- 略語に注意! ... 91
- テクノロジーの進歩と発表の本質 ... 101
- 良い発表は, 質問されてこそ ... 119
- 口頭発表の重要性と「村社会」としてのリサーチコミュニティ ... 134
- 英語論文を書くときの「力点」 ... 141
- フォーマットした後で引用文献を確認するには ... 171

発表までの流れ

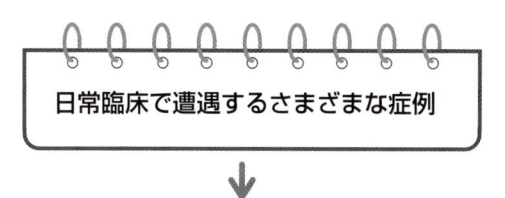

日常臨床で遭遇するさまざまな症例

↓

発表準備の第1段階

発表テーマの候補をピックアップ → 「下調べ」でテーマを「選考」

- 稀な症例
- 診断が困難だった症例，または診断に工夫を要した症例
- 予想外の経過をたどった，または予想外の合併症が生じた症例
- 理論的に正しい新しい治療法，または比較的稀な疾患の治療法

- 人に聞く（最重要！）
- 文献の予備検索
- 教科書をざっと読む

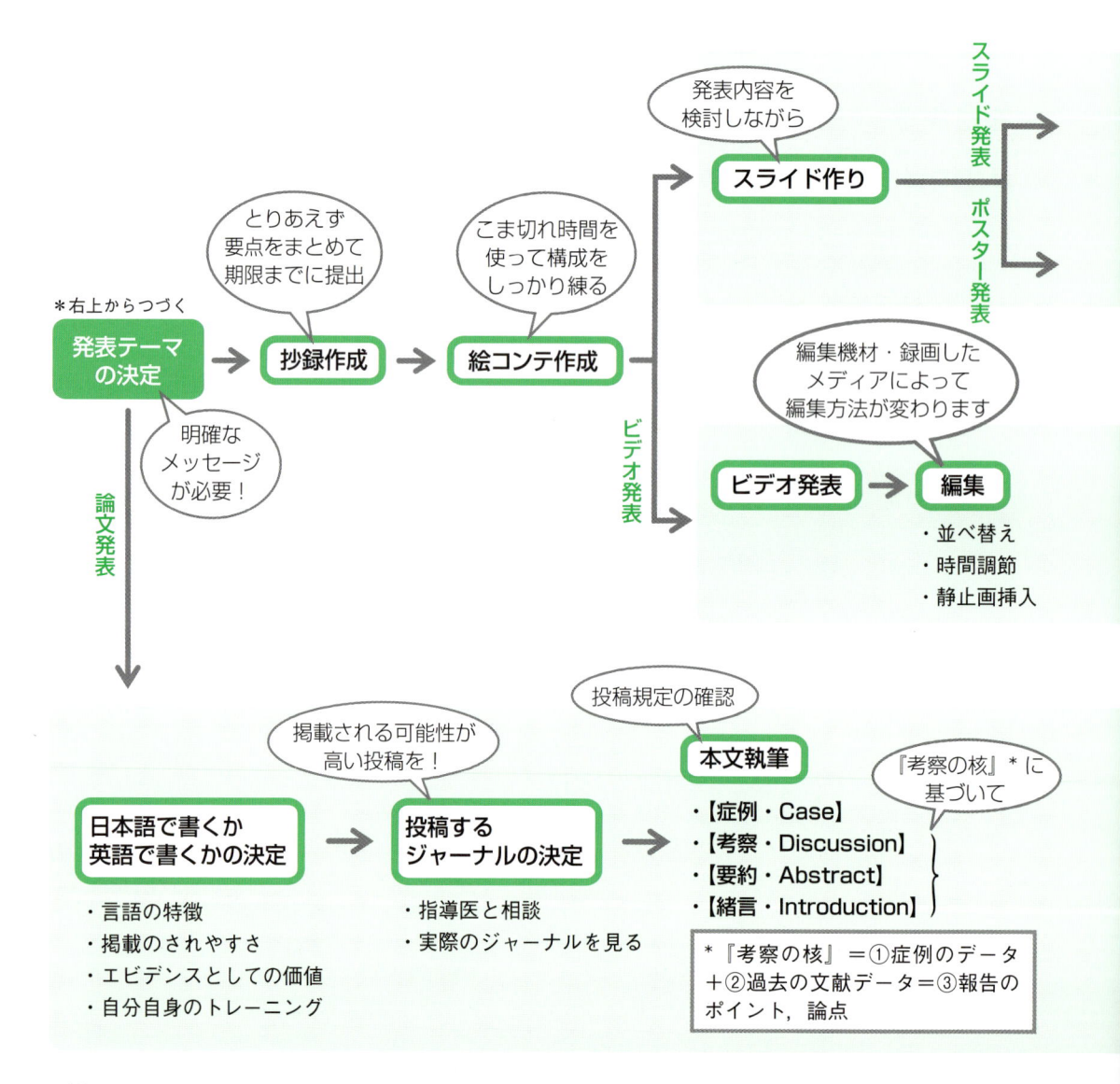

*右上からつづく

発表テーマの決定 → 抄録作成 → 絵コンテ作成 → スライド作り → スライド発表／ポスター発表

（明確なメッセージが必要！）
（とりあえず要点をまとめて期限までに提出）
（こま切れ時間を使って構成をしっかり練る）
（発表内容を検討しながら）

ビデオ発表 → 編集
（編集機材・録画したメディアによって編集方法が変わります）
- 並べ替え
- 時間調節
- 静止画挿入

論文発表

↓

日本語で書くか英語で書くかの決定 → 投稿するジャーナルの決定 → 本文執筆

（掲載される可能性が高い投稿を！）
（投稿規定の確認）

- 言語の特徴
- 掲載のされやすさ
- エビデンスとしての価値
- 自分自身のトレーニング

- 指導医と相談
- 実際のジャーナルを見る

- 【症例・Case】
- 【考察・Discussion】
- 【要約・Abstract】
- 【緒言・Introduction】

（『考察の核』*に基づいて）

*『考察の核』＝①症例のデータ＋②過去の文献データ＝③報告のポイント，論点

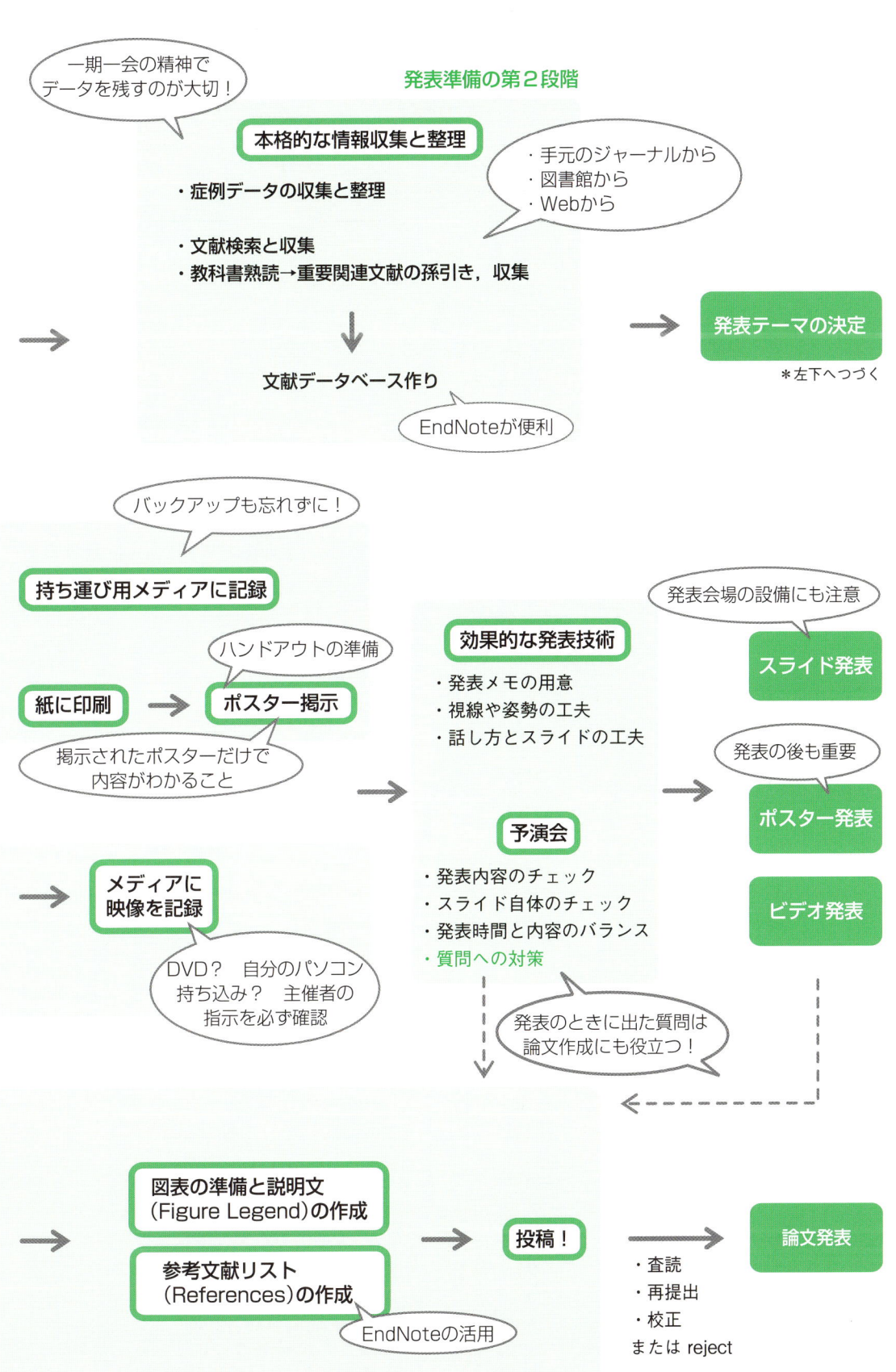

はじめに

早速ですが，Q＆A形式で始めさせていただきます。

Q この本が役に立つのはどういう人ですか？

A 学会発表や論文発表の準備をしている方，これからしようとする方です。皆さんはどんな状況でこの本を手に取っているのでしょうか。なかには，上の先生にはじめての地方会または研究会の発表をするよう言われたけれど，どう準備すればよいのかわからない，少し参考になる本でもあれば，と思っている研修医の方もいるかもしれません。また，学会発表や論文発表の経験は何度かあるけれど，もう少しうまく発表したいと思っている方もいるかもしれません。本書は，まだ経験が浅い若手の先生を対象に，発表の準備からその実際に至るまでの「流れ」がわかるようにまとめてあります。時間が許せば通読していただきたいですが，**お急ぎの方は，自分の必要な項目へスキップしてください**。その部分の流れが「step by step」でわかるように心がけて書いたつもりです。

Q 似たような本が世の中にはあるようですが，どうしてわざわざこんな本を書いたのですか？

A 本書では「**何を何のために発表するべきか**」という根本的なところから始めて，どのように情報を収集し，それをどう活用して発表していくか，というところまで論じています。世の中には，「スライドの作り方」や「論文の書き方」，「PubMedの使い方」といった書籍がたくさん出回っていて，いまさらこんな本を書く必要もないだろうと思われるかもしれません（実際，初版を執筆した際，出版社の方に，本書が従来のものとどう違うのか説明するのは難しかったのです）。たしかに，そうしたマニュアル的な本を使えば，スライド作成，論文作成などの技術は勉強できます。しかし，これらを**有機的に結びつけて一連の流れとしてとらえ，まとめた書籍**は見当たりませんでした。この「流れ」というテーマを一冊の書籍として扱うのはユニークな試みであると同時に，本書は，私が研修医の頃から捜し求めていたものでもあるのです。

本書によって，発表自体はもちろん，そこに至る一連のプロセスを理解していただき，皆さんの今後の発表に役立てていただければ幸いです。

佐藤　雅昭

プロローグ

症例報告の3つの意義

- エビデンスとしての症例報告 → 大きな学会，論文発表
- 臨床の生々しさを共有する症例報告 → 地方会，研究会
- 情報発信型の医師を目指して学会発表，論文執筆の場数を踏む

　研修医の頃というのは，望むと望まざるとにかかわらず，学会発表の機会を与えられると思います。そしてその多くが症例報告でしょう。症例報告を中心に扱う本書では，各論に入る前に，症例報告をすることに何の意味があるのか，症例報告とは医学，医療のなかでどのような位置付けか，という，根本的だけれどもあまり深く顧みられない問題をあえて考えてみたいと思います。そこから，「どんな症例がどんな報告に向いているのか」「何をどう発表したらよいのか」という，皆さんが本書を読んで知りたいと思っていることの1つの答えが導かれてくるはずです。

マスターポイント

- ☑ 症例報告にはエビデンスとしての意義がある
- ☑ 地方会や研究会の症例報告にはエビデンスとは違った意義がある
- ☑ 医師が若いうちに症例報告を行うことの意味を考える

症例報告の「意義」を考える

　よく言われることですが，「症例報告は他の研究発表よりグレードが低い」，これは本当でしょうか。確かに，「○○を呈した××に△△が有効だった1症例」という発表よりは「○○を呈する××に対する，△△を用いた治療戦略〜30例の検討〜」という発表のほうが何となくすごい研究のような印象を受けます。発表のなかで数字がたくさん出てきて，統計処理が出てきて「有意差があった」などと言われると，とても立派な臨床研究に思えてきます。それに比べて自分の発表，「○○を呈した××に△△が有効だった1症例」は発表に値するのだろうか，などと思ったりします。もっとも発表すること自体は自分が決めたことではなくて，指導医の先生からの指示による場合が多いでしょう。確かに発表の手間を考えても，30例の症例を集めるのと比べると，1例だけでも発表に適した症例があれば発表できる症例報告は，研修医向きと言えるかもしれません。研修医が学会発表の練習をするにはちょうどよいということなのでしょう。あるいはその先生も研修医の頃は症例報告から始めたので，機械的にそう指示しているのかもしれません。

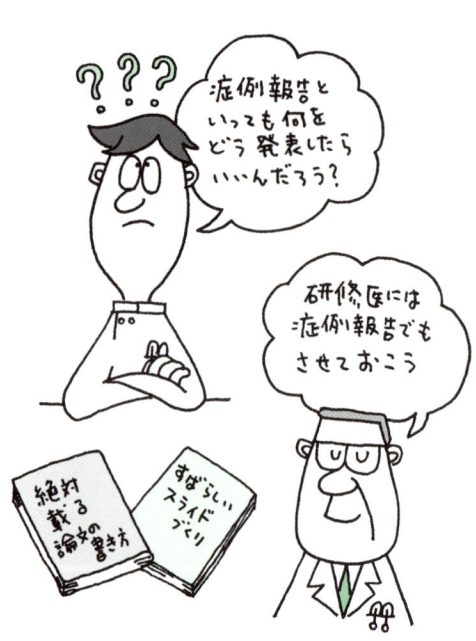

そもそも，なぜ症例報告するんでしょうね。
みんなあまり気にしていないみたいだけど。

考察1　症例報告は本当に他の研究発表よりグレードが低いのか？

> **結論**
>
> 症例報告にはエビデンスとしての意義がある。
> 〜症例報告・第1の意義〜
>
> ⬇
>
> 他の研究発表よりエビデンスとして弱いのは事実だが，
> 蓄積されることで，より強いエビデンスに成長しうる。

　よく，「症例報告は他の研究発表よりグレードが低い」，と言われがちです。「だから研修医にでもやらせておけばよい」，と。確かに臨床系のジャーナルでも，インパクト・ファクターの高いジャーナル，つまり「よい」ジャーナルでは症例報告（case report）の割合は少ないようです。その意味では「グレードが低い」のかもしれません。

　最近，EBM（Evidence Based Medicine）という言葉をよく耳にします。学生の頃，すでにそんな講義を受けた方もおられるかと思います。エビデンス，つまり医学上の証拠，根拠という意味では，対象数n（numberの頭文字）の多い研究のほうが，n＝1の症例報告より強いエビデンスになることは明らかです。

　たとえば学会発表か誌上発表かはともかくとして，仮にこんな症例報告があったとしましょう。『遠隔転移はしていないが局所でかなり進行した肺小細胞癌に，化学療法と放射線療法を徹底して行い，患者の年齢と希望も考慮して外科的に切除，さらに化学療法

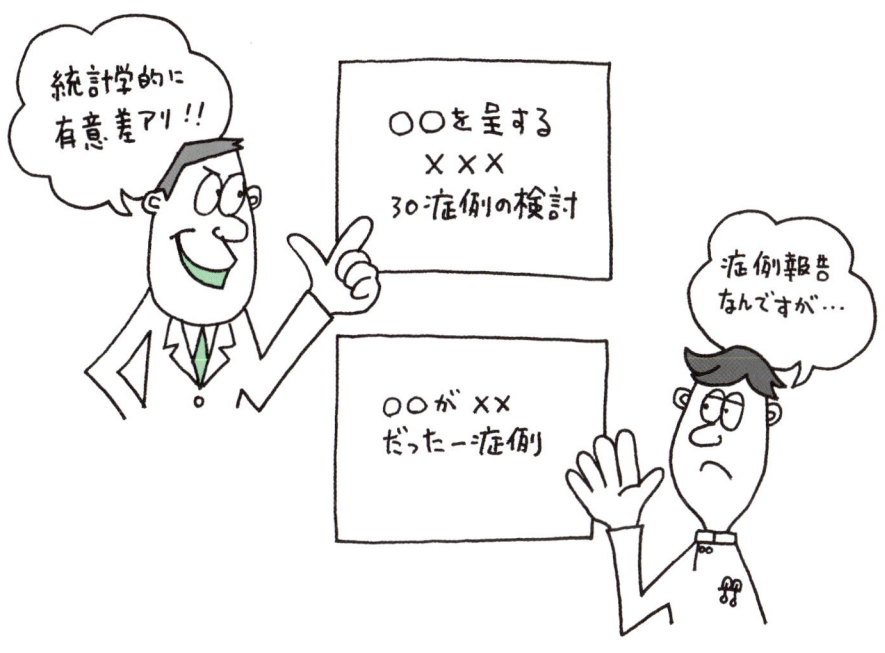

症例報告って，やっぱりグレードが低いのかなぁ？

を行って再発なく長期の生存を得た』。これは呼吸器外科医としては確かに興味をひかれる症例ですが，一般化することはできません。たまたまうまくいったのだろうな，という印象を免れません。エビデンスとしては弱いわけです。むしろ限局型であってもすでに進行している小細胞癌に外科治療を行ったのは，これまでのエビデンスに反するという反論はありうるでしょう。

　では，手術適応の是非は本書の範疇ではないのでともかくとして，エビデンスが弱いからといって発表自体に意味がないのでしょうか？　興味深いが一般化できない，と言いましたが，それではわれわれの日常臨床は一般化できることばかりでしょうか？

1 エビデンス，EBMとは？

　ここでエビデンス，あるいはEBMというものをちょっと考えてみることにします。「エビデンス」という言葉に早くもアレルギーを示している読者もおられるでしょうから，一般の医師として私なりに考える「エビデンス」の意味を踏まえて，ということにします。

　雑多な世の中の症例を疾患群なり何なりでひとくくりにして，一般化，抽象化し，分析して，そこから出てくる根拠（エビデンス）を日常臨床にフィードバックし，根拠に基づいて医療を行うこと，これがEBMです。われわれは，医療経済の意味からも，目の前の患者に対して，これまで世の中で行われてきた研究の結果出てきたエビデンスを，可能な範囲で日常臨床に還元することを求められています。しかし実際の患者は，年齢も職業もバックグラウンドも病状も基礎疾患も遺伝的背景もすべて違います。いわゆる「他因子」が多い状況なのです。確固たるエビデンスに何の根拠もなく反するのは勉強不足と言われて仕方がありませんが，目の前の患者にピッタリあてはまるエビデンスというのは意外とないもので，エビデンスが万能というわけにはいきません。それを踏まえたうえで，その患者に合ったオーダーメードの医療をすることが求められているのです（このプロセスがなくて済むなら，コンピューターが診察，治療をしたほうがマシ，ということになりかねませんよね）。

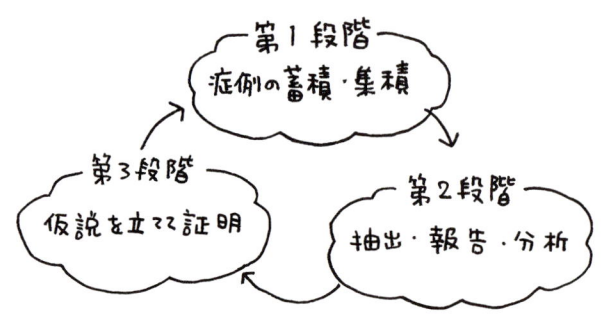

ですから，エビデンスがないことがすべて無駄だと言ってしまっては，われわれの日常は成り立ちません。むしろ，われわれの日常はエビデンス未満の雑多な，ケースバイケースの世界なのです。その五里霧中の状況に少しでも多くの光をあてて，世の中でこれまで積み重ねられた経験を生かしていこうという工夫がEBMなのだと考えています。こうして考えてみると，エビデンスというものは，もともとは個々の症例から抽出されたエッセンスであって，最終的には個々の症例に還元されるべきものだということがわかります。

2 改めて，症例報告の意義とは？

症例報告に話を戻しましょう。わざわざ報告しようというくらいですから，あまりきれいには今までのエビデンスの上に乗っていないケースだと思われます。一番わかりやすいのは，今までに世の中で報告されていない症例を経験したときの症例報告です。もうおわかりだと思いますが，既存のエビデンスに乗っていない症例が積み重なると，それはエビデンスに成長していく可能性があります。1症例だけでは弱いエビデンスも，蓄積されることでそれなりのエビデンス（たとえば新たな疾患概念など）になっていくのです。症例報告の意義は，基本的にはここにあると言えます。症例の観察とその蓄積が，一番大切なことなのです。

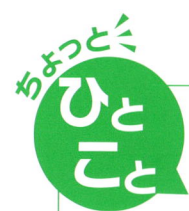

個々の症例から新たな疾患概念へ

自分の診ている症例が新しい疾患概念につながるなどとはとても思えないかもしれません。しかし現実に，今ある医学はそうして進歩し続けているのです。私は肺移植に携わる臨床医であり研究者ですが，丁寧に症例を診ていくことで，慢性期肺移植片に起こる末梢型の線維化をきたす患者群を見出しRestrictive Allograft Syndrome (RAS) と名付けました [Sato M, et al : Restrictive Allograft Syndrome (RAS) ; A Subset of Bronchiolitis Obliterans Syndrome (BOS) or a Distinct Entity? J Heart Lung Transplant 29:S56, 2010, Sato M, et al:Restrictive Allograft Syndrome(RAS); a novel form of chronic lung allograft dysfunction. J Heart Lung Transplant 30:2011 (in press)]。よく聞けば，移植後の患者さんをたくさん診ている医師の多くが，そうした症例を診たことがあるにもかかわらず，実際にそれがどういうものなのかもう一つ踏み込めずにいたわけです。もしあなたの目の前の症例が教科書や文献で説明のつかないものならば，あなたの症例報告は本当に，新たな疾患概念につながる非常に重要なものかもしれないのです。

考察2　エビデンスはどんなときでも最重要なのか？

> **結論**
>
> 地方会・研究会は生の症例経験を発表・共有する場
> ～症例報告・第2の意義～
>
>
>
> エビデンスにこだわらなくていい！

　考察1ではEBMの視点に基づいて考え，報告に値する症例とは何か検討してきました。ずいぶん話は大げさにもなりましたが，それほどまでに肩肘を張って症例報告をしなければならないのでしょうか？　だとすると，はじめて研究会や地方会で発表するように言われた研修医には大変なプレッシャーです。それでは本書も逆効果というものですので，もう一度最初の話題に戻って別の視点から考えてみます。

1 地方会・研究会をどうとらえる？

　指導医の先生は研修医が発表の練習をするにはよい機会だと考えてか，あるいは自分が研修医の頃も地方会・研究会で発表させられた苦い（？）経験からか，若い先生に発表役を与えます。

　そこでこうした会をどうとらえるかが問題になってくるのですが，私個人は地方会や研究会のレベルで，エビデンスが云々といった理屈を振り回して，発表に値するかどうか吟味する必要はあまりないと思います。地方会や研究会におけるスタンスは，誌上発表や全国学会よりもかなり日常臨床に近い位置にあり，エビデンスに直結するような研究発表にはない「生々しさ」があって，それがこのような会の良さであると考えます。

2 地方会・研究会で大事なこと

　研修医にとって大切なのは，確かに文献を読んでエビデンスに沿った治療をする，という作業もあるでしょうが，まず行うべきは，目の前の患者を一人一人しっかり診察して，どういう問題があって，どういう検査をして，どう治療すればよいのかを，ケースバイケースで考えていくことです。そういう作業をひたすら繰り返すなかで疑問点が生じ，人に聞いたり教科書を読んだり文献検索をして，最終的にEBMの形に近づいていくのではないかと思います。患者を診ずに数字だけを振り回して，エビデンスだエビデンスだと言ってみたところで，それはまさに机上の空論，ちょうどベッドサイドに出る前に受けていた教室の講義みたいなものです。日々の臨床のなかで特に苦労した症例を，難しい理屈抜きにして各施設から若い先生方が発表し，議論しあうのが地方会や研究会ではないでしょうか。

自分の発表で手一杯かもしれませんが，数字にもエビデンスにもなっていない生の症例を他の施設の人たちと共有しともに考えるのは，研修医時代に結構よい勉強になるものです。議論のなかで，もし自分にも似たような経験があったり，同じようなことで悩んだことがあったら，手を挙げて質問してみることです。自分も議論に参加できるのが，比較的規模の小さい会での特権ですから。そしてまた自分の発表についても，質問が出たらどうしよう，などとビクビクする必要は全くなくて，むしろ質問が出るような発表なら聞いている人の関心をひきつけることができた，話題を共有することができた，として成功と考え，質問が出ずにシーンとして終わったら，発表の仕方がイマイチだったのか，内容が聴衆と話題を共有できるようなものでなかったのか，と考え直すべきです。いざとなれば，「共同演者の○○です」と言って指導医の先生に助っ人に入ってもらうのもアリなのです。考察1の最初に出てきた肺小細胞癌の例は，エビデンスという点からいえば無茶な治療かもしれませんが，地方会で発表するにはそれなりに興味をひき，それなりに議論（論争？）になるはずです。逆に，先に述べたような，エビデンスという点から考えると症例報告の価値が高いと思われるかなり稀な症例は，地方会や研究会で発表してもあまり議論の対象とならず，聴衆も「ふーん，あーそうなの，珍しいね」という反応で終わってしまうでしょう。

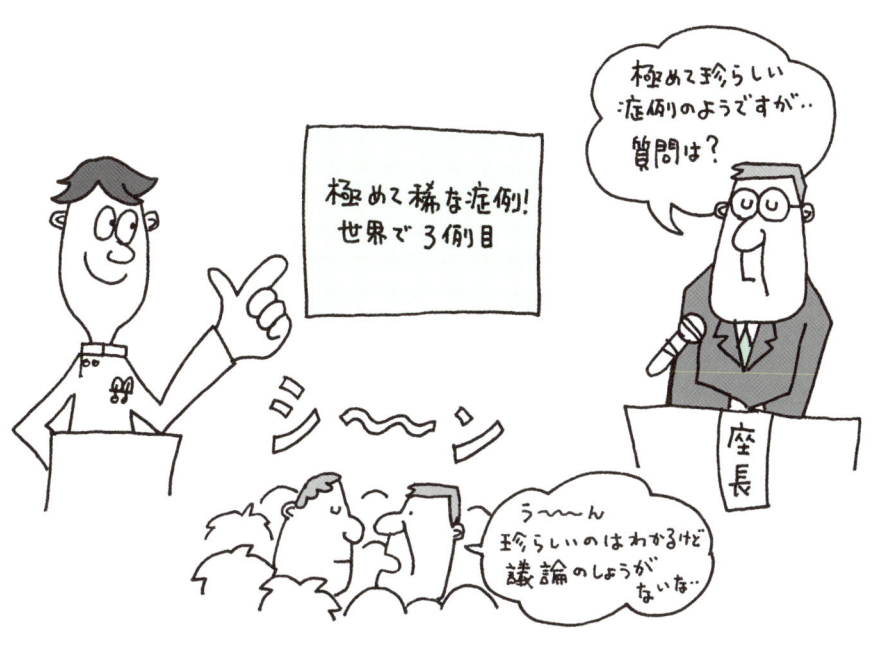

ある地方会にて。
本当は何が良い発表なのでしょうか？

考察3　研修医や若手医師が症例発表役なのはなぜか？

> **結論**
>
> 研修医・若手医師は，地方会，研究会レベルの口頭発表，
> また症例報告論文の執筆で場数をこなし，
> 情報発信型の医師としての将来に備えよ
> 〜症例報告・第3の意義〜

　ここでもう1つ，研修医・若手医師が症例報告を行う意義を付け加えておきます。これは症例報告の「練習」としての位置づけですが，要するに将来，どういう医師に成長したいか，ということに関わってきます。私の考えでは医師には大きく分けて2種類あって，1つは情報発信型，1つは情報受信型です。前者は自らの臨床経験や研究成果をもとに，エビデンスとなる情報を学会や論文を通じて世の中に発信していきます。後者はそうした情報を受けて臨床の場で実践していきます（発信も受信もせず古い知識に凝り固まっている場合は論外とします）。多くの医師がこの2つの要素を多かれ少なかれもつのではないでしょうか。たとえ世界に通用する研究をしなくとも（みんながそんな研究をする必要はもちろんないわけです），新しい治療法を勉強し，実践して成果が上がれば，その地域の地方会なり研究会なり，病院単位の勉強会でその成果を発信することに意味があります。患者さんや地域社会に，自分の取り入れている治療を公表していくことも，情報発信と言えるでしょう。成長した医師として活躍する要素の1つに，「情報発信能力」があるのだと考えます。この情報発信は，スキルアップのよい機会です。

　若い医師は地方会や研究会で症例報告を数多くこなすなかで，発表することに慣れていきます。論文の執筆も同じです。いきなり大規模なstudyを行うのは大変なことです。手元にある症例で論文を書く作業に慣れていくのは，若いうちから始めておいて損はありません（この詳細は第3章で）。

　ここまで長々と述べてきましたが，症例報告には大きく分けて3つの意義があります。せっかく貴重な時間を割いて発表するわけですから，漠然と言われるがままにこなしていくのではなく，発表の機会を得たときには，自分の発表のどこに意義があるのか考えることが大切です。

プロローグ

日常臨床から発表までの
ホップ・ステップ・ジャンプ

日常の臨床から学会発表，論文執筆に至るまで
そこには決まった3つの段階がある！

　学会発表や論文執筆がすぐにできるわけではありません。そこに至るまでには，いろいろな準備が必要です。本書ではその準備について随時解説していきますが，各論に入る前に，全体の「流れ」を押さえていただきたいと思います。発表準備にはある程度決まった流れがありますが，本書では，3つの段階「ホップ」「ステップ」「ジャンプ」に分けて解説します。

マスターポイント

☑ 学会発表・論文執筆までの3つの段階
　　ホップ・ステップ・ジャンプを押さえよう

症例選びから発表までのプロセス

　まずはじめに，日常の臨床のなかから発表の「候補」を探し，それが発表できるものかどうかを検討してテーマを決める「ホップ」の段階。これは第1章§1で解説します。

　続いて，発表可能と判断したテーマについて文献検索やデータベース作成を通じて本格的に情報収集と整理を行う「ステップ」の段階。これは第1章§2〜7で解説します。

　最後に，これらの2つの準備段階を経て，いよいよ学会発表あるいは論文作成を行う「ジャンプ」の段階。学会発表については第2章で，論文発表については第3章で解説します。

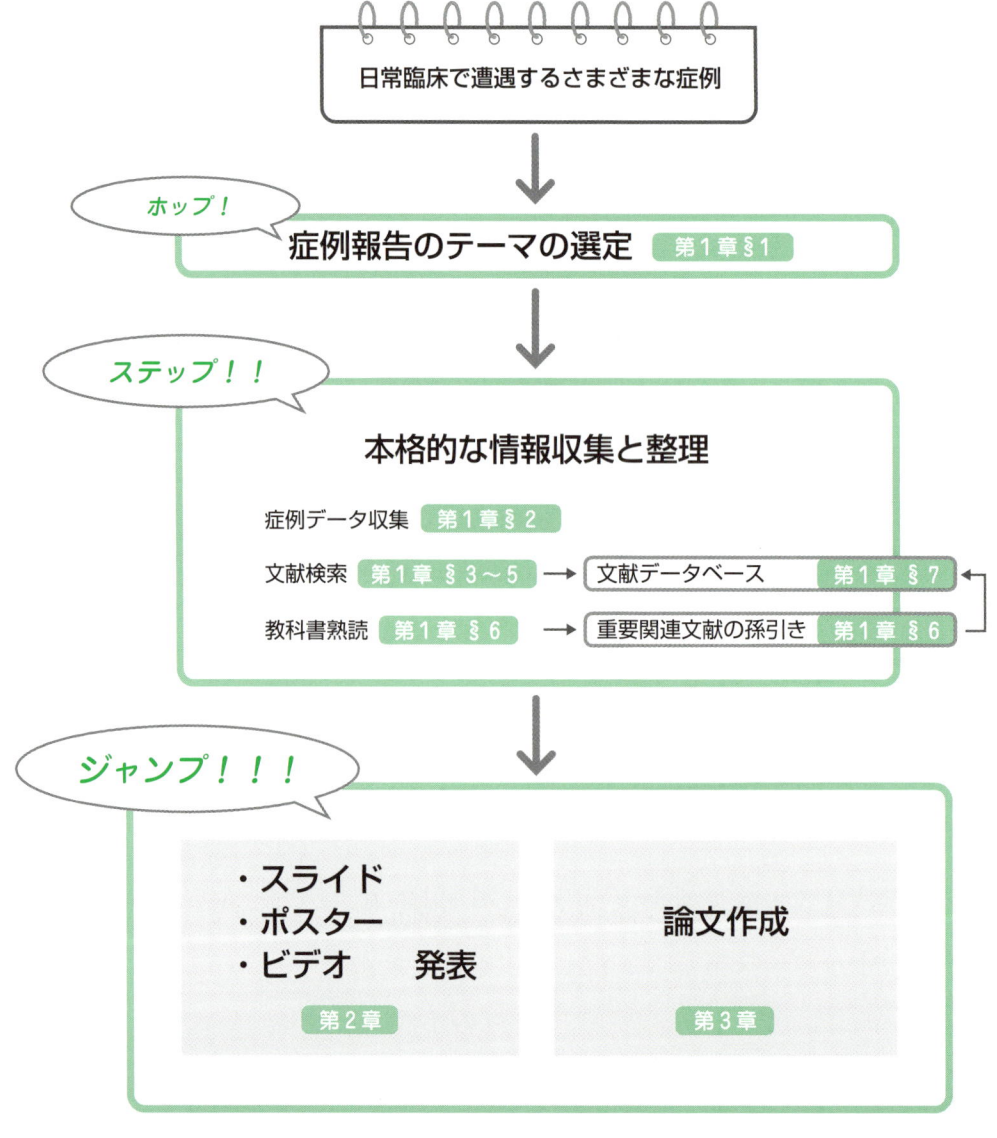

How To 第1章

発表の土台作りをしよう

- §1 症例発表のテーマを探す—発表準備の第1段階—
- §2 症例データ収集のコツ
- §3 PubMedを使った文献検索
- §4 医学中央雑誌での文献検索
- §5 戦略的な文献検索
- §6 教科書・総説と孫引きの活用
- §7 EndNoteを使った文献整理・管理術

第1章　発表の土台作りをしよう

症例発表のテーマを探す
―発表準備の第1段階―

症例発表のテーマ決定
日常臨床から候補を拾い，「下調べ」作業で選考する
〜症例報告の4つのパターンに当てはまるか？〜

　発表以前に皆さんの前にあるのは，毎日遭遇している数多くの症例です。症例報告に限らず，臨床の発表というのは，そうした日常臨床のなかからテーマを得て，そこからさまざまな段階を経て，学会発表や論文に至るのです。本書は症例報告を中心に扱いますので，ここではまず，日ごろの臨床を実践するなかで，症例報告のテーマになりそうな「候補」をピックアップするコツ，そしてその候補が発表に適するかどうかを「選考」する実践的な作業について述べます。

マスターポイント

- ☑ 発表テーマになる症例には4つのパターンがあることを知ろう
- ☑ 日常臨床から発表の候補を拾い上げるコツを覚えよう
- ☑ テーマを選定する「下調べ」の作業を，幅広く普段から実践しよう

日常臨床から発表テーマ決定までの流れ

```
日常臨床で遭遇するさまざまな症例
            ↓
   発表テーマの候補をピックアップ
```

（こんなことを考えながら「候補」をピックアップしていきます）

「こんな症例は報告できるかも・・・」
〜テーマになりうる症例の4パターン〜

① 稀な症例

② 診断が困難だった症例，または診断に工夫を要した症例

③ 予想外の経過をたどった，または予想外の合併症が生じた症例

④ 理論的に正しい新しい治療法，または比較的稀な疾患の治療法

↓

「下調べ」によるテーマの「選考」

（「下調べ」で過去の報告例などと比べて，本当に発表テーマになるかどうか「選考」します）

その症例を発表する価値を評価し，どの雑誌または学会に発表するか，ある程度絞り込む

最重要！
① 人に聞く

② 文献の予備検索　☞文献検索の詳細は§3〜5

③ 教科書をざっと読む　☞§6に関連事項

↓

発表テーマの決定

日常遭遇する症例のなかから発表テーマの「候補」をピックアップ

　発表準備は，発表できそうな症例に目をつけることから始まります。どんな症例に目をつければよいのでしょうか？　エビデンス（☞プロローグ）という視点から症例報告を考えれば，ほかに頼りにすべきエビデンスがほとんどない場合，またはこれまでの報告によるエビデンスを強化したり，新しい知見を加えたり，時に覆したりするような場合が，発表する価値のある症例となります。しかし，こういう説明の仕方は，あまり実践的ではありませんね。実は発表のテーマになる症例をよくよく見てみると，左のページに示したように，大きく4つのパターンに分けられます。

症例報告に値する症例の4パターン

1 稀な症例

　一番手っ取り早いのは症例自体が非常に稀な場合です。報告例が非常に少なければ，それを経験したというだけで報告に値します。○○症候群は家族性に生じる原因不明の症候群で，世界で5家系のみ報告されているが，6家系目を報告したとすると，これは○○症候群にとって大きなことです。私の考えでは，このような稀な症例に出会ったときには，臨床医にはむしろ「報告の義務」が生じると考えています。稀な症例は，その稀さゆえに，原因も経過も治療方法も不明なことが多いので，1つの報告を追加し，どのような経過をたどってどのような結末に至ったかを報告することは，その疾患の診断，治療，病因，病態，そして場合によっては疾患概念自体に大きな影響を与えるエビデンスとなるのです。

2 診断が困難だった，または診断に工夫を要した症例

　それほど珍しくない疾患も診断が難しい場合は報告に値することがあります。たとえば，これまでの画像診断の常識では典型的な良性疾患の特徴を呈していたのに，実は悪性だったような場合です。これは今までの常識を覆す可能性があるという意味で，報告に値します。あるいは診断に迷ったときに，たとえば「MRIのSagital方向の断層像は右側の外傷性横隔膜ヘルニアの診断に有用であった」といった，診断方法に工夫をしてうまく診断できた場合も，応用のきくものとして報告に値するかもしれません。

3 予想外の経過をたどった，または予想外の合併症を生じた症例

　疾患自体が稀な場合だけでなく，比較的よく知られた疾患でも予想外の経過をたどった場合や，治療に伴い予想外の合併症が生じた場合などは報告に値することがあります。たとえば「漏斗胸の治療に胸骨バーを入れる方法」は珍しくありませんが，それが「破損して心臓に刺さり，人工心肺のもとで緊急手術を行って救命した」という症例は，今後同様の手術を行う外科医に警鐘を鳴らす意味でエビデンスとなりえます。仮に救命でき

なかったとしても，報告の意義は変わりません。報告する側は心情的に報告したくないでしょうが。もし同じような報告が相次げば，「この術式は危い」ということになってエビデンスとして成長する可能性があります（今のところそうはなっていません。非常に稀な合併症と思われます。念のため）。

4 理論的に正しい新しい治療法，または比較的稀な疾患の治療法

　治療方法を題材に，本当に意味のある（＝エビデンスとして将来性のある）症例を報告するのは実は難しいことです。治療方法の選択は，臨床医にとって患者の運命を左右する重大な決断ですから，報告を受ける側にとっては，たまたまうまくいったのかもしれないような報告をもとにして新しい方法にチャレンジするのは，勇敢というより無謀ということになります。

　治療方法に関して報告しやすいものがあるとすれば，従来の方法にひと工夫したもので，理屈から考えて実害のないようなものでしょう。これは他の臨床医がすぐに利用できる「エビデンス」になりえます。たとえば私が以前行った報告で，「気管支形成後に生じて気道狭窄の原因となった肉芽の治療に，肉芽をアルゴンレーザーで処理した後，再発予防のためにトラニラスト（肥厚性瘢痕の治療に使う薬剤）を使用してうまくいった」という症例があります。理論的にはトラニラストが気管支吻合部の肉芽を防ぎうる薬剤だということ，加えて仮にたまたまうまくいった例としても，トラニラストを内服することですぐに何か実害があるとは考えにくいということで報告に値すると思われます。同じような気管支吻合部の肉芽に頭を痛めている臨床医がいたとすれば，「わりと気軽に試すことができる」方法だということになります。理論的には今後も同じような症例で同じようにうまくいく（＝再現性がある）ことが予想される新しい手術術式なども症例報告に値するといえます。

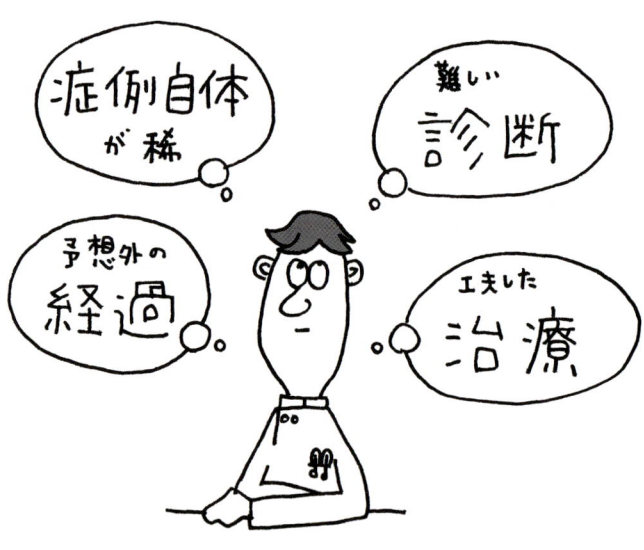

この症例は発表に向いてるな…

5 報告に値する症例とは－結論

　結局のところ，どのような症例が報告に値するか，という結論ですが，ここで述べた4つのいずれの場合も，ほかに頼りにすべきエビデンスがほとんどない場合，またはこれまでの報告によるエビデンスを強化したり，新しい知見を加えたり，ときに覆したりするような場合に，報告に値するということになるでしょう。

　ところで，プロローグで述べた「症例報告・第2の意義」では，地方会・研究会レベルでは，それほどエビデンスにこだわらなくてよい，という結論でした。地方会・研究会のテーマ選びについては，基本的にはこのセクションでこれまで述べた症例報告のパターンに従ってもらえばよいと思います。ただ，その選び方の厳しさをもう少し緩くしてもいいと考えてください。たとえば「稀な症例」を報告する場合，きわめて稀な症例ならエビデンスとして価値がある報告になりますが，それほど稀ではない（しかしあまり経験した人は周りにいないため盲点となりやすい，という程度に稀な）症例ならば，聴く人の勉強にもなり，研究会で発表するにはちょうどよいでしょう，という具合に考えてください。

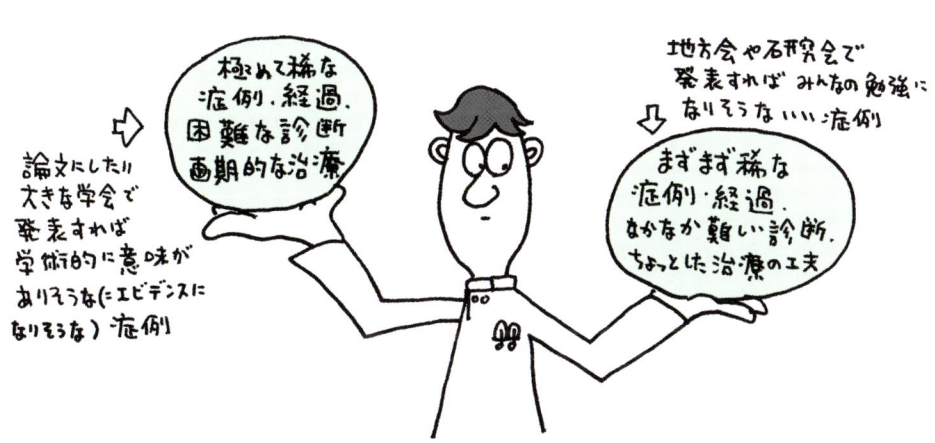

どちらも「いい症例」だけど，少し基準が違います。

「下調べ」作業で，発表テーマの「候補」が適当かどうか「選考」

　発表テーマの「候補」が本当に発表に値する症例かどうかは，ある程度調べてみないとわかりません。この「発表準備の第1段階」(ホップ・ステップ・ジャンプの「ホップ」)で行う調べ作業を，本書では後の「発表準備の第2段階」(ステップ)で行う本格的な調べ作業と区別して，「下調べ」と呼ぶことにします。具体的には以下のようなことを行います。

①人(上級医，指導医)に聞く
②PubMedや医中誌などで「軽く」文献検索をする(予備検索といいます)
③教科書の関連する項目にざっと目を通す

　要点は，いま発表しようかな，と思っている症例に関連して，何が常識なのか，どれくらいの報告がなされているのかをざっと調べることです。ここでの検索は「下調べ」なので，すぐに文献の取り寄せまでする必要はありません。検索されてきた文献のなかで関連しそうなものはabstractに目を通しておきます。

　慣れないうちは，「候補」を選んでも，発表してよいものかどうか，判断に悩むと思います。一番の鍵は「①人に聞く」です。発表の価値がある症例なのか，あるいは地方会・研究会といった会で議論するにはよい症例なのか，あるいは世間一般では比較的よくあることなのか。ここはある程度経験が必要な部分ですから，周りの先生方に相談してみるのが一番手っ取り早い方法だと思います。どの雑誌(英文かまたは日本文か)に投稿するか，あるいはどの学会に発表するか，といったことも人に聞かないと，最初のうちはとうていわかりません。不思議と，何度か場数を踏んでいるうちにわかってきます。本を読んでも，それだけでは手術ができるようにならない(けれども本を読むのも大事)のと同じことですね。

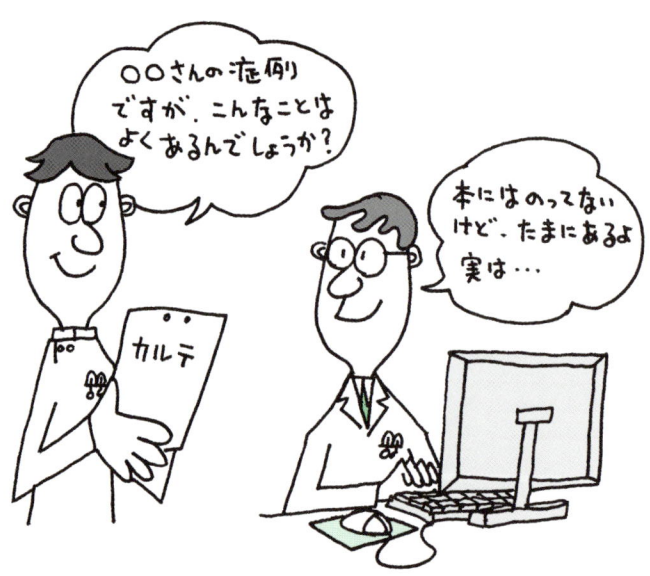

人に聞くのが手っ取り早いときもある。

> **ワンポイントアドバイス**
>
> ## 発表準備の第1段階としての下調べ
> ―実は臨床医の成長に不可欠な要素がここにある！
>
> 　実は，「発表準備の第1段階」である下調べの作業はかなり気楽に行ってよい作業ですし，気楽に行わなければならない作業です。「発表する価値があるのでは？」と思うところから下調べを行うわけですが，この「下調べ」の閾値は低くてよいと思います。日常遭遇する症例のなかで忙殺されることなく，ふと疑問に思ったことや，うまくいかなかったことを教科書なり文献にフィードバックして勉強し，次の症例に役立てていく作業は，臨床医の成長に不可欠な要素ではないでしょうか。上級医に直接指導してもらうことも大切ですが，上級医がすべてを知っているとは限らないですし，時間的にも限度があります。自ら進んで情報を収集していくことも求められるのです。仮にこの段階で自分が報告に値すると思ったケースが実は世間一般ではよくあることで発表には使えそうにない，とわかっても（むしろそういう場合のほうが多いでしょうが），発表は別にして，さらに進んで教科書を読んだり文献を取り寄せたりして知識を深めれば，臨床医としての実力アップにつながります。
>
> ---
>
> 発表準備の第1段階＝下調べ（軽く文献検索，軽く教科書通読，人に聞く）
> 　⇒臨床でふと疑問に思ったときに，この作業を気軽に行う
> 　⇒臨床医としてステップアップ！
>
> （結果的に発表にまで結びつかなくたっていいのです！）

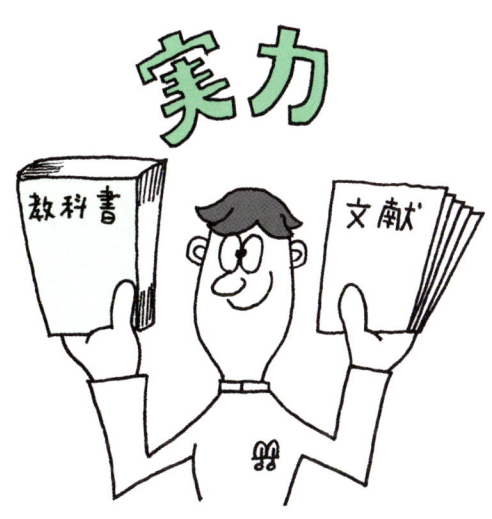

ふと疑問をもった症例に関して気軽に文献や教科書に目を通す。
これが発表の「下調べ」，そして実力アップになるのです。

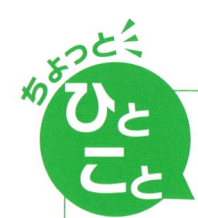

「○○に××を合併した一症例」のパターン

　エビデンスとして意味のある報告をするために，どのような症例を選べばよいでしょうか．ここで1つ，よくある症例報告で，注意が必要なパターンのものを挙げておきます．「○○に××を合併した一症例」のようなものです．「稀な症例の報告」または「予想外の経過をたどった症例の報告」の亜型なのですが，○○と××の因果関係について，何か理論的な背景があるかどうかが，報告に値するかどうかの鍵になります．

　たとえば多発奇形の合併は何らかの遺伝子異常や発生過程での異常を示唆するといえます．「肺癌と狭心症の合併」はリスクファクターがかなりオーバーラップしているという意味では因果関係がありますが，それほど珍しい合併ではないので，仮に報告するとすればどのように治療をするか，という点になるかもしれません．「胃癌に対して胃切除を行ったところ，切除標本内にアニサキスを認めた一例」はどうでしょうか．たしかに珍しく，報告例もあまりないかもしれませんが，胃癌ができたのはアニサキスに感染するずいぶん前でしょうし，胃癌があるからアニサキスに感染したとも考えにくい．「急性腹症で行った上部消化管内視鏡でアニサキスを除去した際，偶然胃癌もみつけた一例」はどうでしょう．さきほどのよりもましな気はしますが，これも病態としては何の因果関係もなく，たまたまラッキーな患者さんでしたというだけで，何らこれまでのエビデンスに新しい知見を加えるとは思えません．もちろん何の関連もなさそうな症状，病態に実は関係があるということが後でわかることもあって，一概に無意味と決めつけるのはどうかと思いますが，こうした**合併症例の報告は，ただ珍しいから，というだけではあまり意味がなく，そこに病態に関する因果関係の仮説なり，治療のアプローチに関する工夫なりがないと意味のある報告にはならないのです．**

> 「○○に××を合併した一症例」の発表
> ⇒意味のない発表になりがち（単なる偶然じゃないの？　というつっこみ）
> 　病態に関する因果関係の仮説，治療のアプローチに関する工夫などの意味づけを

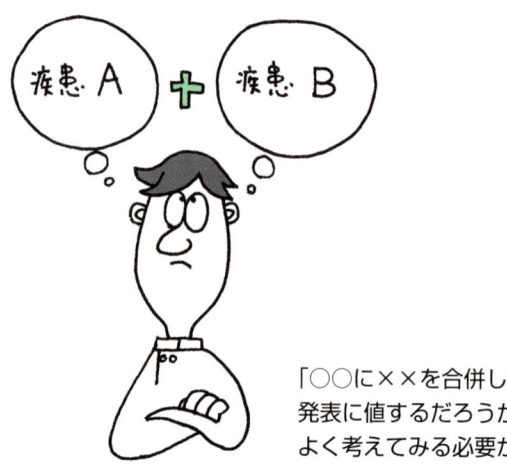

「○○に××を合併した一例」の類は，発表に値するだろうか？
よく考えてみる必要がある．

第1章　発表の土台作りをしよう

症例データ収集のコツ

- 血液検査，生理検査
- レントゲン類
- 写真，ビデオ映像

→ データ収集は一期一会の精神で

　学会発表も論文発表も，症例報告をするには，症例のデータを揃えることが必要です。しかしいざ発表準備という段階で，本当に欲しいデータが欠けているのはよくあること。あのとき検査しておけば，写真を1枚撮っておけば，いい発表になったのに，と何度後悔したことか。あるいは，データがあるにはあるけれど，患者が退院して資料が片付けられた後だったり，他院から借りていたフィルムを返却した後だったりして，資料集めに苦労することが多々あります。このセクションではそんな苦労を減らすためのポイントを紹介します。

マスターポイント

- ☑ 効率よく検査データを揃えるために普段から心得ておくべきことを知ろう
- ☑ 画像や映像をそのつど保存する習慣をつけよう

血液検査・生理検査についての心得

　肝に銘じておくべきは，「たとえ症例報告を行うのは後々のことでも，目の前にいる患者の状態は時々刻々と変化しており，今のデータは今しか手に入らない」ということです。まずよく考えて検査をオーダーしておくことです。これは報告に値するかもしれないなと思ったケースについては，検査内容について上級医とよく相談したり，カンファレンスでアドバイスを求めたりするのも1つでしょう。また，関連する文献を早目に調べて，行っておくべき検査を把握しておくことも大切な作業です。いざ報告をしようというときに，勉強不足が原因で大切な検査を漏らしていたのでは，そこを突かれても文句を言えません。

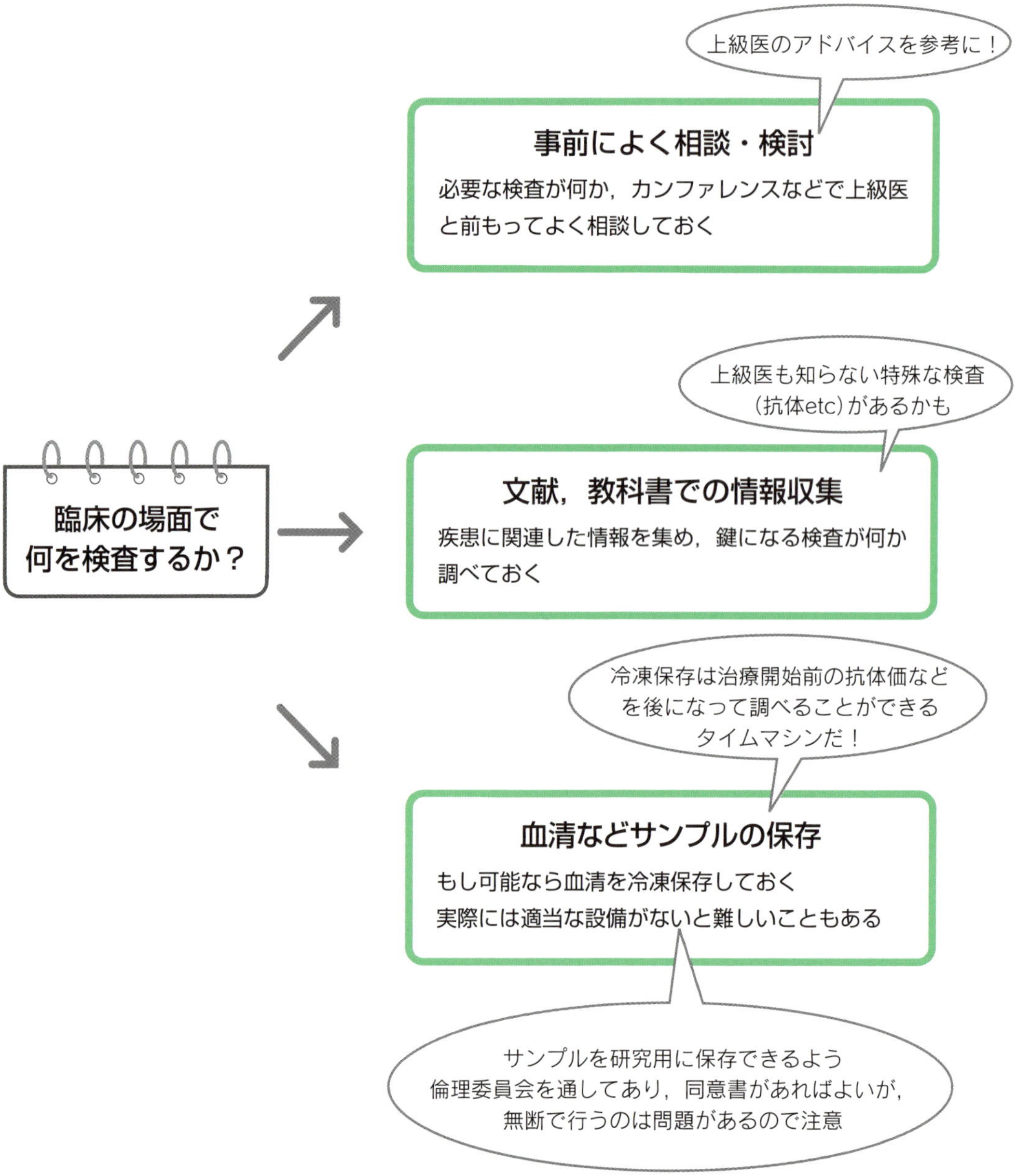

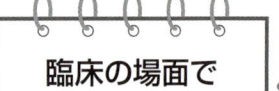

臨床の場面で何を検査するか？

事前によく相談・検討
必要な検査が何か，カンファレンスなどで上級医と前もってよく相談しておく

〔上級医のアドバイスを参考に！〕

文献，教科書での情報収集
疾患に関連した情報を集め，鍵になる検査が何か調べておく

〔上級医も知らない特殊な検査（抗体etc）があるかも〕

血清などサンプルの保存
もし可能なら血清を冷凍保存しておく
実際には適当な設備がないと難しいこともある

〔冷凍保存は治療開始前の抗体価などを後になって調べることができるタイムマシンだ！〕

〔サンプルを研究用に保存できるよう倫理委員会を通してあり，同意書があればよいが，無断で行うのは問題があるので注意〕

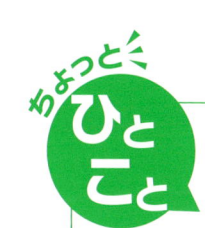

計画的な検査のお陰で後悔せずに済んだ具体例

　肺原発のMALT lymphomaは比較的稀な疾患ですが，HTLV-1との関連が報告されています。右肺下葉の原因不明の無気肺と胸水貯留でフォローされていた患者さんで何度胸水を調べても，肺生検を行っても，これといった結果が出てこず，出てくるのは炎症反応に矛盾しないリンパ球の集簇でした。しかし原因もなくリンパ球が集簇して大きな無気肺を作るというのはおかしな話です。議論の結果，MALT lymphoma，pseudolymphomaなどの鑑別があがり，最終的に肺切除を行ったところ肺原発のMALT lymphomaという診断に至りました。

　ここで術前の段階でlymphomaの可能性を考え，IL-2レセプター（lymphomaで上昇する）値を測定しておいたのは正解でした。術後では病変が切除されているため値が大きく変化する可能性がありますし，術後の再発のフォローアップでもマーカーとして使えるので臨床的にも有意義です。また，この患者さんが島根県の隠岐地方（HTLV-1陽性者が優位に多い）出身であることからHTLV-1を測定していたことも，文献的にMALT lymphomaとHTLV-1の関連が報告されている以上に意味のあることでした。もちろん，結果的に何の関係もなかったということもたくさん起こってくるでしょうが，アカデミックな姿勢と好奇心を忘れず，何かあるんじゃないか？　と考えて費用と保険診療の許す範囲で検査を考えていくことが大切だと思います。

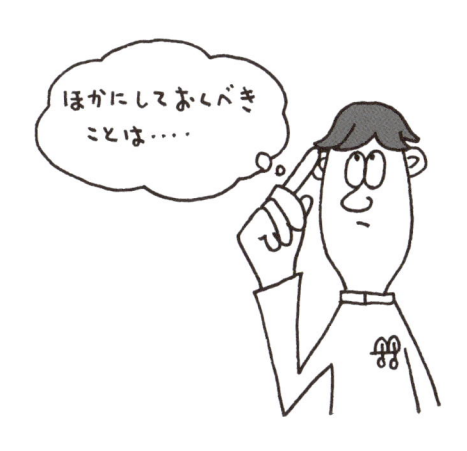

検査はよく考えてオーダーしよう。
常にアカデミックな姿勢と好奇心を忘れずに。

画像類はこう扱う

レントゲン写真，CTなど
手元にあるうち（患者の退院前）に，使えそうなものをピックアップ

> 放射線部門で管理されていることが多く，散逸することは少ない
> 撮影していればなんとかなる！
> 他院から借りたフィルムをコピーし忘れて返却してしまうのが一番困る！

↓

スキャナで読み込む
デジタル化されていない画像データはスキャナで取り込んで保存
※電子カルテなどで最初からデジタル化されている画像は，そのまま自分用にも保存可能！

↓

JPEG，TIFFなどの形式で保存

↑

デジタルカメラや付属しているカメラで撮影
内視鏡検査や手術中の写真は，自分で意識して記録

デジタルビデオカメラや付属の録画装置で動画として保存

↑

手術や内視鏡検査・治療など

> これは最初から本気で記録に残しておくつもりでなければ記録に残りません！
> すべて記録しておくルーチンのシステムを作っておくことがベスト！

ワンポイントアドバイス

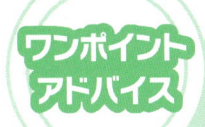

発表に使える画像を残すために

　最近のスキャナにはレントゲン写真に対応しているものが増えてきており，これを使うのが最も解像度のよい画像を取り込む方法です。

　そのようなスキャナが手元にない場合でも，単純X線，CT，MRIなどシャーカステンにかけるタイプの画像は，実際にシャーカステンにフィルムをかけてデジタルカメラで撮影しただけでもかなり鮮明な画像が取り込めます。実際，この方法でほとんど困ることはありません。

　超音波検査の最中にプリントアウトしたものや，心電図，シンチグラフィをコンピュータ処理した結果のカラー画像なども，スキャナで読み込むことでパソコンに取り込めます。

　病理組織像については，顕微鏡を通しての撮影になるため特殊な機材が必要となります。たいていは病理部門にそのような装置があるでしょうから，担当の方に相談してみるとよいでしょう。

　保存形式はJPEGまたはTIFFなどが便利ですが，後々論文を書く場合に備えて**できるだけ高い画質で保存しましょう**。投稿するジャーナルによっては高いピクセル数の画像が要求されます（☞第3章§5）。

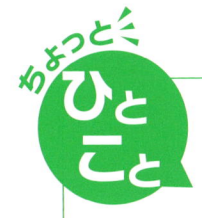

ちょっとひとこと

なぜ手術や内視鏡治療の画像を残すのが難しいか？

　画像を撮ることを目的としていない検査，生検を目的とした内視鏡検査や内視鏡的な治療，手術などは，気がつけば記録に残していなかった，ということが多々あります。内視鏡の場合はもともとカメラがついているので，自分が行うのであれば意識して写真を撮ることです。あとで撮ろうなどと思っていると，生検や治療で出血したり何かした拍子についつい忘れてしまいます。最初の段階でしっかり記録を残しておくことです。これは医療訴訟が増えてきた昨今，何か起こったときのために証拠を残しておくという意味でも大切です。

　手術の記録を画像・映像に残すためには，さらなる意識改革を要します。手術を始める段階でカメラ（普通のカメラまたはデジタルカメラまたはビデオ）を用意していなければ，撮影はかなり困難です。手術室にビデオカメラが常備してあれば記録には残せるでしょうが，それでも手術に夢中になると，ついつい撮影を忘れてしまいます。緊急手術ならなおさらです。私も，慌てていたために術中の記録を残すことができず，後の発表の段階になって後悔したことがあります。その点，形成外科の先生方は常にカメラを用意して記録を残しています。ぜひ見習っておきたい姿勢です。最近は内視鏡の手術も増えてきましたが，たいていは簡単にビデオに残すことができるので，ぜひ活用したいところです。

第1章　発表の土台作りをしよう

§3 PubMedを使った文献検索

> 世界中の主な医学生物学系の文献を無料で検索できる！

文献検索の革命！　PubMed
http://www.ncbi.nlm.nih.gov/pubmed

　みなさんは「文献検索」という言葉にどんな印象を受けるでしょうか。私が学生の頃（90年代）は，個人的には何か高尚なイメージを抱いていました。ところがインターネットが普及し，どこにいてもPubMedから世界中の論文を検索することができるようになっています。まさに文献検索に革命が起こったわけです。ちょうど手元にある教科書を開くように，あるいはYahoo!やGoogleで何かを検索するのと同じように「気楽に」文献検索ができるようになりました。

　このセクションでは，PubMedを使った文献検索を行ううえでの，基本的かつ（普通は）十分な方法を説明します。

マスターポイント

- ☑ PubMedで基本検索ができるようになろう
- ☑ History機能を使いこなそう
- ☑ Clipboard機能を活用しよう
- ☑ Details機能を使ってみよう

PubMedを使った文献検索とは

　PubMedとは，アメリカ国立医学図書館の国立生物工学情報センター（NCBI）が運営する医学・生物学分野の学術文献検索サービスです（Wikipediaより）。使う側にとってはどこが提供しているサービスであってもいいわけですが，要は無料で世界中の主要な医学・生物学分野の文献を検索できる（現在では何と1800年代までさかのぼって検索可能！）という，ありがたいの一言では語りつくせないほどありがたいサービスです。

　本書ではPubMedを使って文献検索を行ううえで「さしあたって」必要な知識，方法について解説します。インターネットを使い慣れた世代の若い先生方は抵抗なく使いこなせるようになるでしょう。まずは使うところから覚えていきましょう。

基本検索のしかた

1　クエリーボックスに検索用語を入力し，「Search」をクリックします。
　複数の用語を入力するときは，スペースで区切ります。
　著者名で検索するときは，"Sato M"のように，「姓＋スペース＋ファーストネームの頭文字」で入力します。

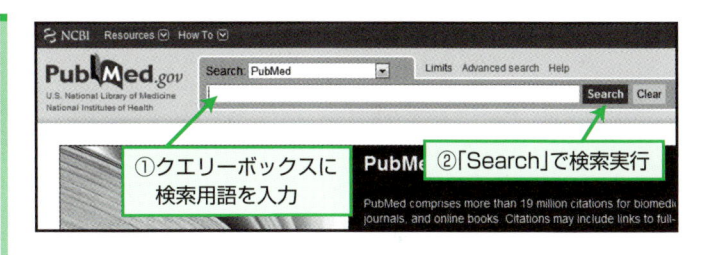

①クエリーボックスに検索用語を入力
②「Search」で検索実行

2　検索結果の一覧が表示されたら，タイトルなどを見て興味のある文献をクリックします。すると文献の詳細と，ある場合にはAbstractが表示されます。

　複数の文献に同時に目を通したい場合は，興味のある文献に✓を入れ，「Display Settings」からAbstractを選択します。すると選択した文献のAbstractが同じページに表示されます。

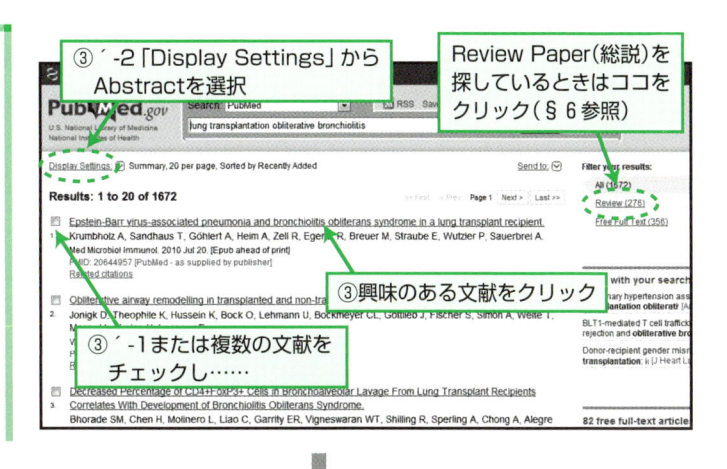

③´-2「Display Settings」からAbstractを選択
Review Paper（総説）を探しているときはココをクリック（§6参照）
③興味のある文献をクリック
③´-1または複数の文献をチェックし……

③ Abstractを読んで，必要な文献かどうかを確認します。ただし，No abstract available とある文献ではAbstractがそもそも存在しないか（例：論文に対するcommentary），収録されていません。

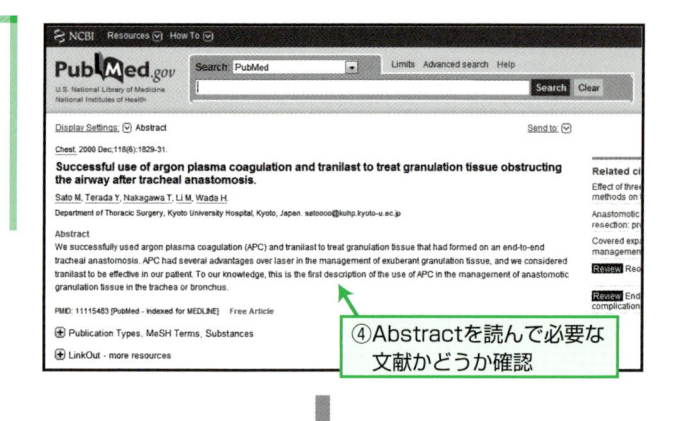

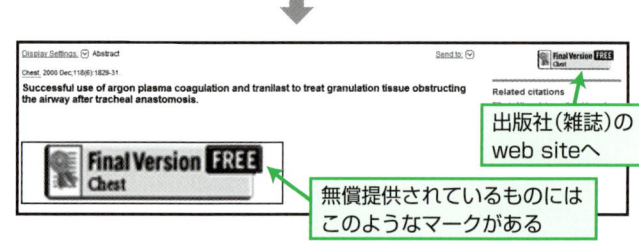

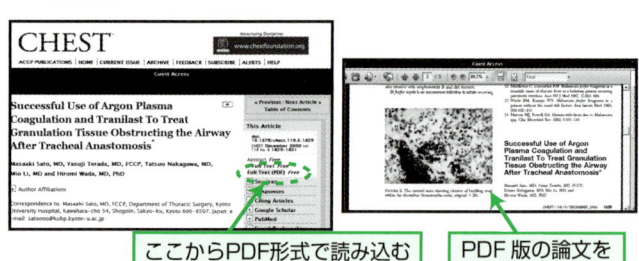

④Abstractを読んで必要な文献かどうか確認

④ 読む価値があると判断した文献にアクセスします。オンラインでアクセスできる場合はPDF形式で保存，または印刷して自分のLibraryに収録します。　☞ 文献整理のしかたは§7

出版社（雑誌）のweb siteへ

無償提供されているものにはこのようなマークがある

ここからPDF形式で読み込む

PDF版の論文を印刷または保存

文献へのアクセス方法は主に以下のような方法があります。

①論文によっては購読契約なしで無償提供されているものがあり，これは無条件にアクセスできます。Free Accessなどのマークがついているはずです。

②病院，大学，図書館が契約している場合，その施設を通してPubMedにアクセスしている場合には，ワンクリックで①と同様に直接論文を読むことができます。

③病院，大学などが購読契約をしているが，②の方法でアクセスできない場合，一度大学図書館のweb siteを通して，目的の論文にアクセスし直すことでfull textを入手できる場合もあります。

④病院，大学の図書館に収蔵されているが，電子版へのアクセスができない場合（特に古い文献），直接図書館に足を運んで，文献をコピーします（昔はみんなこうやって文献を集めていたのです！）。

⑤自分の病院や図書館に収蔵されていないが，他の大学の図書館に収蔵されている場合，あるいはその可能性がある場合には，自分の大学の図書館を通じてその文献を入手することも可能でしょう。図書館員さんに聞いてみるとよいでしょう。

⑥どうしても手に入らない場合，論文のcorresponding author にメールまたは手紙で連絡をとり，その論文に興味があるので送ってほしいという旨を伝えます。多くの場合，問題なく送ってもらえるはずです。

STEP UP

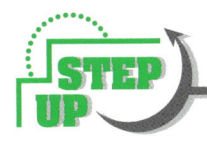

History機能を使いこなす

何度か繰り返した検索結果を組み合わせることで，自分の探している文献を絞り込むことができます。そこで便利なのがHistory機能です。

1 何度か検索を繰り返したあとで，最初の検索画面の「Advanced search」を選択。

①「Advanced search」をクリック

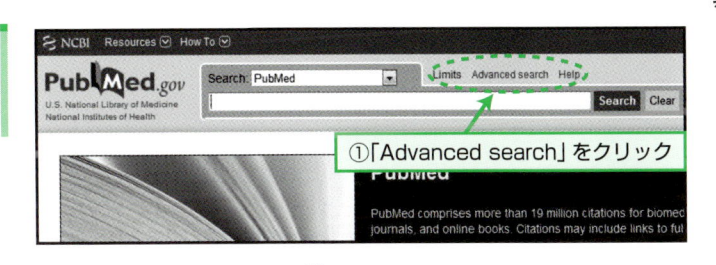

2 表示される検索履歴を確認して，これらを組み合わせてSearch Boxに入力し，「Search」をクリックします。

図のように「#1 AND #2」と入力すれば，検索#1でヒットし，かつ検索#2でもヒットした文献が表示されます。

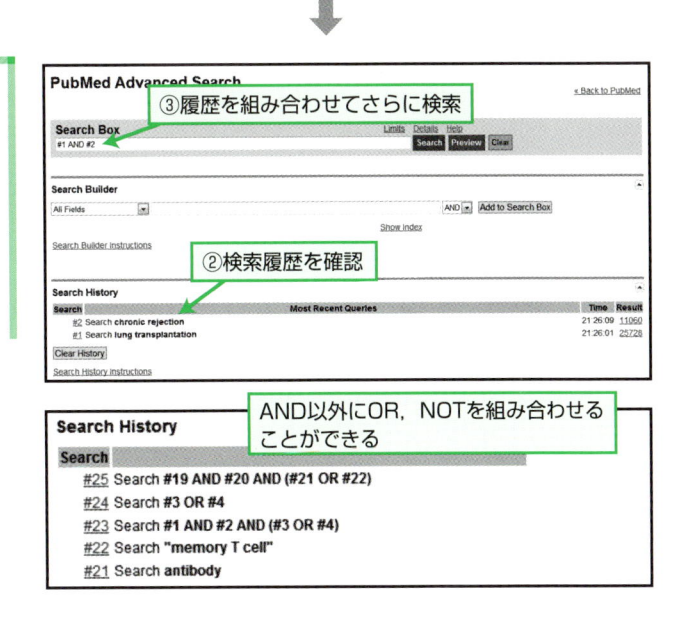

③履歴を組み合わせてさらに検索

②検索履歴を確認

AND以外にOR，NOTを組み合わせることができる

```
Search History
Search
  #25 Search #19 AND #20 AND (#21 OR #22)
  #24 Search #3 OR #4
  #23 Search #1 AND #2 AND (#3 OR #4)
  #22 Search "memory T cell"
  #21 Search antibody
```

この作業を繰り返すことで自分が欲しい文献を絞り込んでいきます。検索履歴は最大100件まで残され，8時間何もしないと消去されます。検索結果を保存しておきたい場合は次ページを参照。

NOTICE より戦略的な文献検索の方法は§5を参照ください！

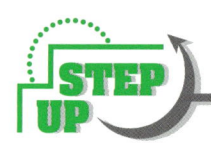

Clipboard機能を活用しよう

検索を進めるなかで，必要な文献とそうでない文献が出てきます。必要な文献をそのつどコンピュータに保存していってもよいのですが，PubMedの便利な機能にClipboard機能があります。**選択した文献を一時的に保存しておくもの**で，これに必要な文献をつぎつぎと一時保存しておいて，あとで印刷，保存するほうが能率がよいでしょう。

1 必要な文献に✓を入れ，「Send to」から「Clipboard」を選択します。「Add to Clipboard」をクリックすると，選択しておいた文献がクリップボードに取り込まれます。

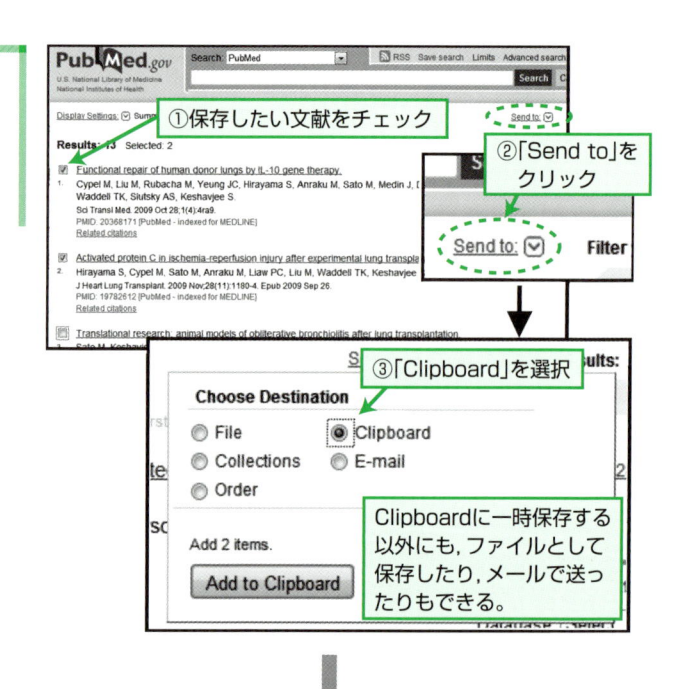

① 保存したい文献をチェック
② 「Send to」をクリック
③ 「Clipboard」を選択

Clipboardに一時保存する以外にも，ファイルとして保存したり，メールで送ったりもできる。

2 一度Clipboardを使用すると，画面右上の「Clipboard」に保存されている文献数が表示され，ここをクリックすれば，Clipboardに保存されている文献全体を見ることができます。

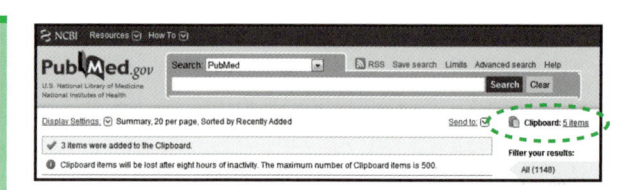

Clipboardの活用方法はさまざまですが，たとえば，いちいちAbstractまで確認したのでは検索作業が滞るので，検索した文献のタイトルからClipboardに必要そうな文献を一時ストックして，検索作業が一段落したら，次にAbstractを確認してさらに必要なものを絞り込んでいく，といった使い方があります。Clipboardには最大500件まで保存でき，8時間使用されないと削除されます。

Details機能を使う

PubMedはシソーラス（同義語）機能を備えていて，入力された用語を自動的にMeSH Termsというあらかじめ決められた「見出し（語）」「キーワード」に変換して，検索を実行する機能をもっています（MeSHとは，Medical Subject Headingsの略，医学見出しということ）。**Details機能は，いま自分が入力して検索した用語を，PubMedが実際にはどのように解釈して検索を実行したのかを確認する機能と考えてください。**通常通り検索して，思い通りの結果が出てこない場合，Detailを確認してみると，PubMedがこちらの想定していない変換をしていることもあります。

1 通常通り検索した後で画面右側の「Search details」を見てみます。図の例では，「lung transplantation（肺移植）」で検索を実行しており，25,732件のヒットがあります。この例で注目すべきは（"lung"[All Fields] AND "transplantation"[All Fields]）の部分で，lungとtransplantationを全フィールドに含む（つまりタイトルやAbstractに含む）文献がすべて挙がってきており，たとえばliver transplantationとその後の肺（lung）合併症といった，肺移植とは直接関係のない文献が意図せずヒットしている点です。

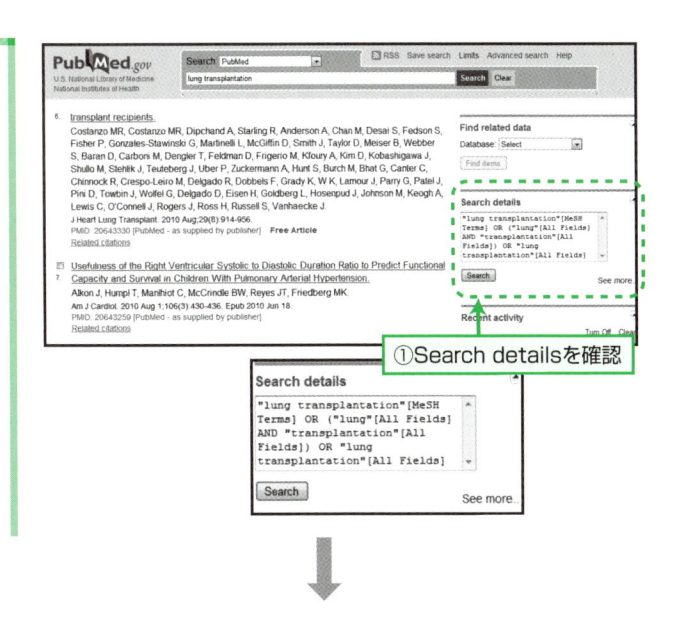

①Search detailsを確認

2 Search detailsを"lung transplantation"[MeSH Terms]だけ残して他の部分を削除して「Search」をクリックしなおした場合，10,106件のヒットが，また"lung transplantation"[All Fields]で検索しなおした場合には11,840件のヒットがあり，これらは「lung transplantation（肺移植）」を含むものに限られています。

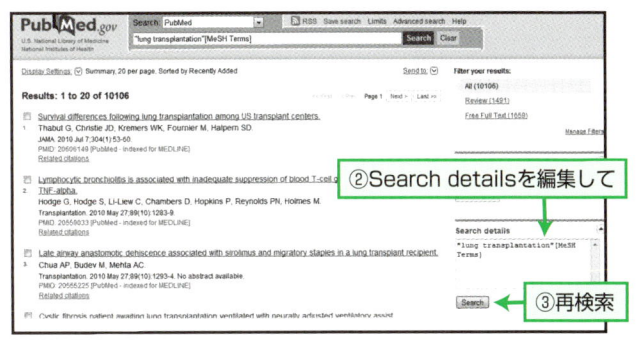

②Search detailsを編集して
③再検索

ちなみに，[MeSH Terms]は，いわば文献につけられているキーワードのようなもので，「lung transplantation（肺移植）」を含んでいても，これがキーワードになっていない文献は[All Fields]で検索した場合のみヒットしており，それが11,840 − 10,106 = 1,734件の差になっています。

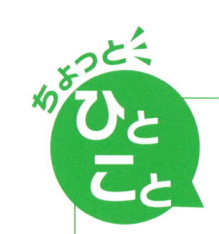

ちょっとひとこと　2単語以上で1つの意味をなす用語の検索

　Googleの検索などでもそうですが，2語以上の単語を検索する際にその2語が1つの意味をなすような場合（例：上記のlung transplantation），検索式に" "をつけることで，それをひとまとまりの言葉として検索することができ，これは[All fields]での検索になります．一方，同義語が存在する場合，" "をつけてしまうとPubMedはその通りにしか解釈しないので，逆に検索漏れが出てくる心配もあり注意が必要です．

§5 戦略的な文献検索も参照

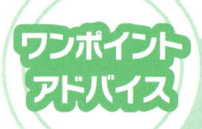

ワンポイントアドバイス　PubMedの限界とGoogleなどの検索エンジン

　PubMedは非常にすばらしいシステムですが，タイトル，Abstractに出てこない単語を検索できないのが難点です．またPubMedに掲載されていない文献も検索しようがありません．それを補う絶対的な方法は存在しませんが，Googleなどの検索エンジンは，文献によっては本文の内容も検索対象としてカバーしており，またその他の情報源—文献に限らず—も検索対象となり，PubMedの限界をある程度補ってくれる可能性を秘めています．もしPubMedで思ったような文献が見つからなくても，Googleなどでさらに検索してみると，意外な掘り出し物があるかもしれません．

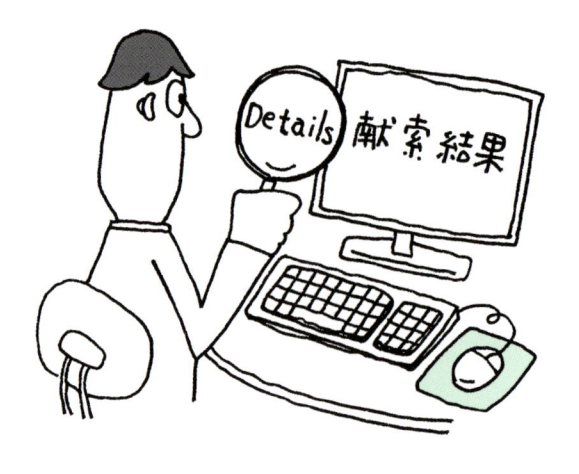

Ditails機能で検索結果を見なおそう．

第1章 発表の土台作りをしよう

§4 医学中央雑誌での文献検索

医学中央雑誌
http://www.jamas.or.jp/

国内の文献を幅広くカバー！

　医学中央雑誌Web版，通称「医中誌Web」は特定非営利活動法人 医学中央雑誌刊行会が作成する国内医学論文情報のインターネット検索サービスで，日本国内で発行される医学関係の原著論文，症例報告，会議録（学会抄録）を，PubMedに収録されないものまで幅広くカバーしています．検索方法はPubMedと似ていますが契約が必要で，個人契約または図書館の利用が必要です．

マスターポイント

- ☑ 医中誌での基本的な検索方法をマスターしよう
- ☑ 履歴検索のしかたを覚えよう
- ☑ シソーラス用語の意味と，自動シソーラス検索について知ろう

医中誌Webのバージョン，モードと検索機能

　本書ではVersion 4のADVANCED MODEを前提に説明します。検索モードにはBASICとADVANCEDがあり，前者は「検索について深い知識・経験のない人でも直感的に検索できる」，後者は「さらに多用な検索の要求に対応できる」ように作られています。ADVANCED MODEはBASIC MODEの機能に加え，履歴検索などの有用な機能を含んでいるので，ADVANCED MODEでの使用をお勧めします。

基本検索のしかた

1
　新規検索のボックスに検索用語を入力します。検索用語は複数でも，また著者名でもかまいません。
　必要に応じて，検索対象年などの検索条件を指定します。

　「検索」をクリックします。

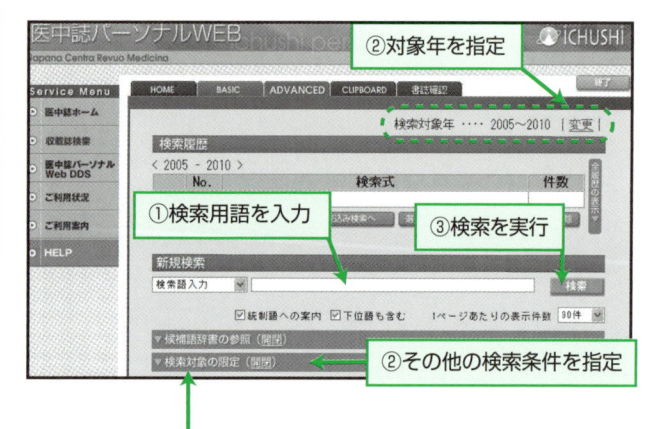

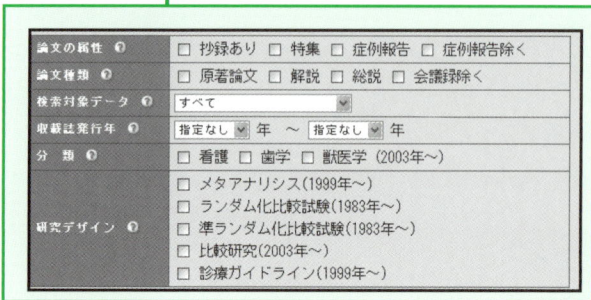

①検索用語を入力
②対象年を指定
③検索を実行
②その他の検索条件を指定

❷ 　検索結果の一覧が表示されます。タイトルなどを見て興味のある文献に ✓ を入れ，「詳細表示」をクリックします。

　または直接，興味のある文献の番号をクリックします。

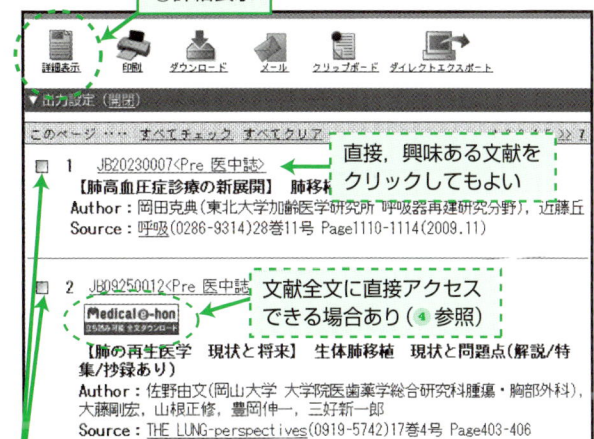

⑤詳細表示

直接，興味ある文献をクリックしてもよい

文献全文に直接アクセスできる場合あり（ ❹ 参照）

④興味のある文献をチェック

❸ 　Abstractを読んで内容を確認します。ただし，検索内容によっては要約がついていない場合もあります。

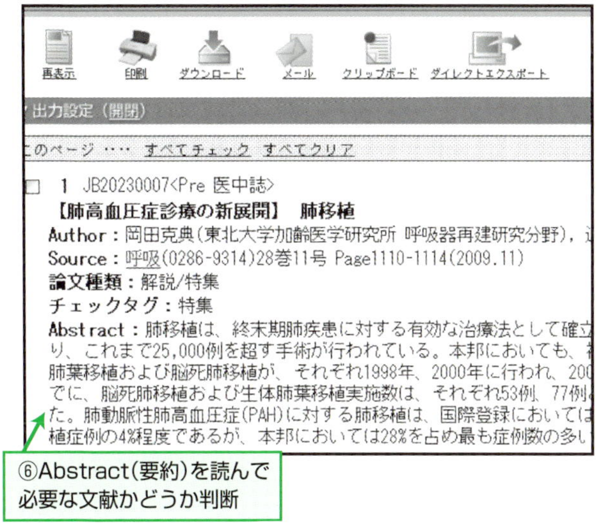

⑥Abstract(要約)を読んで必要な文献かどうか判断

⑦ダウンロード/印刷，文献取り寄せ，データベースへimport　☞ §7

❹ 　必要と判断した文献に対しては以下の2つの作業を行います。
①文献の取り寄せ
②文献データベース (EndNote) への取り込み　☞ §7

　文献の取り寄せで一番簡単なのは，医中誌から直接アクセスできる場合です（ ❷ 参照）。それ以外の場合，とりあえず文献のAbstractまたはタイトル・著者名などをメモ，または印刷しておき，文献の載っている雑誌を図書館などで探してコピーするか取り寄せをします。

ワンポイントアドバイス　医中誌のクリップボード機能

　文献にチェックマークを入れた後で「クリップボードアイコン（下図）」をクリックすると興味のある文献をクリップボードに一時保存しておくことができます。あとで検索画面の一番上（下図）の「CLIPBOARD」を選択すると，クリップボードの内容が表示され，まとめて印刷などの作業が行えて便利です。

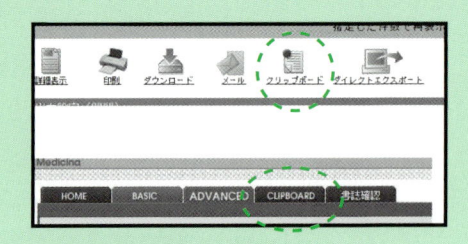

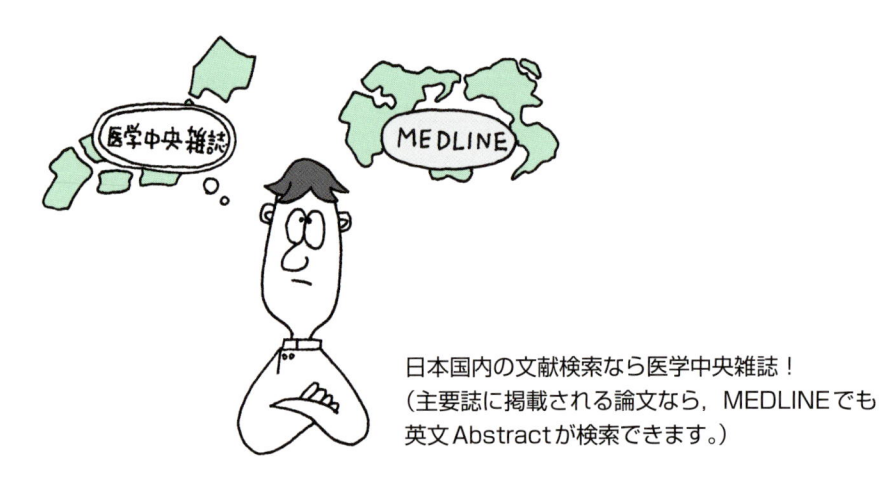

日本国内の文献検索なら医学中央雑誌！
（主要誌に掲載される論文なら，MEDLINEでも英文Abstractが検索できます。）

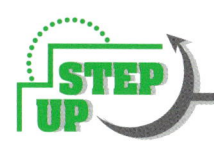

履歴検索機能を使いこなす

医中誌Web版のADVANCED MODEでは，履歴検索が可能です。PubMedのHistory機能と同様，過去の検索結果を組み合わせることで，欲しい文献にさらに近づくことができます。

まず，ADVANCED MODEで，通常の用語検索をいくつか行います。検索履歴は5つまで表示されます。

1 検索の対象となる履歴に✓を入れ，演算方法（AND，OR，NOT）を選択し「履歴検索を実行」をクリックします。

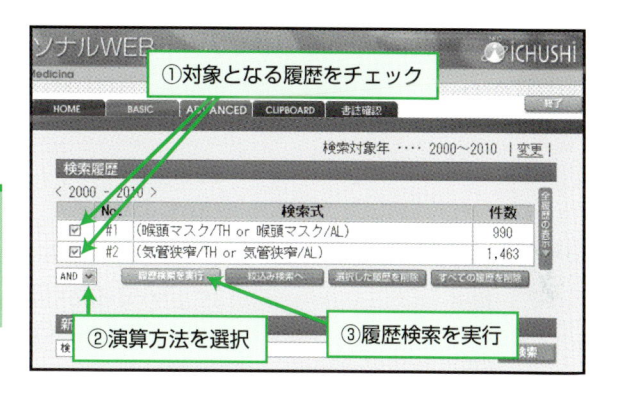

①対象となる履歴をチェック
②演算方法を選択
③履歴検索を実行

2 検索結果を確認します。
検索の絞り込みの程度を見ながら，さらに作業を繰り返します。

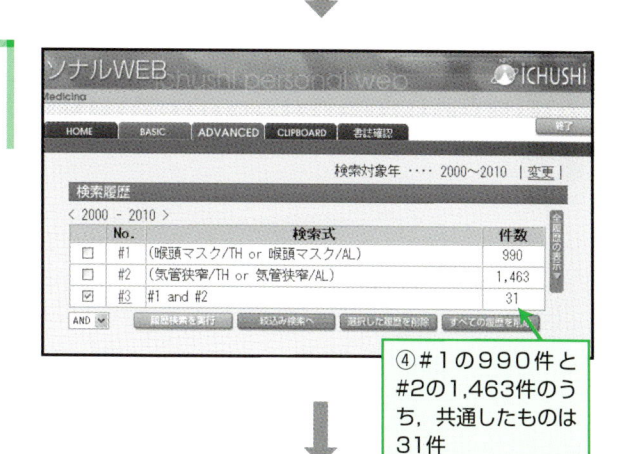

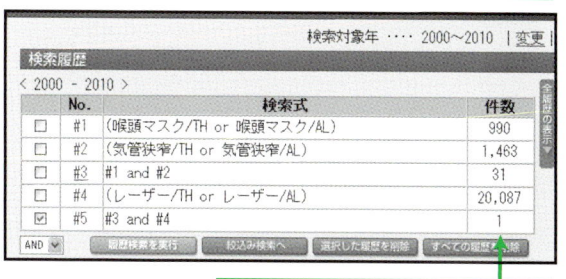

④#1の990件と#2の1,463件のうち，共通したものは31件

⑤さらにレーザー治療との関連で絞り込むと1件になった（これは絞り込みすぎ）

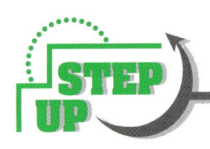

シソーラス用語と自動検索機能

1 シソーラス用語

　医中誌も PubMed 同様，入力した検索用語を，定められたキーワード（＝シソーラス用語）に自動変換して検索する機能があります．医学用語には同義語が多くありますが，これを自動的に検索することで効率のよい検索がなされます．たとえば下の例のように，シソーラス用語として定められた「喉頭マスク」という単語の同義語として，「ラリンジアルマスク」，「LMA」などいくつかの単語が対応しています．

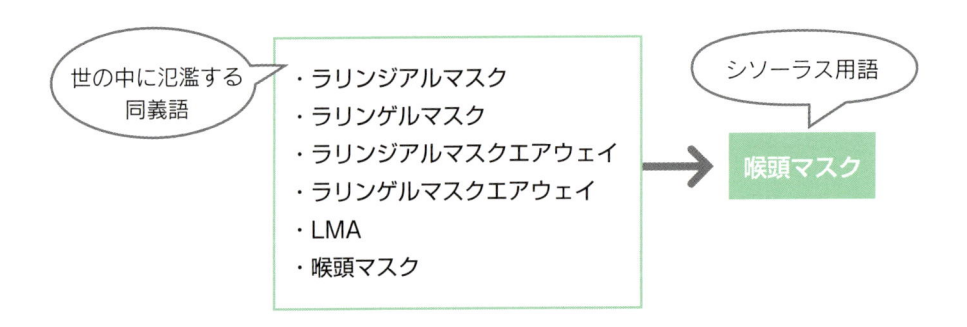

世の中に氾濫する同義語
- ラリンジアルマスク
- ラリンゲルマスク
- ラリンジアルマスクエアウェイ
- ラリンゲルマスクエアウェイ
- LMA
- 喉頭マスク

→ シソーラス用語：喉頭マスク

　実際に，ある論文の詳細を見てみると，「シソーラス用語」の欄に，文献のキーワードとなる用語が列挙されています．この例では，その中の1つが「喉頭マスク」となっていることがわかります．

```
2003009849
ラリンジアルマスクを用いた気管内ステント留置術の経験
Author：岡田信一郎（釜石市民病院），石森章太郎，山縣俊介，佐藤昇一
Source：日本胸部臨床(0385-3667)61巻7号 Page645-650(2002.07)
論文種類：原著論文
シソーラス用語：Argon; 気管; *気管狭窄(病因,治療); 甲状腺腫瘍(悪性);
 ステント; 電気凝固; 喉頭マスク
医中誌フリーキーワード：アルゴンプラズマ凝固
チェックタグ：ヒト
Abstract：62歳女．喘鳴と息切れを主訴とした．気管支鏡検査では，声門下
1.5cmの部位に，腫瘍によるピンホール状の高度の狭窄を認めた．生検では甲状
腺癌の浸潤であった．2回にわたる気管支鏡下アルゴンプラズマ凝固療法により
腫瘍を縮小させた後，ステント留置術を行った．ステント留置術に要した時間は
15分であり，ラリンジアルマスクを留置して気道を確保し，換気を継続した状
```

2 実際の自動検索はこう行われる

　実際に「ラリンジアルマスク」を検索用語にして検索してみると，下の図のような結果が返ってきますが，シソーラス (thesaurus：TH) 用語として「喉頭マスク」または，全文検索用語 (all field：AL) として「ラリンジアルマスク」で検索した結果だということがわかります。

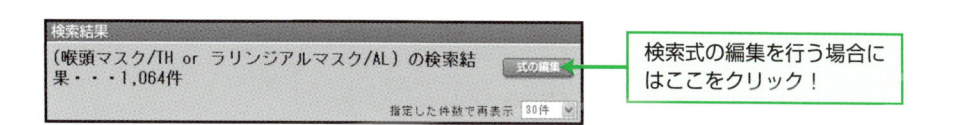

> 検索結果
> (喉頭マスク/TH or ラリンジアルマスク/AL) の検索結果・・・1,064件　[式の編集]

検索式の編集を行う場合にはここをクリック！

　この検索で，どのような文献がヒットするかを考えてみましょう。たとえば次のような4種類の文献があったとします。まず文献Aはシソーラス用語の「喉頭マスク」とテキスト内の「ラリンジアルマスク」の両方でヒットします。文献Bはシソーラス用語にある「喉頭マスク」で，文献Cはテキスト内の「ラリンジアルマスク」でヒットするはずです。ところが文献Dは本文中に「喉頭マスク」があるものの，「喉頭マスク」が全文検索 (AL) ではないためヒットしません。

[文献A]
シソーラス用語：喉頭マスク，○○，××
Abstract：・・・・・・・・・・・・・・・・・・・・・・・・・・・・
・・・・・・・・・ラリンジアルマスク・・

[文献B]
シソーラス用語：喉頭マスク，○○，××
Abstract：・・・・・・・・・・・・・・・・・・・・・・・・・・・・
・・・・・・・・・喉頭マスク・・・・・・・・・

[文献C]
シソーラス用語：○○，××，△△
Abstract：・・・・・・・・・・・・・・・・・・・・・・・・・・・・
・・・・・・・・・ラリンジアルマスク・・

[文献D]
シソーラス用語：○○，××
Abstract：・・・・・・・・・・・・・・・・・・・・・・・・・・・・
・・・・・・・・・喉頭マスク・・

　文献Dは「喉頭マスク」がシソーラス用語に挙がっていないことから，今検索しようとしているテーマにはそれほど重要ではないものの可能性が高いですが，もし文献Dもヒットさせようと思うなら，検索結果の横の「式の編集」から検索式を変更して「喉頭マスク／AL or ラリンジアルマスク／AL」で検索する必要があります。

第1章　発表の土台作りをしよう

§5 戦略的な文献検索

「完璧な文献検索」などありえないが完璧に近づける姿勢と戦略が大切
「感度の高い検索」と「特異度の高い検索」
文献検索は2方面作戦でいく！

　臨床において，感度の高い検査をスクリーニングに，特異度の高い検索を確定診断に用いるのと同じように，文献検索においても2つの方向性を使い分けることで，完璧な検索により近づくことができます。
　1つは，関連する検索用語・キーワードをできるだけ幅広くとり，できるだけ漏れなく必要な文献を拾い集める，感度の高い検索，もう1つは，無駄なものを捨て，自分のテーマに本当に関係のあるものだけに絞り込む，特異度の高い検索です。

マスターポイント

- ☑ 文献検索の2つの方向性，「感度の高い検索」と「特異度の高い検索」を理解しよう
- ☑ 2つの方向性を実際の文献検索で実践しよう

文献検索の2つの方向性を使い分ける

しょっぱなから否定するようですが，文献検索に完璧を求めてはいけません。できるだけ完璧に近づけようという努力は大切ですが，理論的に完璧にはならないのです。ちょうど，臨床において「完璧な検査がない」のと同じです。

どんな検査にも偽陰性，偽陽性があります。感度も特異度も100％にはならず，それらは互いに相反する傾向にあります。つまり，非常に感度のよい検査（真陽性が高い確率で陽性と出る検査，つまりその検査で陰性と出ればかなり高い確率で本当に陰性である検査，スクリーニングに向いていると言ってもよい）は偽陽性が増え，逆に特異度の高い検査（真陰性が高い確率で陰性と出る検査，つまりその検査で陽性と出ればかなり高い確率で本当に陽性の検査，スクリーニング後の精査に向いていると言ってもよい）では偽陰性が増えてしまうというわけです。

文献検索にも同じことが言えます。キーワードを広い意味のものにしたり，数を減らしたりして検索の裾野を広げて感度を高めれば，検索結果には必要としている文献（真陽性）が高い確率で含まれますが，不必要な文献（偽陽性）も多く含まれます。一方，キーワードをかなり限定的な意味のものにし，複数のキーワードがすべて含まれるような特異度の高い条件で検索すれば，抽出される文献はおそらく自分が欲しいものでしょうが，検索条件が厳しすぎて，必要な文献が漏れてしまう可能性が高くなります（偽陰性が増える）。

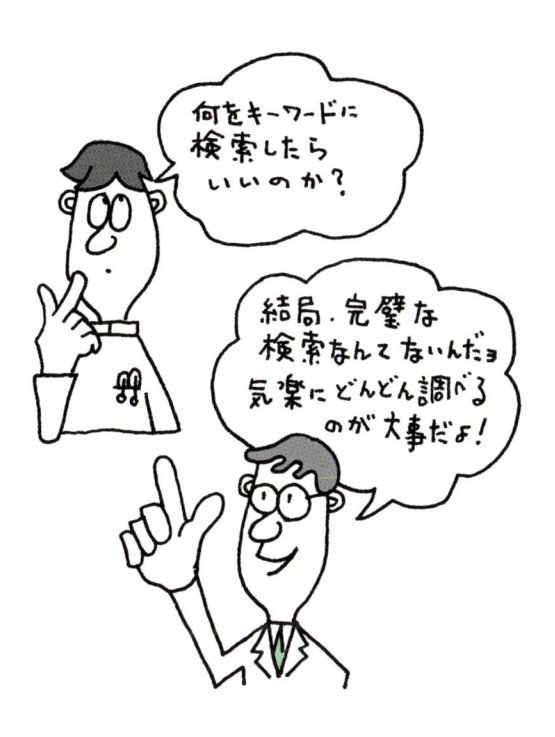

検索は気楽にどんどん行うのが大事。

感度の高い検索

まず，思いついた検索用語に対して，それと似た意味の用語を列挙します。

次に，PubMedや医中誌の検索システムに付属しているシソーラス機能を使って，自分の思いつかなかった用語がないかを探し，あれば検索用語リストに追加します。さらに，教科書や文献を取り寄せて読むなかで適当な関連用語があれば，そのつどリストに追加していきます。

こうしてでき上がった検索用語リストを使って，包括的に検索を進めます。感度を最大限に上げようと思えば，すべての用語のどれかを含む文献を，全分野検索で検索することになります。しかしたいていの場合，検索結果が膨大になるため，特異度を上げる次の作業が必要となります。

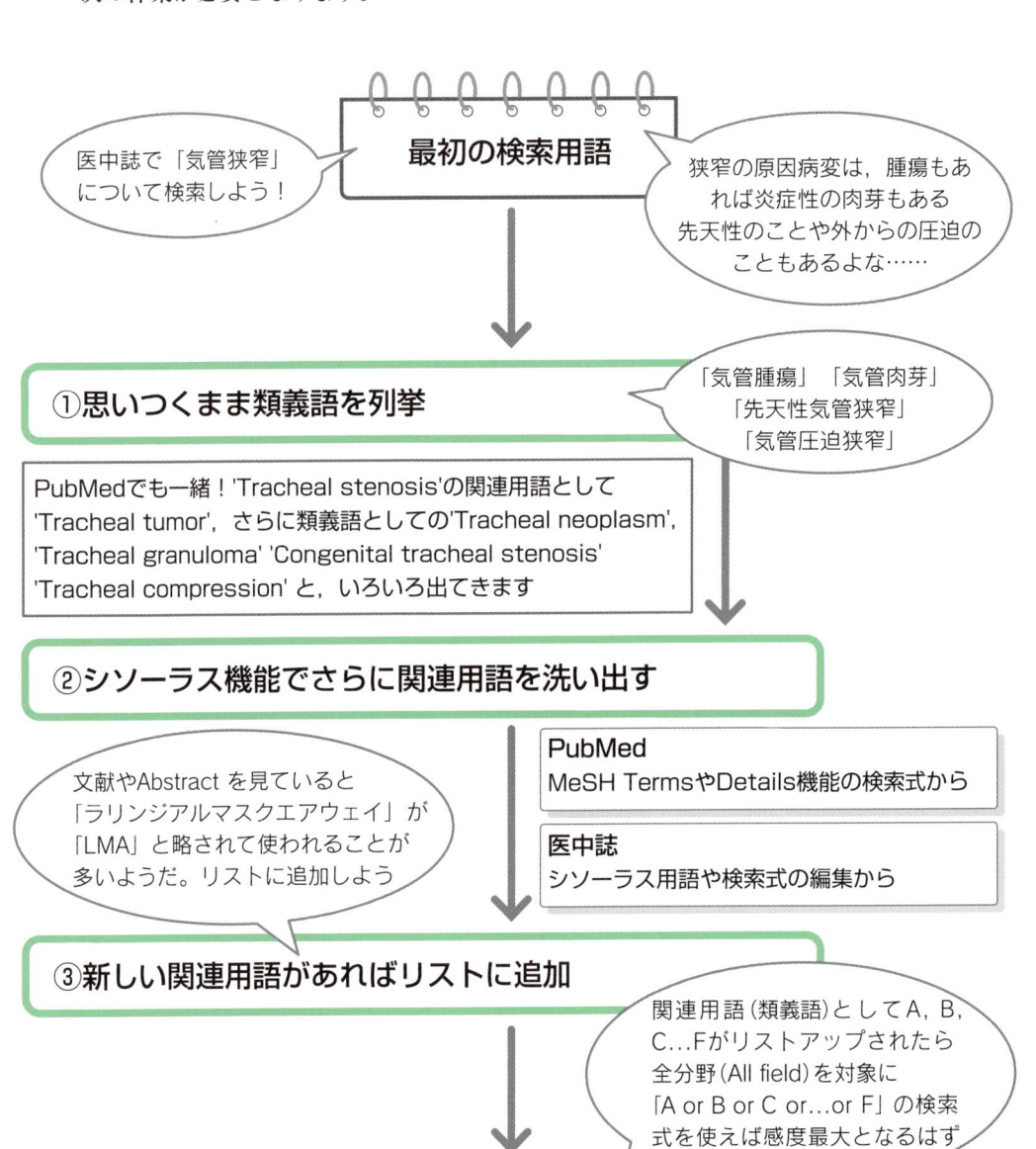

最初の検索用語

医中誌で「気管狭窄」について検索しよう！

狭窄の原因病変は，腫瘍もあれば炎症性の肉芽もある　先天性のことや外からの圧迫のこともあるよな……

① 思いつくまま類義語を列挙

「気管腫瘍」「気管肉芽」「先天性気管狭窄」「気管圧迫狭窄」

PubMedでも一緒！'Tracheal stenosis'の関連用語として'Tracheal tumor'，さらに類義語としての'Tracheal neoplasm'，'Tracheal granuloma' 'Congenital tracheal stenosis' 'Tracheal compression' と，いろいろ出てきます

② シソーラス機能でさらに関連用語を洗い出す

PubMed
MeSH TermsやDetails機能の検索式から

医中誌
シソーラス用語や検索式の編集から

文献やAbstractを見ていると「ラリンジアルマスクエアウェイ」が「LMA」と略されて使われることが多いようだ。リストに追加しよう

③ 新しい関連用語があればリストに追加

関連用語（類義語）としてA，B，C…Fがリストアップされたら全分野（All field）を対象に「A or B or C or…or F」の検索式を使えば感度最大となるはず

④ でき上がった検索用語リストで包括的に検索を進める

1 感度を上げる作業：結局は関連用語の列挙

前ページの②，システムに組み込まれたシソーラス機能は大変便利ですが，§4のp.51に挙げたように，シソーラス用語に自分が検索しようとしている語が挙がっていない文献の検索など，シソーラス機能にすべてお任せでは，自分が望んでいる検索結果は必ずしも反映されません。

しかしシソーラス機能なしで，自分の思いついた用語で検索をしたとすれば，なかなか良い結果にならないのも事実です。シソーラス機能を使った自動検索の結果は，実は我々が求めている結果にかなり近いのです。それはこの機能の性質上，検索用語に対応するシソーラス用語をキーワードとする文献も同時に検索されるためです。感度と特異度のバランスが適度にとれた結果，ということもできます。

◎**シソーラス機能を使う方法（自動的に行われる）**
感度，特異度が適当にバランスしている⇒自分の思いついた検索用語（あるいはその組み合わせ）の一発検索で，そこそこの文献にヒットする⇒発表準備の第1段階 ☞ §1 に向いている。

◎**用語を列挙して全文検索をかける方法**
自動シソーラス検索でヒットする文献が少ないときに感度を上げるのに適している⇒発表準備の第2段階での文献検索として行う。
ここでのシソーラス機能⇒結局，検索に使う関連用語を列挙するのに使う（前ページ②）。しかし余計な文献もかなりヒットするので，次ページの「特異度を上げる」方法で絞り込んでいく。

---

2 実際には関連用語同士でどれくらい検索誤差を生じるのか

関連用語（類義語）同士で，ヒットする文献数にどの程度の差があるか，例を使って見てみます。

医中誌で検索した，「ラリンジアルマスク/AL」「喉頭マスク/AL」「LMA/AL」という3つの同義語を含む文献数を図にします。3語すべてAll field（全分野）検索としました。なお，「喉頭マスク」はシソーラス用語でもありますが，「喉頭マスク（AL）」で検索した場合と「喉頭マスク（TH）」で検索した場合，どちらもヒット数は380で，本文中に「喉頭マスク」を含む文献はすべてシソーラス用語にも「喉頭マスク」が含まれていたことがわかります。

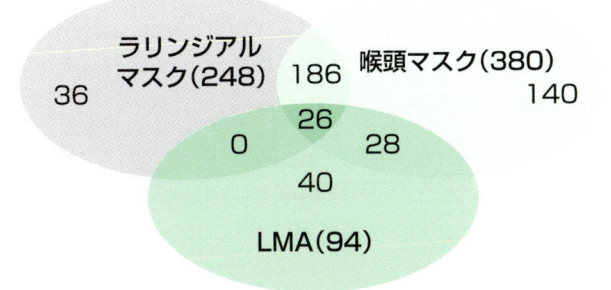

「ラリンジアルマスク」の一発検索（検索式：「ラリンジアルマスク/AL or 喉頭マスク/TH」）ではLMAを含む40の文献が，LMAの一発検索（検索式：「LMA/AL or 喉頭マスク/TH」）ではラリンジアルマスクを本文中に含む36の文献が漏れることになります。実際はほかにラリンゲルマスク，ラリンジアルマスクエアウェイ，ラリンゲルマスクエアウェイの類義語があります。

感度を上げる必要性について理解していただけたでしょうか？

特異度の高い検索

感度を上げるよう網羅的に検索した後で特異度を上げる方法は，いくつかあります。前ページの感度を上げる場合との大きな違いは，検索された文献数を見ながら，絞り込みの程度を加減する必要があることです。ここで示す3つの方法を適宜組み合わせて，適当な数の文献に絞り込みます。私の場合，200程度なら，タイトルくらいは読もうという気になります。

1 用語同士を組み合わせる

PubMedのHistory機能，医中誌ADVANCED MODEの履歴検索機能を使います。
☞ §3 p.41，§4 p.49

下の例では，「ラリンジアルマスク」と「気管狭窄」それぞれで関連用語を列挙して感度を上げ，これらを掛け合わせて特異度を上げています。

これだけで欲しい文献にかなり近づきます。

```
・ラリンジアルマスク        ・気管狭窄
・喉頭マスク          ×   ・気管肉芽
・LMA                     ・気管腫瘍
・ラリンゲルマスク          ・気管圧迫
                          ・先天性気管狭窄
```

2 検索対象に制限をつける ☞ §4 p.46またはPubMedのLimit機能

3 MeSH Terms，シソーラス用語から絞り込む

検索する単語がPubMedのMeSH Terms，医中誌のシソーラス用語になっている文献は重要度が高いと判断して絞り込みます。

検索式の中で検索する単語に，PubMedなら「MeSH Terms」のタグを，医中誌ならシソーラス用語（TH）のタグをつけて検索を行います ☞ §3 p.43，§4 p.50。

たとえば，文献A，Bは，シソーラス用語に「喉頭マスク」が出ているので，これがテーマの中心的なものだとわかります。文献C，Dは，本文中にはラリンジアルマスク，喉

頭マスクという単語が出てきているものの，シソーラス用語には挙がっていないため，重要度の低い文献である可能性が高いと判断できます。

[文献A]
シソーラス用語：喉頭マスク，○○，××
テキスト：・・・ラリンジアルマスク・・

[文献B]
シソーラス用語：喉頭マスク，○○，××
テキスト：・・・喉頭マスク・・・

[文献C]
シソーラス用語：○○，××
テキスト：・・・・・・・・喉頭マスク・・・

[文献D]
シソーラス用語：△△，○○
テキスト：・・・ラリンジアルマスク・・

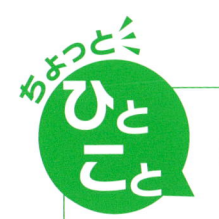

ちょっとひとこと　緻密な文献検索は発表者の真摯な態度の表れ

　本章§3，4では，PubMedと医中誌という2つのメジャーなデータベース上での検索のしかたを紹介しました。Yahoo!やGoogleの検索と似たようなものだな，と思ったあなたは正解です。検索自体はコンピュータ世代の我々にとっては難しいことではありません。むしろ問題はその後にあるのです。実際に文献検索をすればわかりますが，検索用語の選び方によって，引き出せる情報は大きく異なります。とめどない情報の大海原の中で，我々はいったいどこまで深く文献検索をすればよいのか，大きな問題です。

　いくら完璧な文献検索というものが存在しないとはいえ，思いつくままに検索を進めたのでは，いかにも行き当たりばったりです。このセクションでは少しでも質の高い緻密な文献検索を行うための戦略について述べました。そして実は，発表者の努力の跡として表面には表れにくいためおろそかになりがちですが，根気を必要とするこの緻密な文献検索こそ，最終的な発表の質の高さを決定づけるものだと思います。

第1章　発表の土台作りをしよう

§6 教科書・総説と孫引きの活用

標準的な教科書＝標準的な知識
→ ・研修医はまず教科書を読め！
・教科書に引用されている文献は価値が高い！

Review，総説＝新しい包括的知識
→ ・最新の教科書的内容でさらに価値が高い

　意外と忘れられがちなのですが，専門知識が発展途上の研修医時代には特に，まず教科書を読むことを勧めます。巷は「文献偏重主義」のようですが，文献は通常，狭く深く書かれています。あまり馴染みのない分野について質の良い情報を効率よく仕入れるには，教科書が断然優れています。
　一方，文献のなかでもReview，総説は，最新の知見を踏まえてその分野の内容を包括的に解説しています。いわば最新の「教科書」ですから，これを活用しない手はありません。

マスターポイント

☑ 情報の包括性では【教科書＞＞文献】であることを覚えておこう
☑ 発表準備の第1段階，第2段階で教科書，孫引きをうまく使おう
☑ 文献のなかでReview，総説は最新の「教科書」
　　価値がさらに高いことを知ろう

教科書, Review, 総説の役割

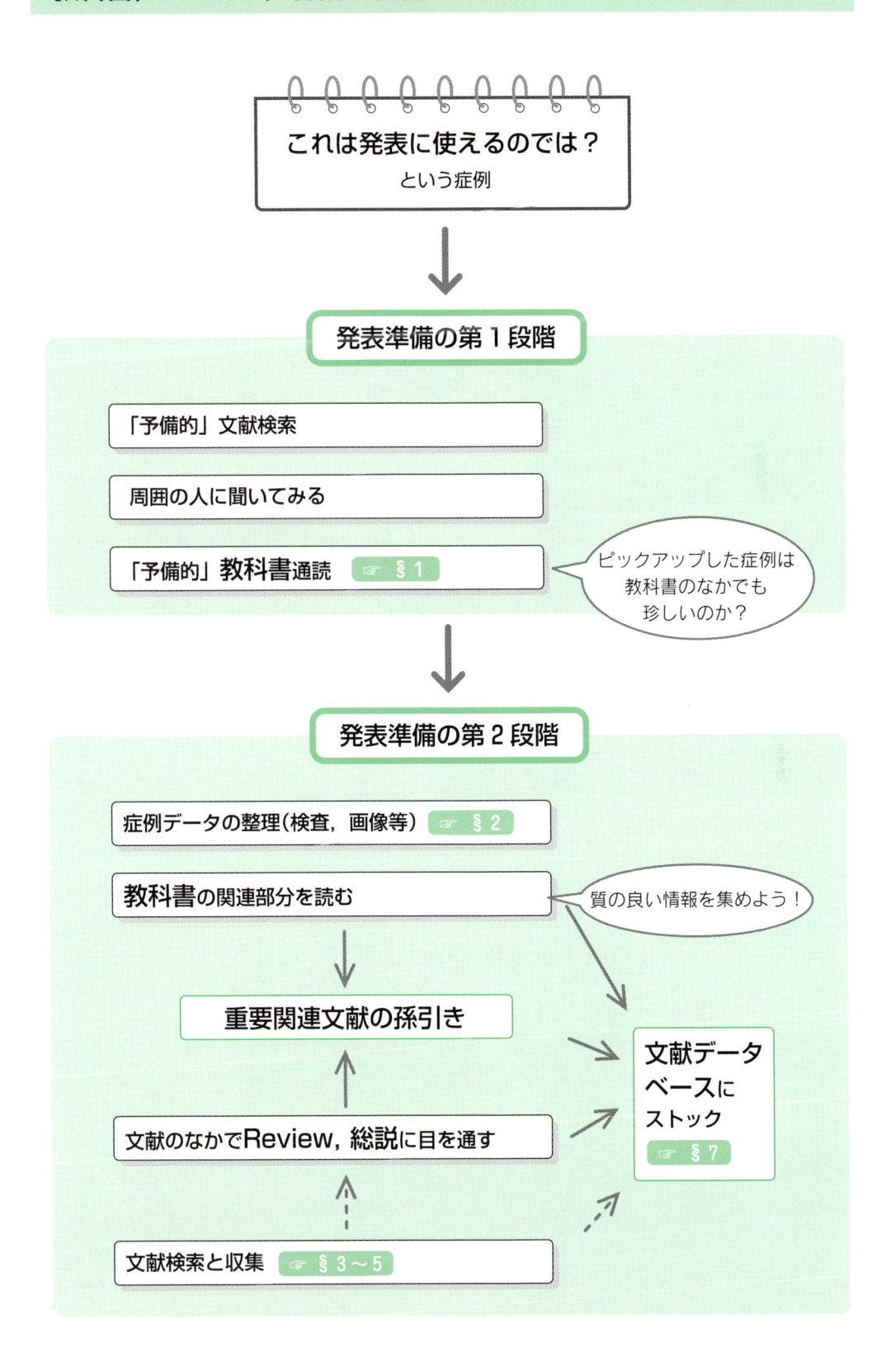

```
これは発表に使えるのでは？
という症例
          ↓
   発表準備の第1段階
```

- 「予備的」文献検索
- 周囲の人に聞いてみる
- 「予備的」教科書通読 ☞ §1

> ピックアップした症例は教科書のなかでも珍しいのか？

```
          ↓
   発表準備の第2段階
```

- 症例データの整理（検査, 画像等）☞ §2
- 教科書の関連部分を読む
  ↓
- 重要関連文献の孫引き
  ↑
- 文献のなかでReview, 総説に目を通す
  ↑
- 文献検索と収集 ☞ §3〜5

> 質の良い情報を集めよう！

→ 文献データベースにストック ☞ §7

発表準備の第1段階での教科書の役割－発表に値するかを見極める－

　発表準備の段階によって教科書の役割が違います。発表準備の第1段階（ホップ，ステップ，ジャンプの「ホップ」）では，症例が発表に値するかどうかの目安の1つになります。教科書には，各テーマについての概略がまとめられているので，今自分が見つめている現象（症例の稀さ，診断や治療の目新しさ）を，医学常識に照らすことができるのです。

　第1章§1で述べたように，発表の第1段階・発表準備のテーマを決める作業は，自分が選んだ発表の候補を，人に聞いたり，文献を軽く調べたり，教科書にざっと目を通すことで，発表に値するかどうか選定する作業です。教科書はこの作業の一端を担います。これをクリアして発表に値するとなれば発表準備の第2段階に進むことになります。

　なお，第2段階についても言えることですが，教科書は，英語で書かれた，ある程度分厚い，スタンダードと呼ばれるものを1～2冊もつことをお勧めします。これは世界中で読まれることを意識して編集されているので，しっかりと情報収集されており，引用文献もその分野に重要な影響を及ぼしたものが選ばれています。頭からではなく，そのつど必要な箇所を読むようにします。

発表準備の第2段階での教科書の役割－テーマにとって必要な情報を集める－

　発表準備の第2段階（ホップ，ステップ，ジャンプの「ステップ」）は，発表テーマに沿って，必要な情報を集める段階です。教科書についていえば，ここではじめて熟読します。文献だけからでは得られない知識を得られるはずです。

　さらに「孫引き」つまり，教科書に引用されている参考文献を引っぱってくる作業を行います。教科書に掲載される内容はそれなりに評価の固まったものですから，そこに引用されている文献もまた，それなりに価値があります。この段階では並行してPubMedや医中誌で文献検索も行っているはずですが，教科書に引用されている重要な文献で，自分の検索から漏れているものがあれば，ここでピックアップ（＝孫引き）して自分のデータベースに取り入れるようにします。

Review，総説に目を通す－文献の情報は教科書より新しい－

　ここまで，教科書を読むことの重要性について強調してきました。しかし今後，症例報告にとどまらずさまざまな臨床研究，基礎研究を進めていくうえでは，教科書が，実際に世界で進んでいる研究活動より数年遅れて出版されるという現実を考慮しないわけにはいかなくなります。

　そこで，文献のなかでも，特にこのセクションで強調した「教科書」的な包括性をもち，しかも最新の知識を得ることができるスグレモノ，つまりReview，総説などを利用します。これらはある程度まとめられた教科書的な内容であり，また教科書よりも内容が

新しいことが多いので，目を通す価値が高いのです。とりわけ，和雑誌の総説や特集は，あまり馴染みのない分野をざっと勉強する際に非常に役に立ちます。文献検索の際にはこれらに注意してみましょう。あるいは検索の条件で文献の種類として，PubMedならReviewを，医中誌なら総説や特集を指定して検索してみましょう。

また，Review，総説のなかで引用されている文献もまた，教科書中の引用文献と同様に価値があることが多いものです。教科書と同じように孫引きして，必要なものは自分のデータベースに入れておきます。

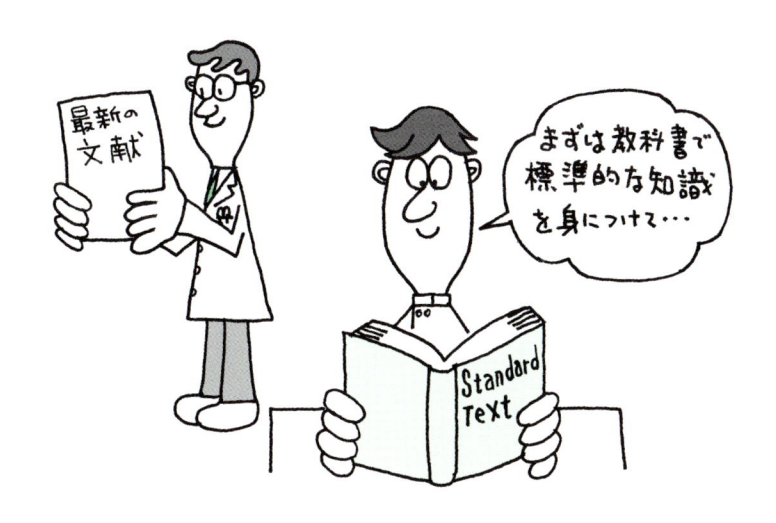

世の中は『文献偏重主義』かもしれませんが…

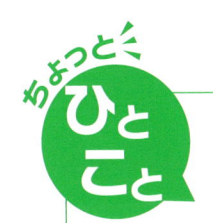

ちょっとひとこと　教科書が分厚くて扱いにくい

　このセクションで述べたように，発表準備の第2段階として本格的に情報収集（発表の下調べ）を行うにあたり，教科書は重要な役割を果たします。関連する部分をしっかり読む必要がありますが，「標準的な教科書」は往々にして分厚く，扱いにくいものです。

　そんなときは必要な部分をコピーして，§7 p.72で説明する，集めた文献を綴じておくファイルにまとめてしまいましょう。スライド発表にしても論文発表にしても，教科書のその部分は何度も目を通す必要が出てくる可能性があります。いつでもavailableな状態にしておけば，発表準備の効率はグッとアップするはず！

第1章　発表の土台作りをしよう

§7
EndNoteを使った文献整理・管理術

　検索でヒットした文献のなかで，目を通す必要のある重要なものや，後々論文を書く際に引用する必要がありそうなものは記録に残しておく必要があります．その際大きな手助けとなるのがEndNoteという文献管理ソフトです．文献をEndNote上のLibraryに取り込み，それに対応する実際の文献（論文）をPDF形式で保存するか，印刷してファイルしておきます．後で論文を書く際には，このデータベースを利用して文献を引用し，EndNoteの参考文献リスト（Reference）作成機能　☞第3章§6　を使って論文を仕上げます．
　EndNoteは世界中で使用されている文献管理ソフトです．個人で購入するにはやや高価ですが，アクティブに研究される方にとっては，後々役に立つ割に合う投資だと思います．

マスターポイント

- ☑ 文献検索からEndNote Libraryへの取り込み，文献の入手と整理の流れを押さえよう！
- ☑ EndNote Library上の「Record Number」を中心に文献を整理しよう！

EndNoteを中心とした文献検索，管理，活用

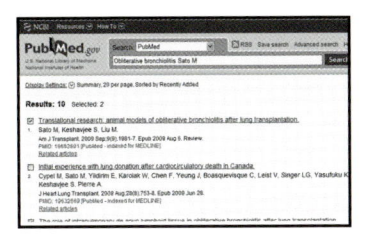

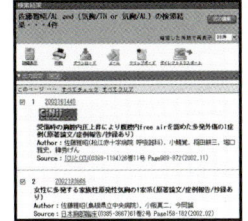

PubMed，医中誌での文献検索
☞ §3〜5

↓ 取り込み

EndNote上に作成した自分用Library

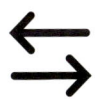

⇄ 論文執筆作業
文献の引用と参考文献
リストの作成 ☞ 第3章§6

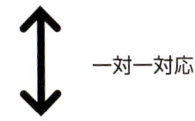

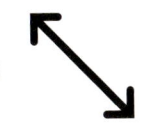

↕ 一対一対応

パソコンのハードディスク上に作成した
PDFファイルの文献Library

and/or

印刷した文献のファイル

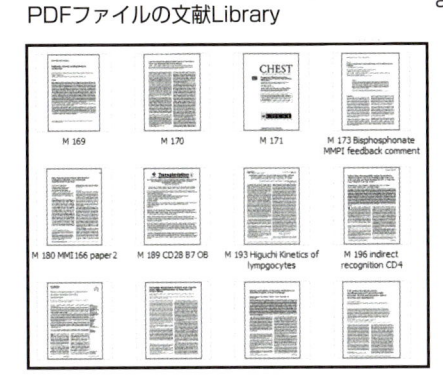

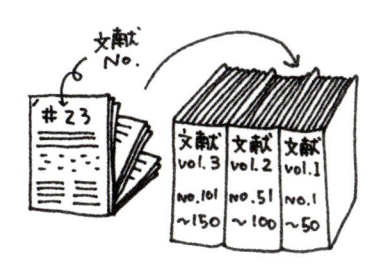

紙に印刷した方が読みやすい。数が増えると保管場所や持ち運びが大変だし見たいときにサッと取り出せないか……

§7 EndNoteを使った文献整理・管理術

EndNote Libraryの作成

まずEndNoteを開き，「File」から「New」を選択するとLibraryが現れます。ここにPubMedなどで検索した文献を取り込んでいきます。

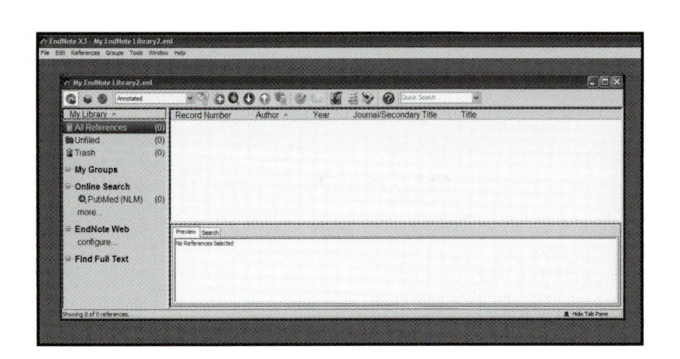

PubMedで検索した文献のEndNote取り込み

PubMedからの文献の取り込みは，①直接EndNoteからPubMedに接続，検索して取り込む方法，②Web上でPubMedの検索を通常通り行い §3 その情報をEndNoteに取り込む方法があります。

1 直接EndNote上から取り込む場合

1 Libraryの左上にある地球の形のアイコンをクリックすると，EndNoteがPubMedに接続して，図のように「Online Search」のところに「PubMed (NLM)」と表示が出ます。このとき画面の右下側で図のように「Online Search-PubMed……」が選択されていると，そのまま検索を開始することができます。単に「Online Search」となっている場合には，画面左の「PubMed (NLM)」をクリックするか，「More」から「PubMed (NLM)」を選択しなおす必要があります。

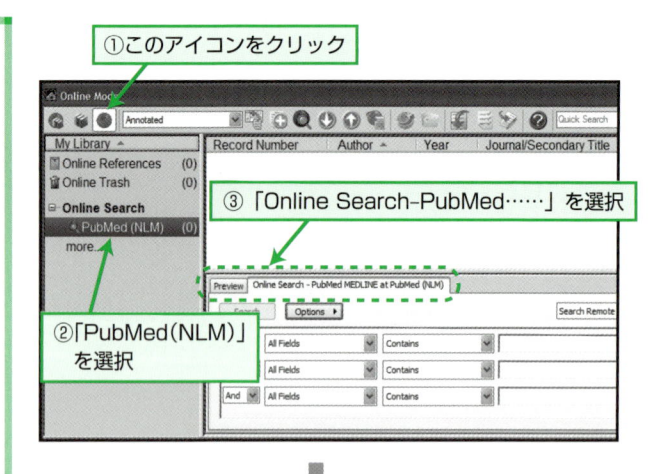

①このアイコンをクリック
②「PubMed(NLM)」を選択
③「Online Search-PubMed……」を選択

② 検索式を入力して「Search」をクリックすると，ヒットした件数が表示されるので「OK」を押すと，検索結果の文献が一時的にEndNoteに取り込まれます。まだこの時点ではあなたのLibraryには取り込まれていないので注意してください。

ここで文献を選択して画面左下の「Preview」を選ぶと，その文献の詳細（Abstractなど）の情報をみることができます。

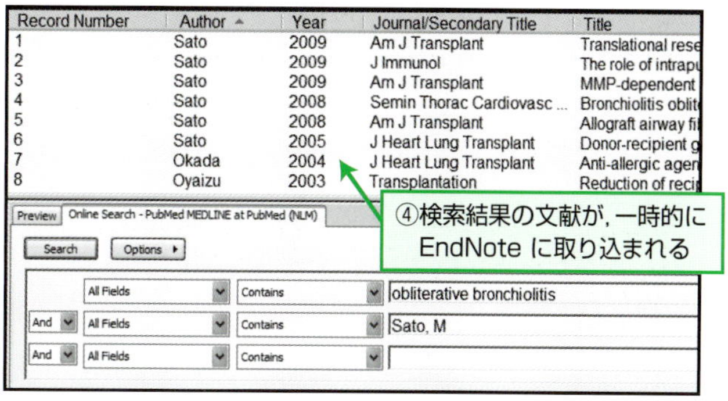

④検索結果の文献が，一時的にEndNoteに取り込まれる

③ 一時的に取り込まれた文献の中で，自分のLibraryに残しておきたいものを選択。Ctrlを押しながら文献をクリックしていくと，同時に複数選択できます。

続いてLibraryへの取り込みボタンをクリックすると，今開いている自分のLibraryに文献が取り込まれます。

きちんと自分のLibraryに取り込まれたか確認するため，本のマークの「Local Library Mode」のアイコンを選択すると，取り込まれた文献が表示されるはずです。

本のマークの隣の地球のマーク（Online Search Mode）をクリックすると，前の画面（PubMed検索の結果）に戻ります。

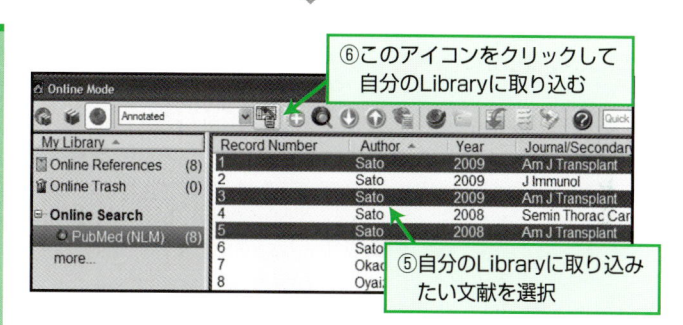

⑥このアイコンをクリックして自分のLibraryに取り込む

⑤自分のLibraryに取り込みたい文献を選択

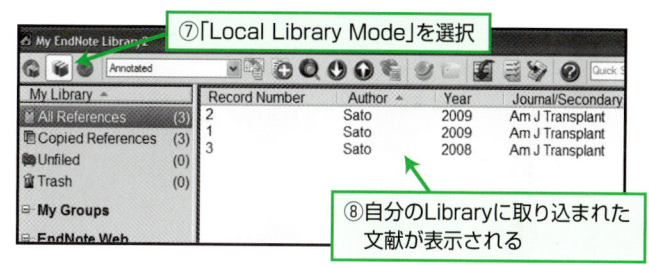

⑦「Local Library Mode」を選択

⑧自分のLibraryに取り込まれた文献が表示される

⑤のように文献を選択した後，コピー（Ctrl＋「C」）をしておき，⑦本のマーク（Local Library Modeアイコン）をクリックして自分のLibraryに戻った後で，ペースト（Ctrl＋「V」）しても，上記操作と同じことができます。こちらのほうが感覚的には使いやすいかもしれません。

また同様の「コピー＆ペースト」操作は，複数のLibrary間で文献を移動させる場合にも使えるので便利です。

2 Web上でPubMedの検索を通常通り行い，EndNoteに取り込む

1 　Web上でPubMed検索を行い ☞ §3，EndNoteに取り込みたい文献にチェックを入れます。

　続いて画面右側の「Send to」をクリックして，現れたウィンドウ内で「File」をチェックし，Formatは「MEDLINE」を選択して「Create File」をクリックします。

　テキスト形式の文書を保存する画面が出てくるので，名前と保存先（デスクトップなど）を指定して保存します。

①EndNoteに取り込みたい文献をチェック
②「Send to」を選択
③現れたウィンドウ内で，「File」をチェックしFormatは「MEDLINE」を選んで「Create File」をクリック

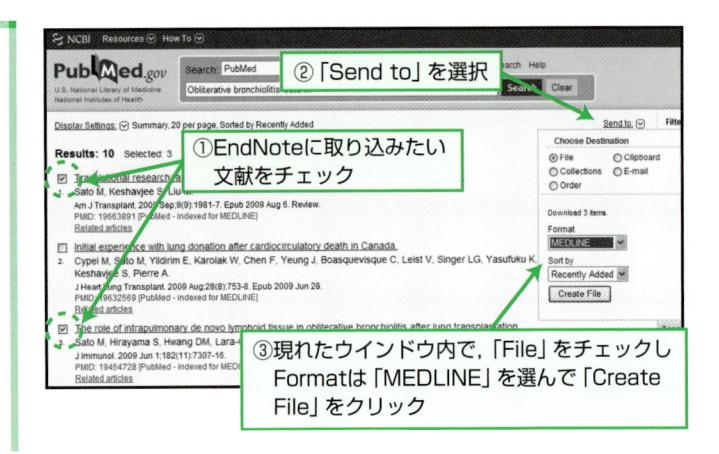

2 　保存したファイルは，開いて確認してみると，図のような「MEDLINE形式」と呼ばれるテキスト文書になっているはずです。

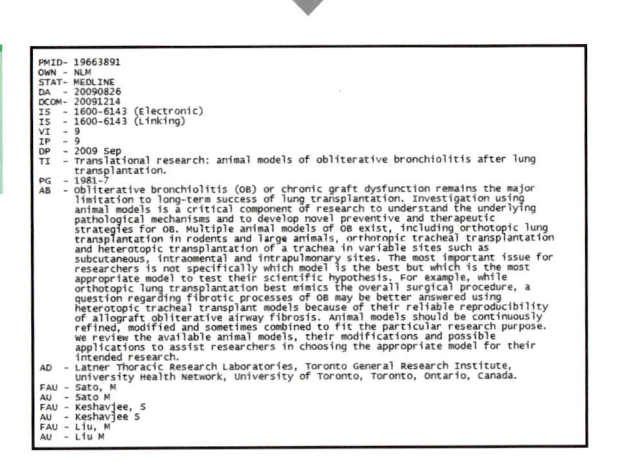

3 　続いてEndNote上で，あなたのLibraryを開きます。「File」から「Import」を選択するか，Import アイコンをクリックします。

　するとImport ウインドウが図のように開くので，保存しておいたテキスト形式のファイルを指定し，Import Optionで「Other Filters...」を選択します。

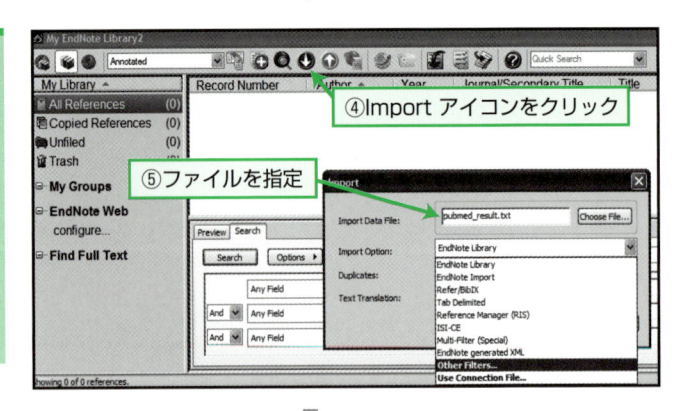

④Import アイコンをクリック
⑤ファイルを指定

④ たくさんあるImport Filterの一覧から「PubMed（NLM）」を選ばなければなりません。「P」を押すとPで始まるフィルターの一覧に移動するので便利です。

続いて「Import」をクリックするとLibraryに文献を取り込めます。Duplicates（重複）の部分を「Discard Duplicates」（重複した文献を捨てる）を選択しておくと，以前そのLibraryに取り込んだ論文との重複を避けることができます。

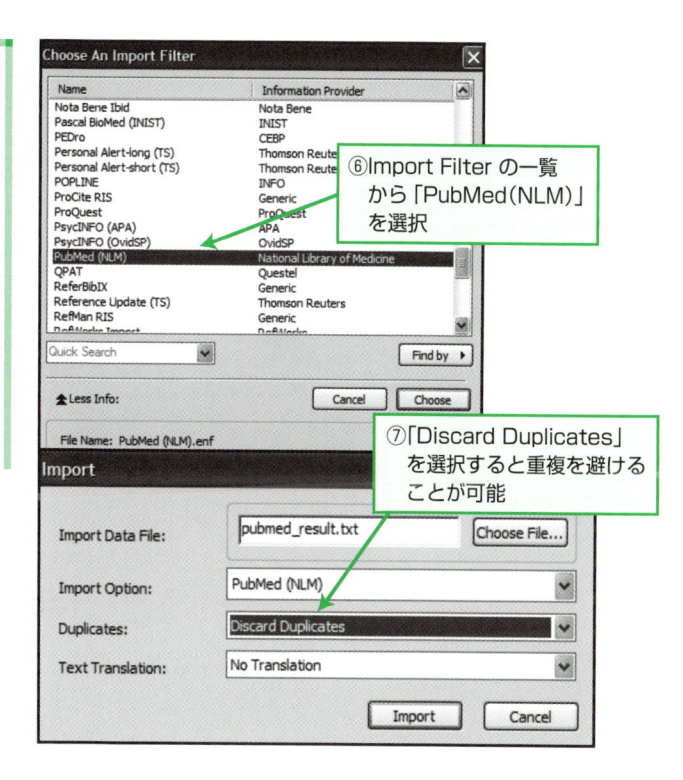

⑥Import Filterの一覧から「PubMed（NLM）」を選択

⑦「Discard Duplicates」を選択すると重複を避けることが可能

ワンポイントアドバイス

EndNote Web版について①

オンラインで文献情報を管理できるEndNote Webが利用可能になっています。EndNote Webを利用するためには，①大学の図書館等を通じて「ISI Web of Knowledge」にアクセスして登録する方法と②デスクトップ版のEndNoteを購入する際についてくる無償アカウントを利用する方法とがあります。①については大学の図書館等からアクセスできれば無料で利用が可能になる（しかも一度登録を済ませれば，ISI Web of Knowledgeの契約機以外からでも接続可能）ため，EndNoteを個人で購入するのはためらわれるという方，とりあえず目の前の症例報告に使ってみたい（扱う情報が比較的少ない）という方には向いているかもしれません。②については，EndNoteをインストールしていないパソコン上でも作業したいという場合に，自分のパソコンのデスクトップ版EndNoteのLibraryとオンライン上のLibraryを同期させておくといった使い方が可能です。

ただしデスクトップ版のEndNoteと仕様が異なるため（図），使い慣れるまではやや使いにくく感じるかもしれません。またデスクトップ版だけにある機能というのも結構あり（例：PDFファイルへのリンク ☞ p.72），大量の文献を本格的に扱わなければならない研究者には，デスクトップ版も必要ではないかとの印象を受けています。

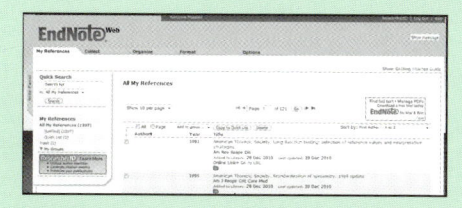

EndNote Webの画面。デスクトップ版とはかなり仕様が異なる。

医学中央雑誌からEndNoteへの文献取り込み

1 直接取り込み

1 まず医中誌を開いて検索を行い（§ 4），EndNoteに取り込みたい文献をチェック，続いて画面上側の「ダイレクトエクスポート」をクリックします。

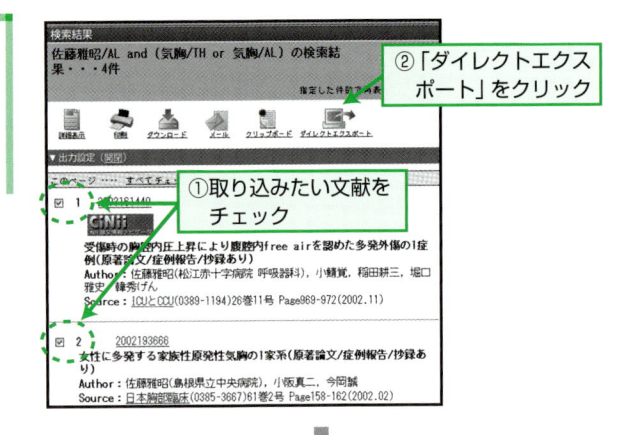

① 取り込みたい文献をチェック

② 「ダイレクトエクスポート」をクリック

2 ここで「EndNote」をクリックします（EndNote Webという選択肢も出てきますが，これはWeb版のEndNoteを利用している場合に限ります）。

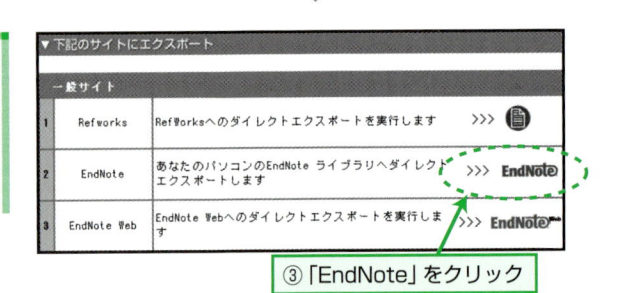

③ 「EndNote」をクリック

3 「下記のリンクをクリックしてエクスポートを実行してください」という画面が出てくるので，ここで「保存」ではなく「開く」を選択します。すると，すでにEndNoteのLibraryに取り込まれた状態になります。

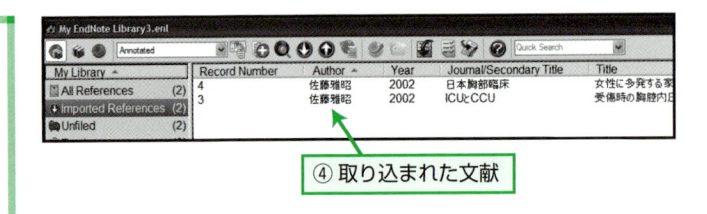

④ 取り込まれた文献

PubMedの場合と違って，一時的にEndNoteに取り込まれ，そこからLibraryに読み込むのではなく，直接EndNoteのあなたのLibraryに取り込まれていることに注意してください。

2 MEDLINE形式で保存してからの取り込み

直接取り込みでうまくいかないときは，PubMedの場合と同様，一度MEDLINE形式のテキストファイルを保存してからEndNoteに取り込むこともできます。

1 取り込みたい文献をチェックして，「ダウンロード」をクリックします。

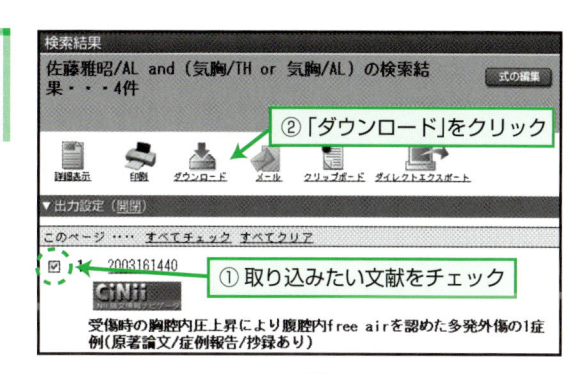

① 取り込みたい文献をチェック
② 「ダウンロード」をクリック

2 「Medline形式」を選択して，保存します。保存するファイルは，PubMedの場合と同様，テキスト形式になります。

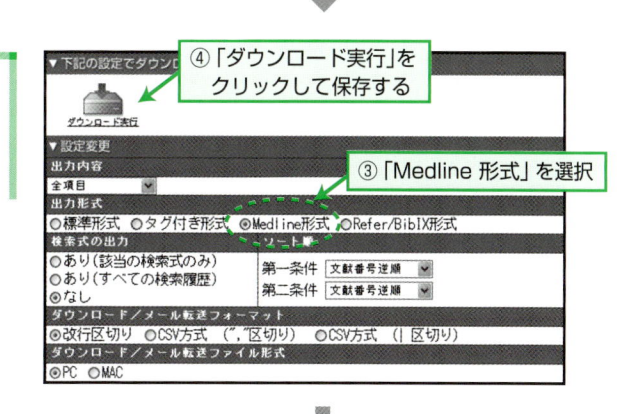

③ 「Medline 形式」を選択
④ 「ダウンロード実行」をクリックして保存する

3 続いてPubMedの場合と同様，EndNoteのLibraryを開いてImportアイコンまたは「File」から「Import」を選択します。

Import Optionは「MEDLINE(ICHU)」を選択し，Text Translationで必ず「Japanese (Shift-JIS)」を選択してからImportをクリックします（そうしないと文字化けします）。

これでEndNoteのLibraryに文献が取り込まれたはずです。

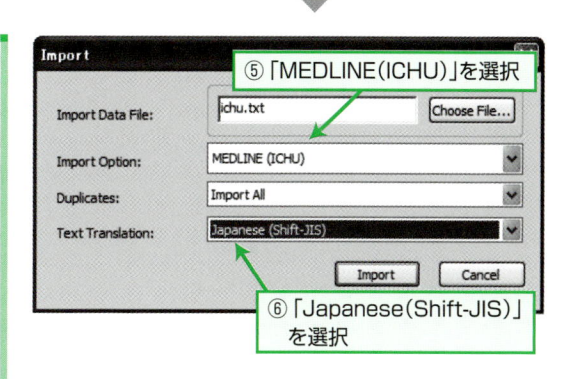

⑤ 「MEDLINE(ICHU)」を選択
⑥ 「Japanese(Shift-JIS)」を選択

文献を入手しEndNote Libraryとリンクさせよう

これまで示したように，EndNote Libraryに文献のデータを取り込めたら，次はその文献そのものを印刷またはパソコンに保存して，これをEndNoteと対応させることで，Libraryをさらに有効活用できるようにします。

1 文献を手に入れる

最近は多くの場合Web上で，PubMedなどから直接PDF形式の文献が手に入るようになったので便利です。一方，古い文献などは，直接図書館に足を運んでコピーするという昔ながらの方法が，まだまだ必要です。

●文献へのアクセス①―PubMedから直接―

PubMed（または医中誌）で文献検索し，文献へのリンクから文献のWebサイトまたはPDFファイルを開き，印刷または保存します。これが可能なのは，個人または図書館，大学などが出版社と契約を結んでいるか，『Journal of Clinical Investigation』のように出版社が無料で論文を公開している場合に限ります。

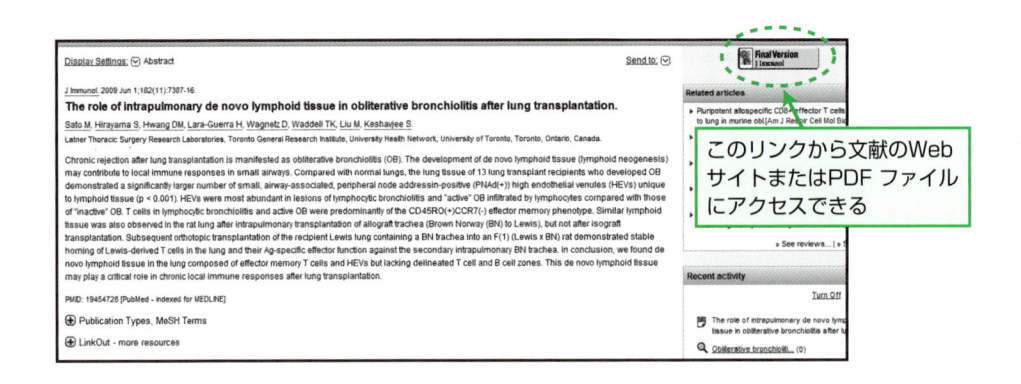

> このリンクから文献のWebサイトまたはPDFファイルにアクセスできる

ワンポイントアドバイス

日本語文献の取り込みがうまくいかないとき

以前に比べるとEndNoteの日本語対応はずいぶん改善されたようです。それでも上記の方法でEndNote上で日本語表示が何らかの原因で正常に行われない場合，次の方法があります。
①手入力を行う。医中誌から必要な情報を手作業でコピー＆ペーストすればよいでしょう。
②日本語での取り込みを諦めて，EndNoteのLibrary上は英語で手入力する。EndNoteの主な役割は文献を整理，管理することですから，EndNoteでの表示が英語であっても，それが文献と対応していればよいわけです。あとで論文を書くときに，参考文献リストを作る場合には，一度英語でリストを作ってから，必要な部分を日本語に書き換えることで対応できます 第3章§6 。

●文献へのアクセス②―その他のサイトから―
　大学などが出版社と契約をしている場合でもPubMed上からアクセスできない場合があります。その場合は，そのJournalのWebサイトに直接アクセスしたり，大学図書館の検索サイトからアクセスできる場合があります。

●文献へのアクセス③―ハードコピーにアクセス―
　特に古い文献などは，Web上でアクセスできない場合が多々あります。そのような場合は少々面倒ですが，図書館などで，印刷されて綴じられているハードコピーの文献を，手作業でコピーすることになります。もちろんPDFファイルは手に入らないので，パソコン上に保存しておきたい場合は，これをスキャナーでスキャンすることになります。

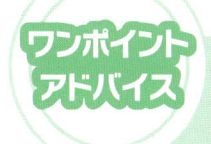

ワンポイントアドバイス　EndNote Web版について②

　EndNote Webで文献をLibraryに取り込むためには①大学の図書館等を通じて「ISI Web of Knowledge」にアクセスし，そこからリンクしているデータベース（PubMedや医学中央雑誌を含む）から直接EndNoteに取り込む方法と，②EndNote Web上で検索を行う場合とがあります。

　①の場合，下の図はISI Web of Knowledge上で検索をしたところです。取り込みたい文献にチェックを入れ（①），EndNote Webに保存（②）をクリックします。ISI Web of Knowledgeでの検索の利点の1つは，複数のdatabaseを横断的に検索できる点で，PubMedに収録されていない抄録等もかなり拾い上げることができます。

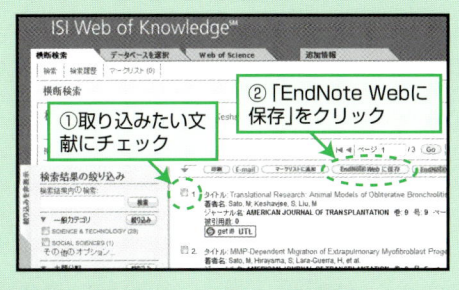

　EndNote Webの使用方法の詳細については，発売元のトムソン・ロイター社のWeb site内（http://science.thomsonreuters.jp/products/enw/support/）からダウンロードできるPDFファイル「EndNote Web クイック・リファレンス・カード」がかなりよくまとまっています。

　②のEndNote Web上で検索を行う場合は，デスクトップ版とほぼ同様に検索，取り込みができます　p.64　。

2 EndNote Libraryと手に入れた文献をリンクさせる

●印刷された文献の場合

文献をファイルなどに綴じ込むことになると思いますが，文献を印刷したときに，EndNote LibraryのRecord Numberを文献の右上に書き込むことで，後々の文献管理が容易になります。

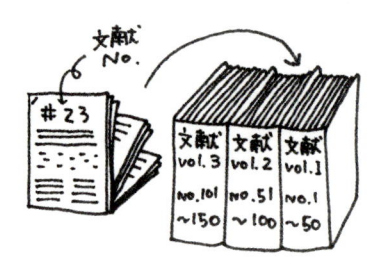

●PDF化された文献の場合

PDFファイルは，パソコン上で1つのフォルダにまとめておき，ファイル名をEndNote LibraryのRecord Numberと対応させておきます。

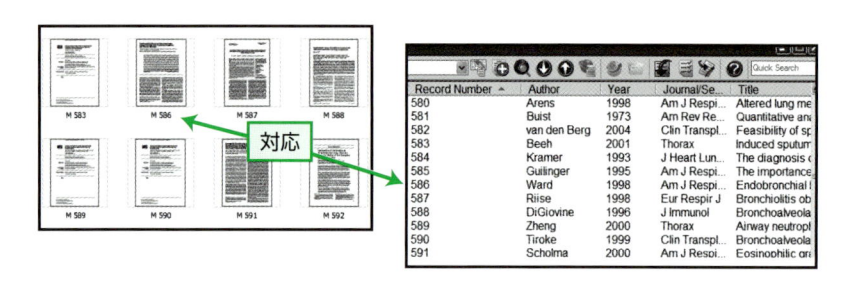

一歩進んで，EndNote Libraryから，それぞれのPDFファイルに直接リンクを作ることが可能です。

EndNote Library上の文献を選択し，右クリックから「File Attachments」→「Attach File…」を選択し，あらかじめパソコンに保存しておいた対応するPDFファイルを指定します。

あとでリンクを開きたい場合は，EndNote Library上の文献を選択し，右クリックから「File Attachments」→「Open File」を選択すると，対応させておいたPDFファイルが開きます。

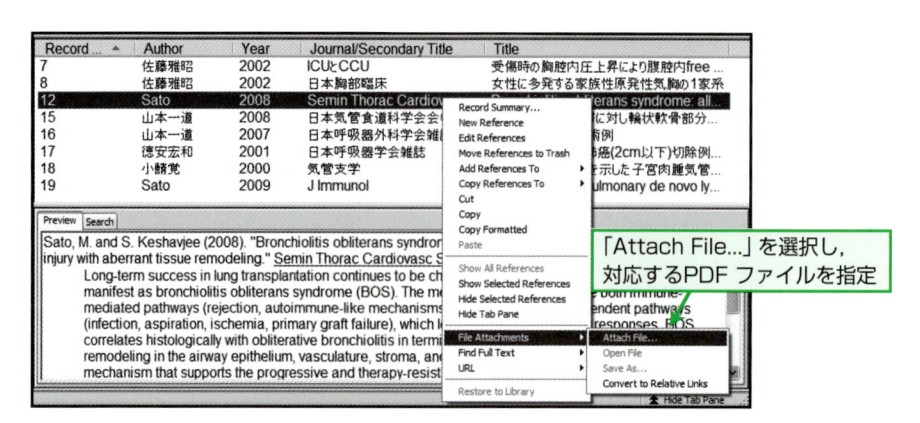

実際の文献データベース作成の流れ

文献の整理・管理方法について，ここまでマニュアル的に各ステップを説明してきましたが，実際にはこれらは一続きの流れ作業です．個人の経験と好みによっていろいろなやり方があるでしょうが，筆者が現在好んでいる方法を紹介します．

まずWeb上でのPubMed検索にはさまざまな利点があり ☞ §3 ，それをすべてEndNoteからの検索で代替することはできません．一方，PubMedから一度テキストファイルに保存してEndNoteに取り込む方法は，同一パソコン上ですべての作業を行っている場合はよいですが，出先のパソコンで検索を行っているような場合，あとでEndNoteに取り込もうとするときに少々面倒です．個人的には，まずPubMed上で検索を行い，可能であればそのままPDF形式の文献にアクセスしてその文献自体をある程度見定め，保存しておく価値のあるものをあとでEndNoteに取り込むようにしています．

1 まずPubMedで文献検索をし，文献がみつかったらPMIDと呼ばれるPubMed上の文献ID番号をCtrl＋「C」でコピーします．

続いて文献そのものにアクセスしPDFファイルを開きます．その文献が保存しておく価値のあるものならば保存するのですが，このとき次の2つの場合があります．

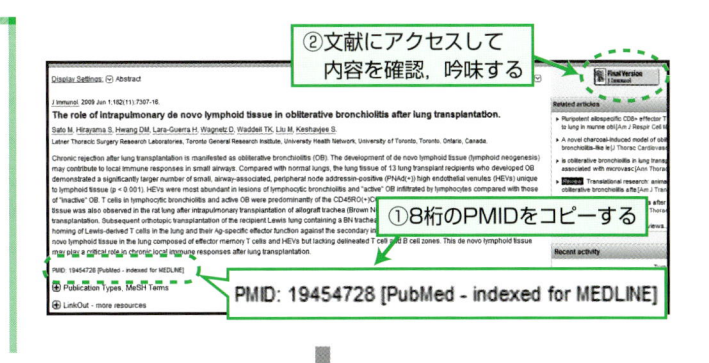

②文献にアクセスして内容を確認，吟味する

①8桁のPMIDをコピーする

PMID: 19454728 [PubMed - indexed for MEDLINE]

●検索作業を自分のパソコンで行っている場合

2 EndNoteからもPubMedにアクセスして，コピーしておいたPMIDから文献を検索し，そのままLibraryに取り込みます．Library上でRecord Numberが指定されるので，すでに開いてあるPDFファイルには，このRecord Numberを名前につけて保存します．

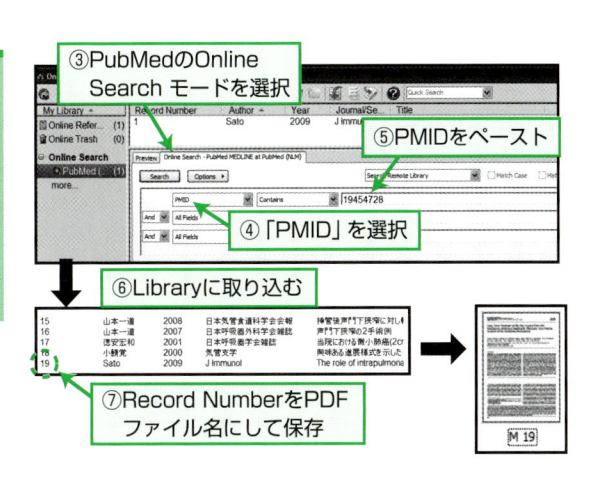

③PubMedのOnline Searchモードを選択

④「PMID」を選択

⑤PMIDをペースト

⑥Libraryに取り込む

⑦Record NumberをPDFファイル名にして保存

● 検索作業を勤務先などのパソコンで行っている場合

② PDFファイル名には，コピーしておいたPMIDを付けて保存します。フラッシュメモリなどに保存して持ち帰ってもよいし，自分宛のメールに添付して，後で開いてもよいでしょう。

後で自分のパソコン上でEndNoteを開いてPubMedにアクセスし，保存または転送しておいたPDFファイル名のPMIDから文献を検索して，これを自分のLibraryに取り込みます。

PDFファイル名を指定されたRecord Numberに置き換えて，今まで保存してきたほかのPDFファイルと同じフォルダに移して作業修了です。

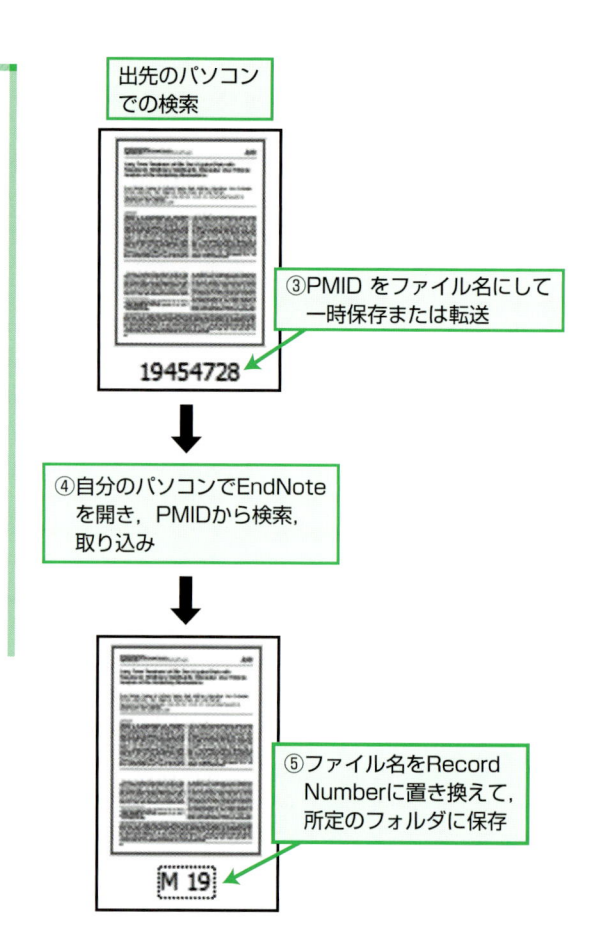

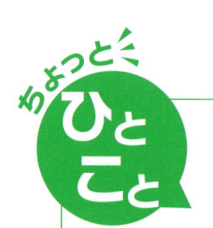

出先のパソコンでの検索

③PMIDをファイル名にして一時保存または転送

19454728

④自分のパソコンでEndNoteを開き，PMIDから検索，取り込み

⑤ファイル名をRecord Numberに置き換えて，所定のフォルダに保存

M 19

ちょっとひとこと　あなたは紙派？　電子データ派？

手に入れた文献を保存しておくには，紙に印刷したものをファイルに綴じておくのが好きな人と，パソコン上に保存しておくのが好きな人がいるかと思います。どちらが便利でしょうか？　個人的には次の原則を用いています。

①データベースの規模が小さくてすむ場合（症例報告など）
　紙に印刷したものを綴じておく。せいぜい文献数は50くらい。意外と古い文献が多かったりするので，ハードコピーが便利。

②データベースの規模が大きくなる場合（本格的な研究）
　文献数が多くなると（100件以上），印刷したものは整理も実際に参照するのも手間がかかります。電子化（PDF化）した文献Libraryをパソコン上に作成し，特に重要な文献，論文執筆の際に脇に置いて参照しながら書きたいような鍵になるような文献，出張時の暇な時間などに目を通したい文献に限り印刷して使用します。

How To 第2章

口頭発表をしよう
～スライド・ポスター・ビデオでの発表

- §1 抄録の準備と提出
- §2 スライド発表の全体構成を考える
- §3 スライド作りの基本ルール5
- §4 PowerPoint 5つのピットフォール
- §5 「良い発表」の他の要素
- §6 口頭発表の技術―2つのDon'tsと4つのDos―
- §7 ポスター発表
- §8 ビデオ発表

第2章 口頭発表をしよう～スライド・ポスター・ビデオでの発表

§1 抄録の準備と提出

よい抄録を書く訓練
→症例のポイントを一文で言い当てよ！

　締め切りまでにまずは提出しなければならない抄録ですが，この時点では発表の内容はまだまとめ切れていないはずです。では何を書けばよいのか。このセクションでは，締め切りが迫り，かつ発表がまとまっていない段階でも，どんな情報を抄録に入れてとりあえず提出するかを考えてみましょう。実はこの思考訓練が後でその症例を論文にし，そして後々，情報発信型医師としてやっていくために重要なのです。

マスターポイント

- ☑ なぜその症例を発表するのか，それをまず明確化しよう（＝発表の核）
- ☑ 言いすぎにならない程度に一般化した結論を導こう
- ☑ 出だしの一行で症例のポイントをさらに明確に

なぜその発表をするのか，「発表の核」を明確化しよう

　発表の題材が決まったら，まず指導医の先生と，なぜその症例を発表するのかを検討しましょう。指導医の先生も，案外そう尋ねられて「ハッ」とするかもしれません。意外と深く考えずに，その症例発表をあなたに振っているかもしれないのです。

　具体的には，第1章§1（p.26）で示した「症例報告の4パターン」のどれに当てはまるのかをまず考えます。それがそのまま発表のポイントとなり，そして発表のタイトル（演題名）になっていくはずです。タイトル・演題名は新聞や雑誌の見出しと同じで，非常に重要です。情報を受ける側はまずそこを見て，もっと詳しい内容を知りたいかどうかを判断します。タイトルで関心を引けなければ，それ以降どんなにすばらしい内容がきても，読んでもらえません。

1 「稀な症例」以外の3パターンのタイトル

　まずは症例自体が稀なパターン以外の以下の例を見てください。

- 難しい診断→「診断に難渋した○○の一例」
- 予想外の経過→「予想外の経過をきたした○○の一症例」
- 工夫した治療→「治療に工夫を要した○○の一症例」

　これらのタイトルは必ずしも悪くはないのですが，改善の余地があります。症例のポイントの半分しか伝えられていないからです。たとえば，診断の難しい症例を報告する場合，情報を受ける側は診断に難渋したという苦労話を聞きたいのではなく，診断が難しかったけれどもどうしたら診断できたのかが知りたいわけですし，工夫した治療を報告する場合でも，工夫したらうまくいったぞという自慢話ではなく，何をどう工夫したのかが知りたいわけですから，そこをタイトルで言ってあげなくてはいけません。そうすると，次のような形になるはずです。

- 難しい診断→「×××により診断し得た○○の一症例」
- 予想外の経過→「経過中×××をきたした○○の一症例」
- 工夫した治療→「×××により治療し得た○○の一症例」

　ポイントは×××の部分を明確化してタイトルに入れることです。この×××を含んだ一文こそが「発表の核」なのです。

2 「稀な症例」のパターンのタイトル

　症例が稀な場合は「○○の一例」という形にならざるを得ないかもしれませんが，注意していただきたいのは「○○」（通常は診断名）だけで読んだ人がピンとくるかどうかです。大部分の人にとってピンと来ないようなら（例：「Waddell-Keshavjee-Liu 症候群の一症例」），それは良いタイトルとはいえません。聞いたことのない病名だなという印象

しか与えないからです。一言，その診断あるいは症例のポイントを付け加えたいものです。「喀血と呼吸困難を主訴とした Waddell-Keshavjee-Liu 症候群の一症例」はどうでしょう。これなら「喀血とか呼吸困難で来院する患者さんなら自分も診ることがあるかもしれない」と，情報を受ける側も一瞬我がことのように思って，もう少し詳しい内容を知りたいと思うかもしれません。

言いすぎにならない程度に一般化した結論を導く

　発表の核とタイトルができあがったら，次にどこまでその症例から得られた経験を一般化してよいのか見極めて，魅力的な，しかし言いすぎではない結論を付けます。

> ・「〇〇が鑑別診断にあがった場合，×××は診断に有用な場合がある」
> ・「〇〇の症例では経過中×××をきたす可能性に留意すべきである」
> ・「〇〇の症例に対して×××の治療が有用な場合がある」
> ・「〇〇は，×××を主症状としている患者の，比較的稀な鑑別診断である」

といった具合です。よく見かける「×××だった〇〇の症例を経験したので報告する」という結論，あるいは結びは事実を述べているだけであり，情報を発信する側の解釈が加わっていません。情報を伝えるということは事実を咀嚼して，それが結局どういう意味があるのかまで言ってあげなければ，親切な情報伝達とはいえません。いくら新鮮な食材が手に入っても，それを料理も盛り付けもせずに皿の上に乗せて「さあ，食べてください」と言っているようなものです。

　一方，言いすぎ，一般化のしすぎもよくありません。第1章で述べたとおり，その性質上，症例報告はエビデンスとしては弱いのです。ですから一般化するには限度があります。たとえば「〇〇が鑑別診断にあがった場合，×××は診断に有用である」といってしまうと，一例しか経験していないのに，そしてその診断方法の感度や特異度を検定してもいないのに「診断に有用である」と断言してよいはずがありません。言葉遣い，言い回しには細心の注意が必要です。「〇〇は，×××を主症状としている患者の鑑別診断として常に念頭に置くべきである」と言ってしまった場合も，もしその疾患がかなり稀なものなら，一般の臨床医にはこの結論は少し強すぎます。

出だしの一行で症例のポイントをさらに明確に

　次のポイントは抄録の出だしです。いきなり症例を提示するのではなく，結論につながっていくような「前フリ」を1～2行書くとよいでしょう。

結論「〇〇が鑑別診断にあがった場合，×××は診断に有用な場合がある」
→**前フリ**「〇〇の診断には▲▲が一般的に有用だが，▲▲が陰性の場合には診断に難渋する場合が多い。」「（オプション）今回われわれは×××が診断に有用であった症例を経験

したので報告する。」

結論「○○の症例では経過中×××をきたす可能性に留意すべきである」
→**前フリ**「○○の症例では▲▲な経過をたどる場合が大部分であり，×××は経過観察中には通常考慮されない。」「(オプション) 今回われわれは，経過中×××をきたした症例を経験したので報告する。」

　それぞれの例で2行目は字数によってあってもなくてもいいのですが，ポイントは1行目の▲▲の部分です。これは，なぜその症例を報告するのかという「発表の核」の裏返しにあたる部分で，「普通は▲▲なんだけど，この場合×××だったんだよ。だから面白いんだよ！」という対比的なメッセージを送ることで，さらに発表の核が明確になります。実は全く同じ考え方が，論文を書く場合の【緒言・Introduction】にも出てきます　☞第3章§4　。

残った部分はノイズを除いてシンプルに書く

　残りの部分は，症例の経過を淡々と書けばよいので，それほど難しくはないはずです。1つ注意するとすれば，抄録や論文はカルテではないので，その症例に起こったことすべてを書く必要はありません。無駄なこと，結論につながらないこと (無関係な検査データなど) はできるだけ取り除くべきです。これは事実を歪曲しているのではなく，無駄な情報 (＝ノイズ) を取り除くことで，情報伝達を助けているのです。

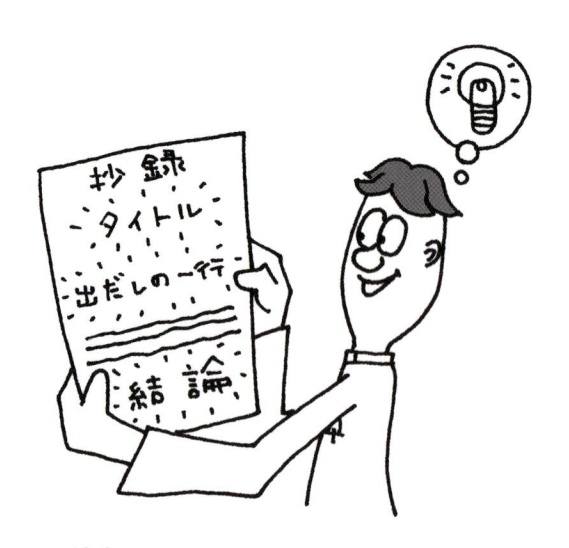

タイトルと結論で発表の核，出だしの1行で『なぜこの発表が面白いのか』が伝えられれば症例報告の抄録は9割完成だ！

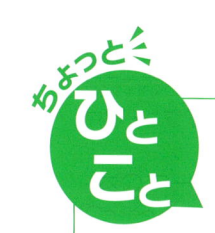

ちょっとひとこと　抄録はそんなに大切なのか？

　日本国内の学会では，提出されたほとんどすべての演題が採用になることが多いようです。ではそんなに抄録にこだわらなくても，「とりあえず締め切りに間に合わせて出せればいいじゃないか」と思われるかもしれません。まぁ，そう言えなくもないのですが，私が思うに大事なのは，目の前にある素材（症例）に対して適切な解釈を加えて的を射たタイトルと結論をいかにシンプルにもってこれるか，という思考訓練でしょう。この手の作業に長けているのは，マスコミ，特にゴシップ系の週刊誌の記事を書いている人たちではないかと思います。いかに読者の関心を引く見出しを書くかが直接売り上げにつながります。こうした訓練は反復しなければ身に付きません。情報発信型の医師あるいは研究者として成功しようと思えば，情報の質と同時に，その情報をいかに的確に発信するかの技術が問われます。

　将来国際学会で発表するようになれば，演題の採用は非常に厳しいものになります（個人的には日本の学会もある程度そういう形にしていかないとクオリティを高めることができないだろうと思うのですが……）。症例報告といえども，発表の詳細を示すことなく数百字の範囲で情報伝達する学会の抄録提出は，まさにそのような思考訓練，技術訓練の場として活用されるべきだと思います。

第2章 口頭発表をしよう～スライド・ポスター・ビデオでの発表

§2 スライド発表の全体構成を考える

発表スライドにはある程度決まった型がある
絵コンテを作って最初に構成を練ろう！

　資料集め，データや文献収集などスライド作成の下準備（＝発表準備の第2段階 ☞第1章）が整ったら，パソコンに向かってスライドを作ります。でもちょっと待って。あせってはいけません。慣れないうちはまず紙と鉛筆で「絵コンテ」を作ることをお勧めします。パソコンがこれだけ普及している時代に，紙と鉛筆で？　と思われるかもしれませんが，スライドの構成を練るには，時間節約の意味からも，これが一番よい方法だと思います。

マスターポイント

- ☑ 絵コンテを使って，時間のあるときにスライドの構成を練ろう
- ☑ 標準的なスライドの全体構成について知ろう

「絵コンテ」＝紙と鉛筆でスライドの全体構成を練る！

　絵コンテは，アニメーションを作成するときの下書きのようなものですが，ここではつまり，**何枚目にどんなスライドを配置するかについて，紙の上でおよその下書きを作ってしまう**，ということです。私の経験では，スライド作りに慣れてくれば，この作業をとばしていきなりパソコンに向かい，PowerPointを使って1～2時間でスライド原稿を完成させることもできます。しかし，それでもいざパソコンに向かってみると，足りない資料があることに気づいたり，なかなか内容がまとまらなかったり，スライドの枚数制限を超えてしまったりと二の足を踏むことが多く，今も「絵コンテ」作りから始めることにしています。

　下書きですから，どんな絵コンテを作るかは，自分の好みでかまいません。スライドの枚数が「10枚以内」などと決められていたら，**枚数調整も紙の上でやってしまいましょう**。およそのアウトラインが決まったら，いよいよパソコンに向かいます。スライド発表だけでなく，ポスター，ビデオ発表の準備においても，やはり絵コンテ作りから作業を始めるのが効率的です。

　なお，PowerPointにはアウトラインモードという機能があり，これを紙と鉛筆の代わりにしてパソコン上で下書きをしながら作成を進めることもできます。

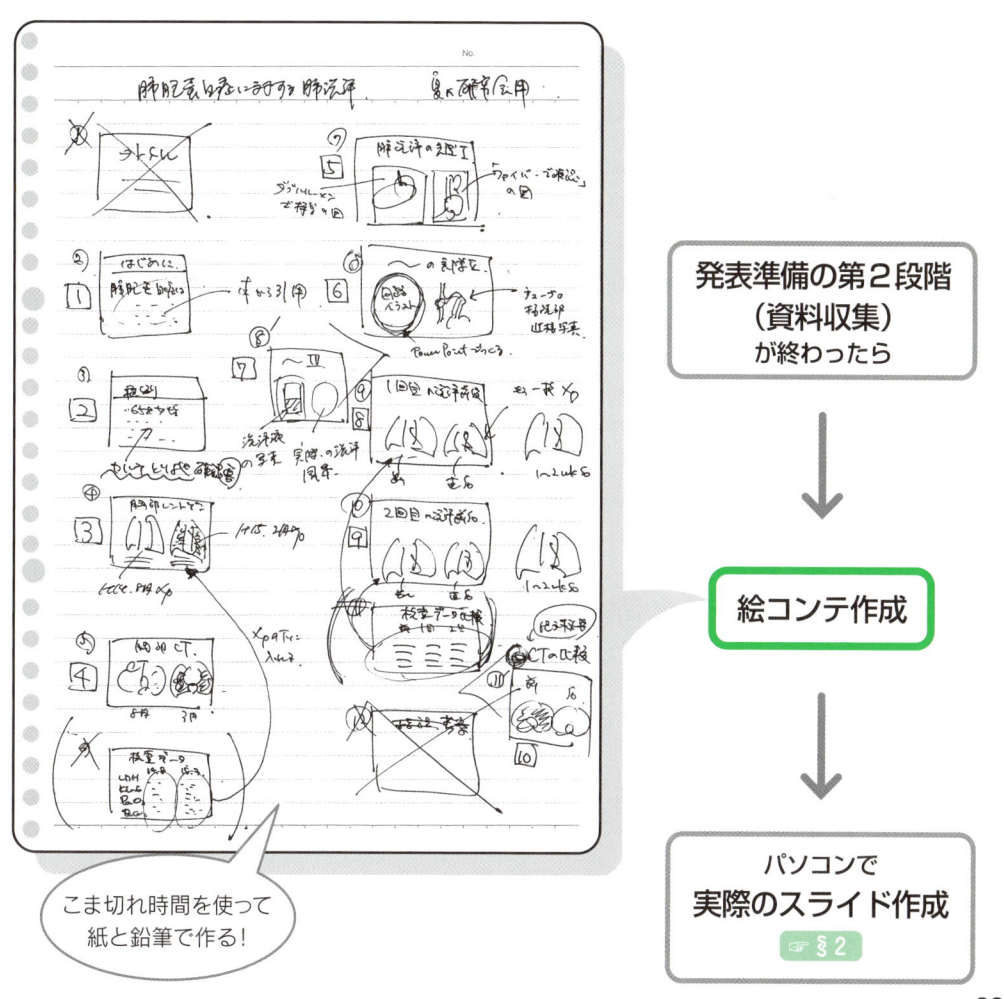

こま切れ時間を使って紙と鉛筆で作る！

発表準備の第2段階
（資料収集）
が終わったら

↓

絵コンテ作成

↓

パソコンで
実際のスライド作成
☞ §2

ワンポイントアドバイス

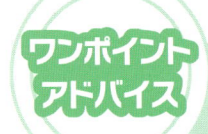

忙しい研修医だから絵コンテが有効！

　忙しい臨床医がその仕事の合間をぬって，仕事としてはいわば二の次のスライド作りや研究発表を準備するためには，いかに効率よく時間を使うかが大事です．その秘訣は，「まとまった時間」をあてにするな，です．発表準備の最終段階では，発表用の台本を仕上げたり，予演会 §5 をしてその後手直しを加えたりと，嫌でもある程度のまとまった時間が必要になります．ですからそれまでの準備段階は，極力こま切れ時間を有効活用するべきです．スライドの「絵コンテ」のように紙と鉛筆さえあればどこでもできる作業を，たとえば当直していて患者が途切れたとき，カンファレンスを始める前の人がなかなか集まらないとき，などのちょっとした時間にチョコチョコと構想を練っておけば，いざパソコンに向かったときにはたいして頭を使わなくても，(寝不足の寝ぼけた頭でも) なかば機械的にスライドができていきます．ポケットには，近づいてきた学会用のスライドの絵コンテを忍ばせておけばいいのです．研修医時代，仕事が終わって夜中にいざパソコンに向かったときにはろくに頭も働かない，というのはよくあることですが，そんなときでも構想さえ練ってあればスライドは自動的にできていきます．絵コンテを作らずにいきなりパソコンに向かったけど頭はサッパリ働かないということだと，時間を浪費するだけか寝てしまって終わり，ということになりかねません．

　これはスライド作りに限ったことではありません．論文を書くにしても，同じように構想を前もって練っておけば作業は一段とスピードアップします 第3章§3 ．ただ，論文の場合はスライドと比べて，実際に書いているうちに内容の変更を余儀なくされることが多いように思います．スライドと違って，論文は実際に書き上げながら全体を読み返すと，議論を進める順番などで次々に変更点が出てきます．それでも，前もって何を述べるか考えておくことは，文章を練り上げていくうえでとても役立つ作業です．

　このことに関しては，「エピローグ：より戦略的な発表へ—戦略2　準備の時間は奪い取れ！！」もご参照ください p.194 ．

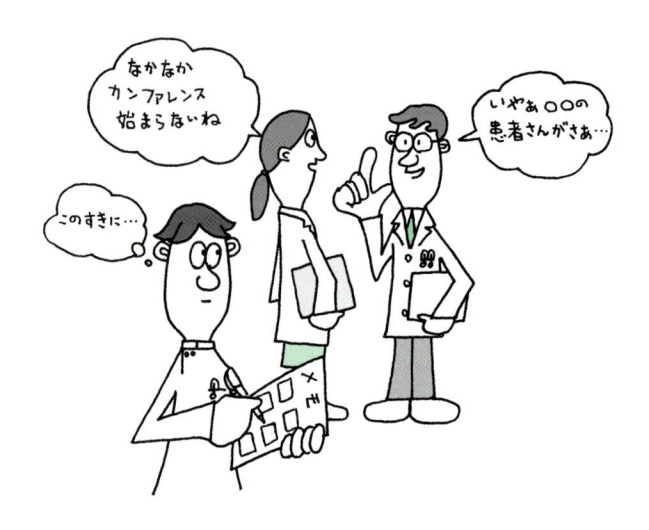

忙しいのはみんな一緒．すきを盗んで学会準備してしまおう．

標準的なスライドの全体構成

　発表スライドのアウトラインと，各構成要素の役割をひととおり押さえておきましょう。これらは発表内容や，個人によって当然異なります。実際の作成にあたっては，ここで紹介するアウトラインを参考にして，指導医の先生のアドバイスに従ってください。

　また，スライド中の文章部分を図式化あるいは箇条書きスタイルにすることで発表の説得力を上げるテクニック（§6）がありますが，ここではひとまず，よくある「文章」のスタイルで，「緒言」「症例」「考察」といったパーツを例示します。

1 【タイトル】
　演題名，演者名，所属を入れます。枚数制限をオーバーしそうなら，なくてもかまいません。

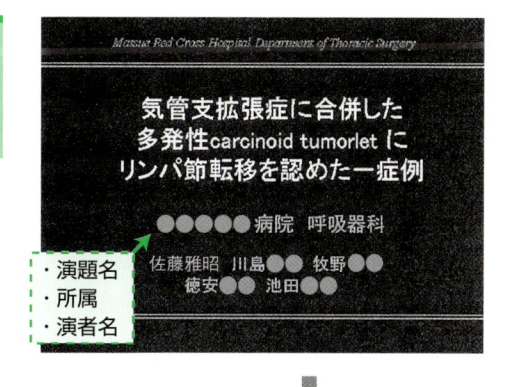

・演題名
・所属
・演者名

（スライド：気管支拡張症に合併した多発性carcinoid tumorletにリンパ節転移を認めた一症例／●●●●●病院 呼吸器科／佐藤雅昭 川島●● 牧野●● 徳安●● 池田●●）

2 【緒言】
　これまでに知られている一般的な内容，今回の症例の概要，を示し，聴衆にこれから何について発表し，何がポイントなのかを示します。
　　第3章§4も参考に

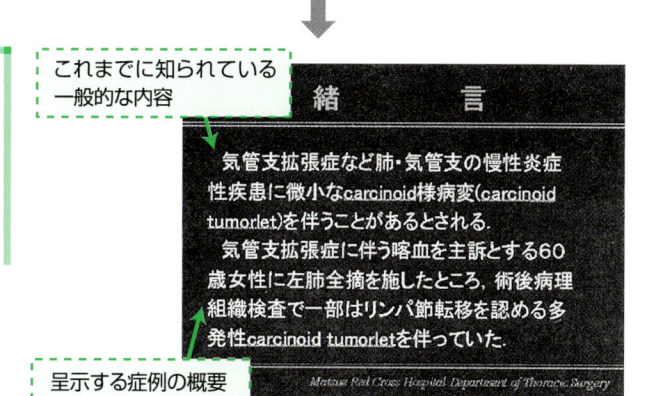

これまでに知られている一般的な内容

呈示する症例の概要

（スライド：緒言／気管支拡張症など肺・気管支の慢性炎症性疾患に微小なcarcinoid様病変(carcinoid tumorlet)を伴うことがあるとされる．／気管支拡張症に伴う喀血を主訴とする60歳女性に左肺全摘を施したところ，術後病理組織検査で一部はリンパ節転移を認める多発性carcinoid tumorletを伴っていた．）

3 【症例】
　患者背景，主訴，現病歴，既往歴，家族歴などを示します。

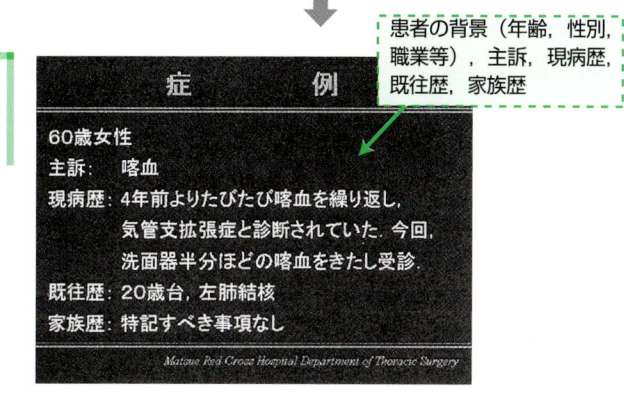

患者の背景（年齢，性別，職業等），主訴，現病歴，既往歴，家族歴

（スライド：症例／60歳女性／主訴：喀血／現病歴：4年前よりたびたび喀血を繰り返し，気管支拡張症と診断されていた．今回，洗面器半分ほどの喀血をきたし受診．／既往歴：20歳台，左肺結核／家族歴：特記すべき事項なし）

4 【検査所見/画像所見】
たいてい，2～3枚のスライドが当てられます。手術所見や病理所見が入ることもあります。

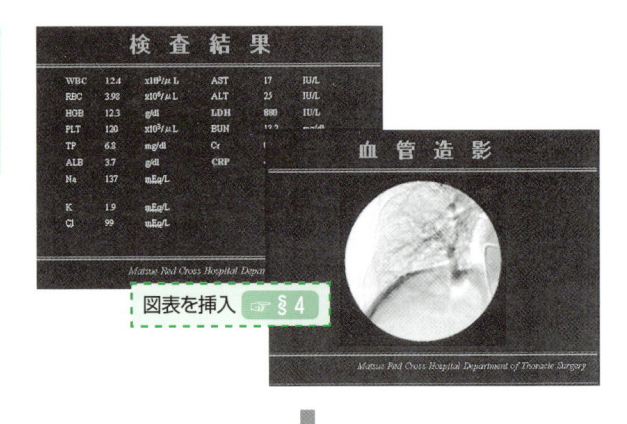

図表を挿入 ☞ §4

5 【経過】
文章でもかまいませんが，図表やグラフで示すとわかりやすくなります。

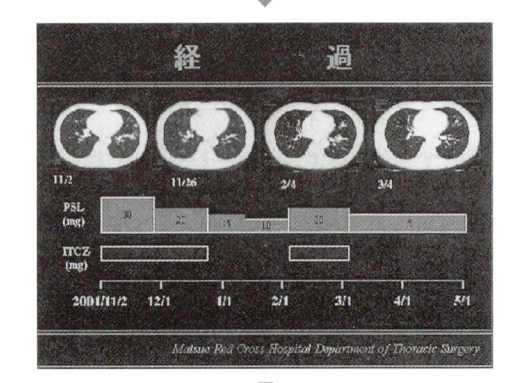

6 【考察】
発表された症例において何がポイントか，何が興味深いのかを示します。

7 【結語】
最後のまとめ。聴衆に対して，発表者が何を言いたいのか，念を押す部分です。

第2章 口頭発表をしよう~スライド・ポスター・ビデオでの発表

§3 スライド作りの基本ルール5

「見やすさ」と「情報の絞り込み」で洗練されたスライドに

　このセクションでは，学会用のスライドを作成する際に守らなければならない基本事項を解説します。ごく当たり前のことなのに，そしてこれを守るだけでスライドはすごく見やすくなるのに，驚くほどその基本が守られていないのです。

　実はこのスライドの基本は，単にスライドの見た目をよくするだけでなく，情報をいかに洗練するかという発表の本質に関わる重大問題です。これができていない場合，実は発表者自身の頭の中でも何が大事で何が大事でないかの振り分けができていないことが多いのです。見やすく情報の絞り込まれたスライドの原則を守って，洗練されたスライドを作りましょう。

マスターポイント

- ☑ 見やすいスライド5つのポイントを押さえよう
- ☑ 情報の垂れ流しを防ごう
- ☑ 情報の洗練，絞り込みに努めよう

見やすいスライド5つの基本ルール

- 文字は可能な限り大きく！
- 配色に注意！
- 配置に注意！
- 7行ルールを守ろう！
- 文献のコピー&ペーストに注意！

　この5つのポイントを守るだけで，あなたのスライドは必ずよくなります。しかしそこには，この原則を破ろうとするさまざまな誘惑があったりするので要注意です。これら5つのポイントに共通するのは，プレゼンテーションを聴いている側，スライドを見ている側の負担をいかに減らせるか，ということです。

1　文字は可能な限り大きく！
　文字の大きさは，最低でも20ポイントを使います。これは最低ラインで，極力大きな文字，できれば32ポイント以上を使いましょう。

　見えない，見にくい文字は聴衆にとって大きなストレスとなります。

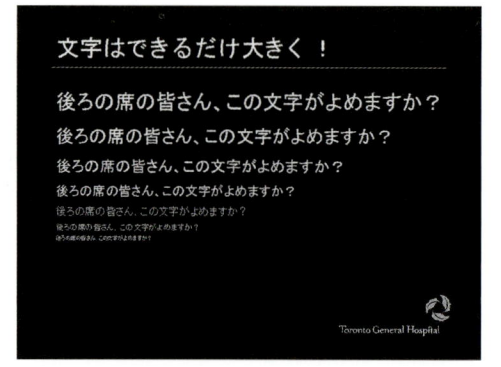

2　配色に注意！
　暗い背景に明るい文字（黄色または白），または明るい背景に暗い文字（黒系）を使うのが原則です。

　白い背景に水色や黄色の文字，黒い背景に濃い緑色の文字，赤い背景に緑の文字など，かなり見にくい配色を実際よく見かけます。

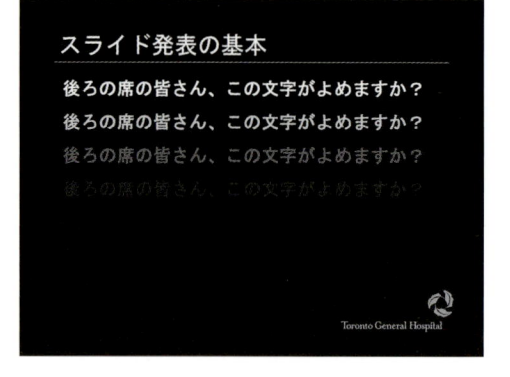

③ 配置に注意！

聴衆の座席が階段状になっているホールのような会場以外では，スライドの下が前の人の頭に隠れて見えにくくなりがちです。またプロジェクターの関係で，スライドの端が切れてしまうこともあります。スライドの端に重要な情報を置かないように気をつけましょう。

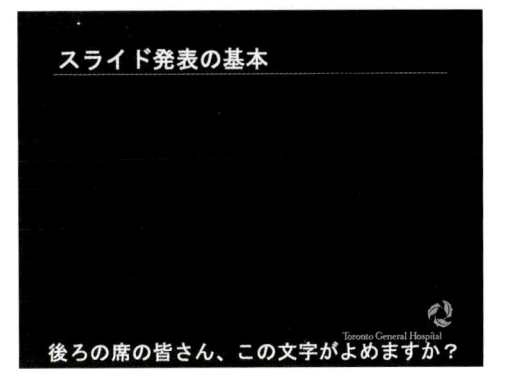

④ 7行ルールを守ろう！

右のようなスライドは，読む気が起こりません。「7行ルール」とは，タイトルを除いた部分を絶対7行以内にまとめる，というルールです。この7行という数字自体は絶対的でなく，6または8でもよいのですが，このルールがないと，人間の心理として，ついつい言いたいことが増えて行数が増します。これは，発表者の側で，情報の絞り込み，本当に伝えなくてはならないことの仕分け作業ができておらず，頭の整理ができていないために起こります。7行に収まるよう，情報を整理し，本当に必要な内容を絞り込みましょう。

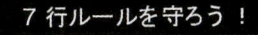

⑤ 文献のコピー＆ペーストに注意！

右のような文献からのコピー＆ペーストを使ったスライドは多くの場合非常に読みにくく，発表者の手抜きと言わざるを得ない場合が多く見受けられます。文献を引用するのはよいのですが，文献からのコピー＆ペーストが本当に必要か，伝えたい内容を自分で書き出すことができないかを考えましょう。

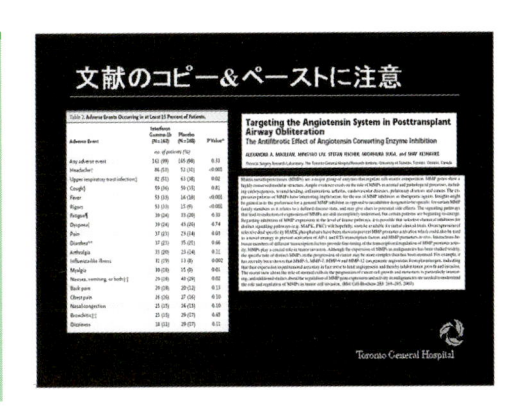

伝えようとする情報量と実際に伝えられる情報量の関係

「文字の大きさ」,「7行ルール」,「文献のコピー&ペーストに注意」に共通なのは,聴衆にとって読めない,読みにくいものをスライドに出すのは大きなストレスだということです。聴衆の情報処理能力を過大評価してはいけません。本当に言いたいことを伝えるためには,本当に言いたいこと以外を思い切って削ることが大切です。

$$伝えようとする情報量 \propto \frac{1}{伝えられる情報量}$$

という原則をいつも頭に入れて,前ページの例に示したようなスライドを作りそうになったら,情報をもっと簡潔にまとめられないかを考えましょう。そして情報の整理と振り分けが足りないのではないか? と自問しましょう。

情報の仕分けと発表の本質

情報の整理と仕分けは,単にスライドの見た目をよくするというだけでなく,取り扱っている情報(症例)を発表者がどこまでよく考え抜いたか,という発表の本質的な部分に関わります。

発表する情報量を本当に必要最小限に絞り込んでいる発表は,そこに至るまでに,かなりいろいろ考えられていて,不必要な情報を捨ててきているはずです。何を言うかよりも,何を言わないかが重要なのです。これができていない場合(例:7行ルールが守れず,どうしても行数が増えてしまう),実は発表者自身の頭の中でも何が大事で何が大事でないかの振り分けができていないことが多く,情報の垂れ流しにつながります。ここで挙げた「文字を大きく」,「7行ルール」,「文献のコピー&ペーストに注意」といった事項はすべて,情報の垂れ流しを防いで発表を洗練されたものにするためのものです。

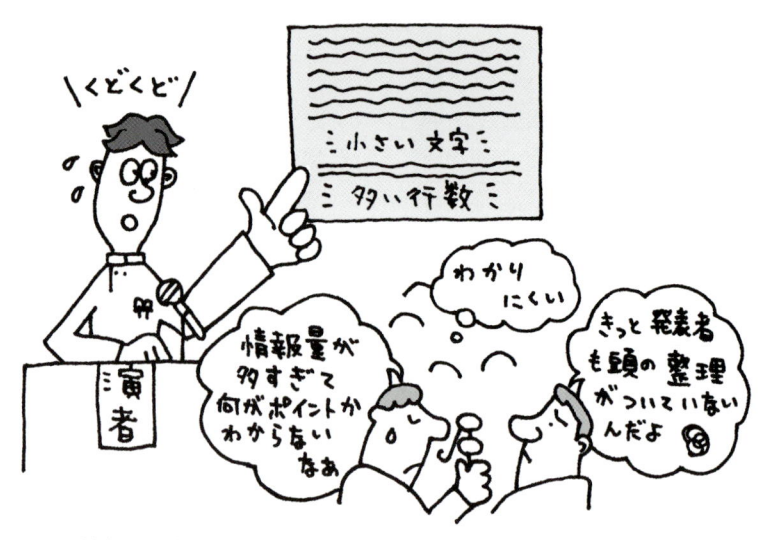

情報量の多すぎるスライドは,発表者の準備が不十分な証拠です。

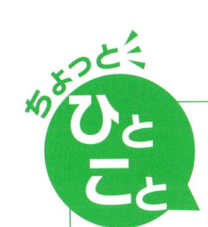

略語に注意！

　プレゼンテーションを聞いていてフラストレーションがたまる1つの原因が略語の多用です。その略語が広く知られているものであれば，略語を使ったほうがわかりやすいわけですが（例：CTスキャン，AST），一般的でない略語を多用した場合，それだけで話に全くついていけなくなることが多いです。

　論文では頻回に出てくる用語に対して略語を最初に定義し，それ以降は略語を使うことが認められています。論文であれば紙面を行ったり来たりすることも可能なのでまだ許せるのですが，同じことを口頭発表でやられると，2回目以降にその略語が出てきた場合，かなりの人がその略語が何を意味するのか覚えていない，または最初から聞き逃している，という問題が生じます。そうなると，その後の話に全くついていけなくなり，その略語が出てくるたびに大きなストレスを感じることになります。「最初に定義した」などという言い訳は通じません。スライドができあがったら，その中に不用意な略語の使用はないか，もし略語があれば本当に略語を使う必要があるのか，使ったほうがわかりやすくなるのか，よく考えてみましょう。ちなみに論文であっても，一般的でない略語の使用はそれだけで読者のストレスになるので，やはりあまりお勧めできません。

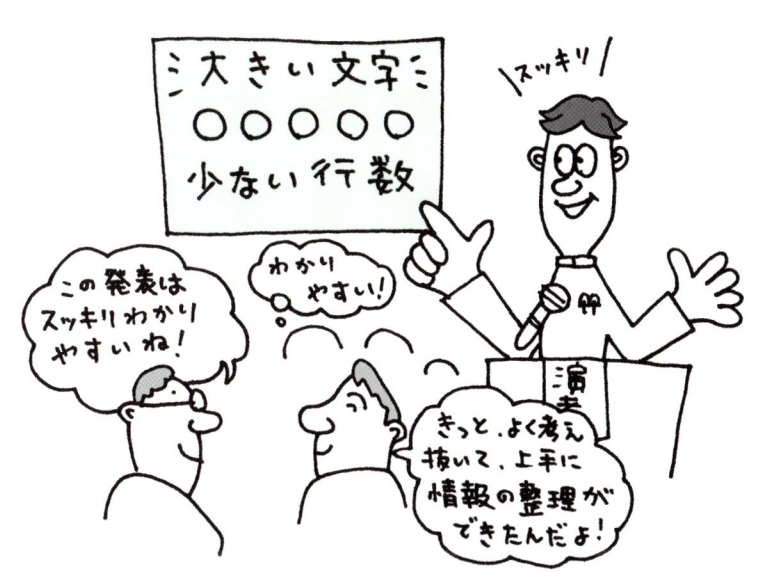

発表がシンプルな分，逆に準備は大変だったかもしれない。
「何を言うか」より「何を言わないか」が大事ですね。

第2章 口頭発表をしよう〜スライド・ポスター・ビデオでの発表

§4 PowerPoint 5つのピットフォール

**5つのピットフォールを押さえれば
スライド作りは怖いものなし！**

　研修医の先生方がPowerPointの使い方にまだ慣れないときに悩みがちな事柄というのは，だいたい同じのようです．私も最初の頃，同じようなことで悩んでいた気がします．
　PowerPointの機能は奥が深く，バージョンアップとともにますます多彩になっていますが，ここでは私の経験から，バージョンを問わずに通用する，きれいなスライドを作るのに必要な，または知っていると大変便利な，5つのポイントをピックアップしました．

マスターポイント

- ☑ 見やすいテキストの調整方法を身につけよう
- ☑ 見やすい図表の調整方法を身につけよう
- ☑ PowerPointの学会会場でのトラブルに備えよう

PowerPoint初心者にわかりにくい必要最小限の「ツボ」

　PowerPoint初心者が陥りやすい5つのピットフォールと，その対処の方法をまとめてみました．それぞれ，あとで詳しく解説します．

1. テキストボックス内で行間がずれる，アンバランスになる（縦方向のずれ）
　　⇒テキストの「書式」の「行間」を選んで，段落前後の行間をゼロにする

2. テキストボックス内で文字間隔や文頭が揃わない（横方向のずれ）
　　⇒対処①　インデントを使う（1行目と2行目以降の出だしを適切な位置に）
　　　対処②　タブを使う（Tabキーを押して，文字列の左側を揃える）
　　　対処③　均等割り付けを使う（テキストボックス内に均等に文字が並ぶ）
　　　対処④　表を挿入する（タブをたくさん使うより便利）

3. 図の大きさがうまく調節できない
　　⇒対処①　図の四ツ角をクリック＆ドラッグして縮小または拡大する
　　　対処②　図ツールバーのトリミングを選択して四辺を削る

4. 挿入した図や，描いた図（直線，矢印，円），テキストボックスの位置を微調整できない
　　⇒「Ctrl」＋方向キーで微調整する

5. PowerPointのバージョンやフォントのインストールに関するトラブル
　　きちんと作っていったはずなのに，学会会場でスライドのファイルが開かない，見てみると文字がずれている，イラストレーションが正常に作動しない，など
　　⇒自分のパソコンと学会会場のパソコンで，PowerPointのバージョン，インストールされているフォントが一致していないことがほとんど
　　　対処①　学会指定のPowerPointのバージョンを確認．自分のパソコンのほうが高いバージョンの場合，低いバージョンとして保存する
　　　対処②　一般的なフォント（MSゴシック，MS明朝など）を使っておくのが無難

Pitfall 1　テキストボックス内の行間がずれる，アンバランスになる

テキストの配置がスライド全体に対して上に偏りすぎていて見にくい

テキストを選択した状態で「書式」の中の「行間」ボタンをクリックします．

1.0や1.5など0.5きざみの場合はこれでよいのですが，さらに細かく指定したいときは「行間のオプション」をクリックすると表示される「段落」ダイアログから設定します．

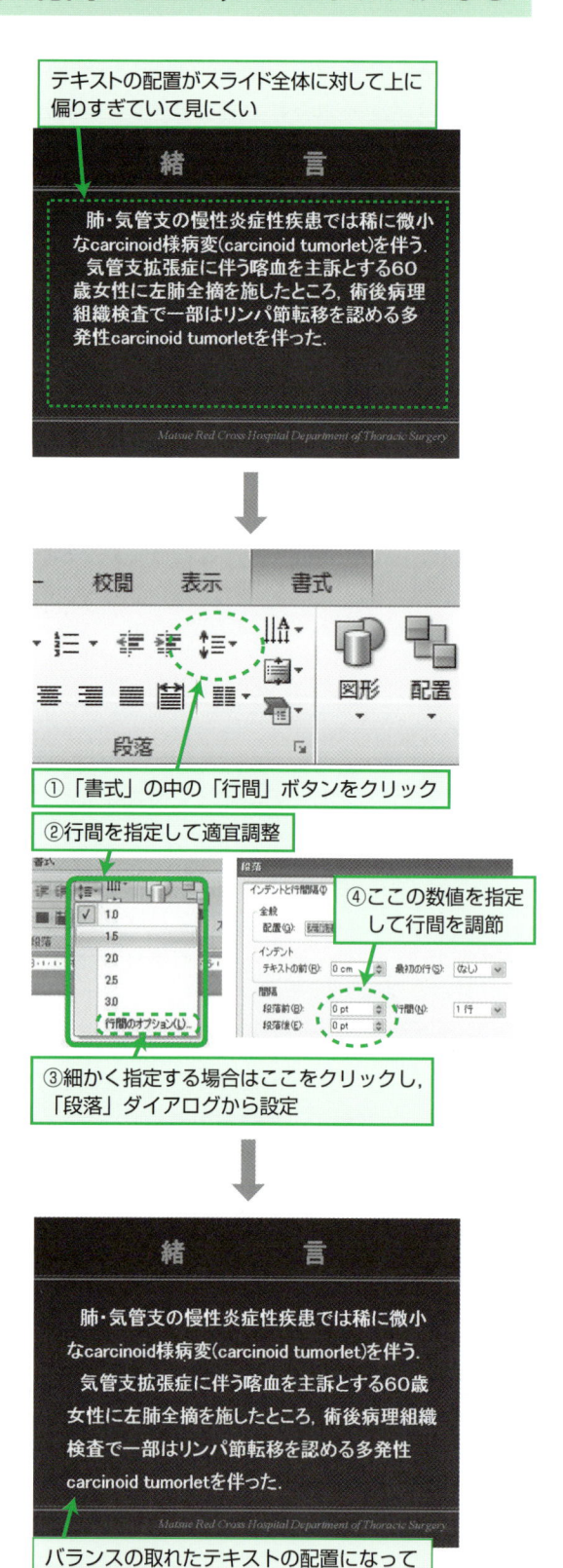

①「書式」の中の「行間」ボタンをクリック

②行間を指定して適宜調整

④ここの数値を指定して行間を調節

③細かく指定する場合はここをクリックし，「段落」ダイアログから設定

バランスの取れたテキストの配置になっていて見やすい

Pitfall 2　テキストボックス内で文字間隔や文頭が揃わない

⇒「スペースキー」を使って文字の間隔を調整しようとしてませんか？

　半角/全角の問題や文の折り返し等々で，それではなかなかきれいに文字を並べることができません。次の4つの小技どれかを使ってみてください。

「 ① インデント」と「 ② タブ」で，右図の例をきれいなスライドにしてみます。

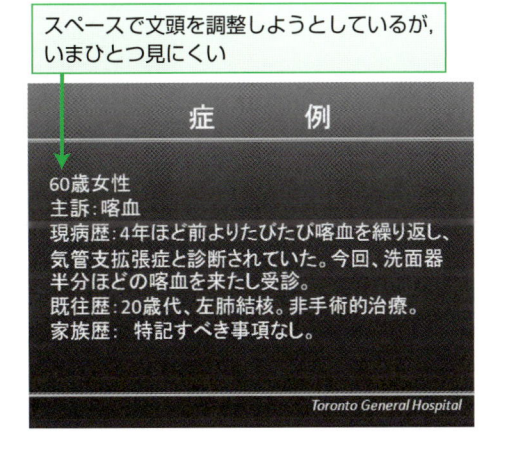

スペースで文頭を調整しようとしているが，いまひとつ見にくい

　まずは「表示」から「ルーラー」をチェックし，スライドの上にルーラー（目盛り）が表示されるようにします。

「ルーラー」にチェックを入れ，表示する

ルーラー

　以下の操作は，図のように常にテキストボックス内を全選択にした状態で行うのがコツです。インデント，タブ設定は，Enterで区切られた行ごとに行うことができるため，逆に全体を選択しておかないと，カーソルが今いる行だけしか設定が変更されません。

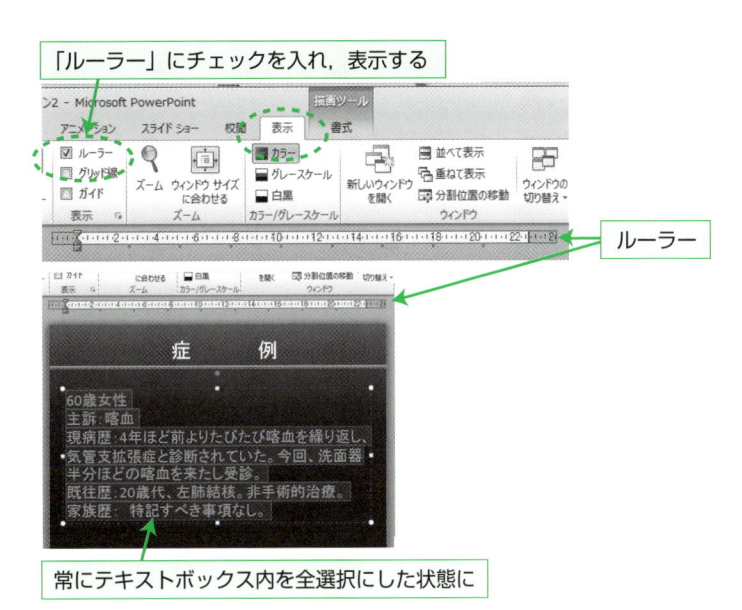

常にテキストボックス内を全選択にした状態に

❶ 「インデント」

2行以上にわたる文（Enterまでの一区切り）では，2行目以下の「インデント」位置を指定することで，きれいな折り返しができます。この例では「現病歴」部分が2行以上にわたるので，ここを見やすくします。

"下の▲"を，右方向に，希望の折り返し位置（＝2行目以降の出だし）までクリック＆ドラッグします。図のように「現病歴」の2行目以下は，"下の▲"の位置から始まります。

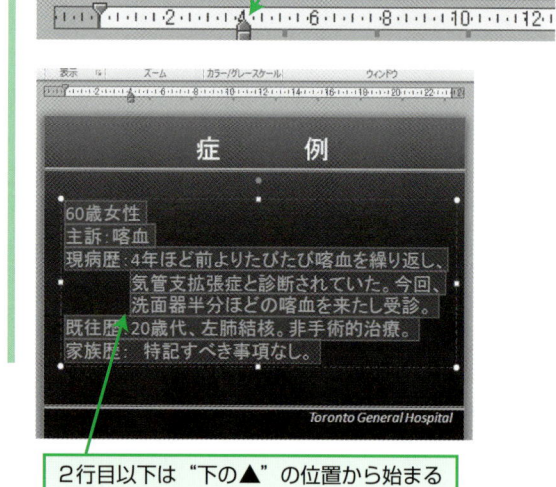

この▲をクリック＆ドラッグする

2行目以下は"下の▲"の位置から始まる

この■をクリック＆ドラッグした場合，下の図のようにテキスト全体の出だしが移動する

注）"下の▲"の下にある■をクリック＆ドラッグすると，"上の▼"と"下の▲"が一緒に動いて右の図のようになってしまいます。クリックの微妙な位置の違いなのですが，気をつけてください。

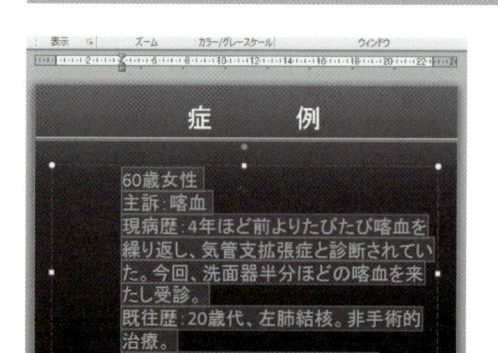

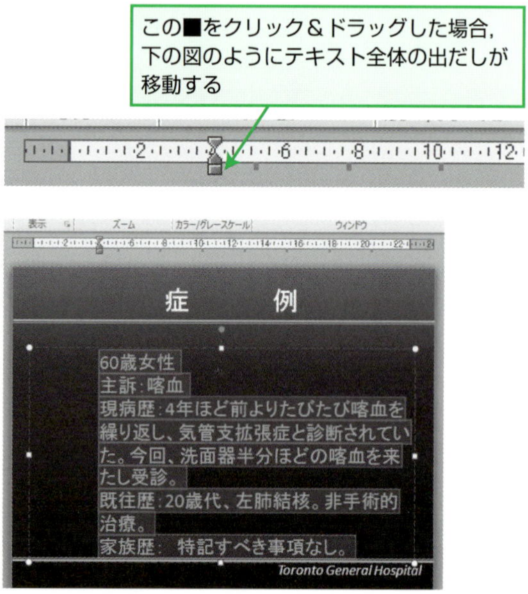

テキストボックス内の文字を，指定の「タブ」の位置から開始することができます。ここでは「タブ」を主訴，既往歴，家族歴の内容の開始位置を，「現病歴」の2行目以下の出だしと同じ位置に整えるのに使ってみます。

② 「タブ」

まず，ルーラー上のタブを設定したい位置でクリックします。すると「L」字型のマークが表示されます。右の図では，「① インデント」で設定した▲マークと同じ位置になっています。

タブを設定したい位置でクリック

続いて，主訴の内容（つまり「喀血」の前）にカーソルを持ってきて「Tab」キーを押します。すると「喀血」の文字が，先ほど指定したタブの位置まで右にずれます。「既往歴」「家族歴」についても同様の操作を行うと右の図のようになります。

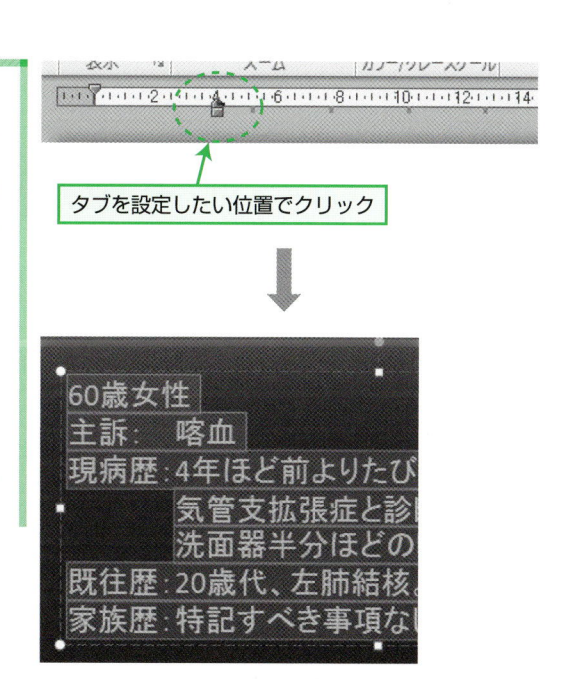

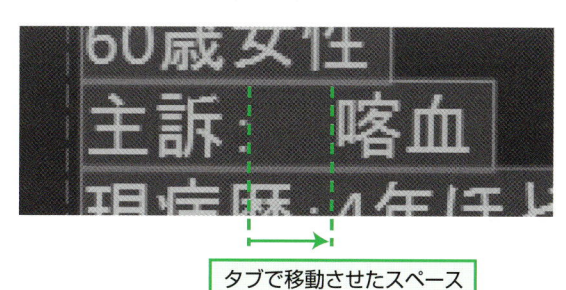

タブで移動させたスペース

3 「均等割り付け」

「ホーム」では文章の割り付けの初期設定が「左寄せ」になっているはずです。「書式」の「均等割り付け」ボタンをクリックします。テキストボックス内の文字が均等に割り付けられるため，見やすくなります。

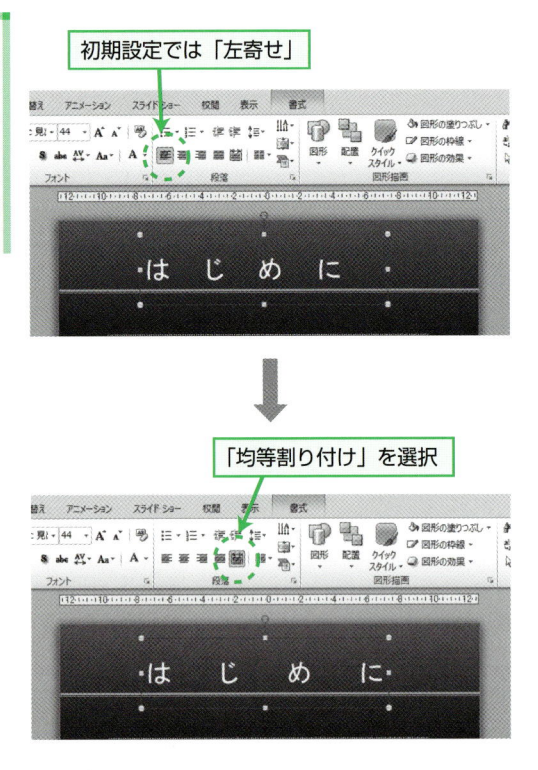

> 初期設定では「左寄せ」

> 「均等割り付け」を選択

4 「表の挿入」

検査結果の一覧をスライドに入れるときなどは，タブで文字をそろえるよりも，表を挿入するほうが断然楽です。

「挿入」タブの1番左の「表」から必要な行・列の数をドラッグします（この行・列の数は後で変更できます）。スライド上にも同じ行・列の数の表が現れます。

表が選択されている間は，「表ツール」というタブが現れ，その中に「デザイン」と「レイアウト」という2つのタブが出てきます。以降，表の内容や行・列の数，行・列の幅，フォントの変更などはすべて，表を選択した状態で行います。

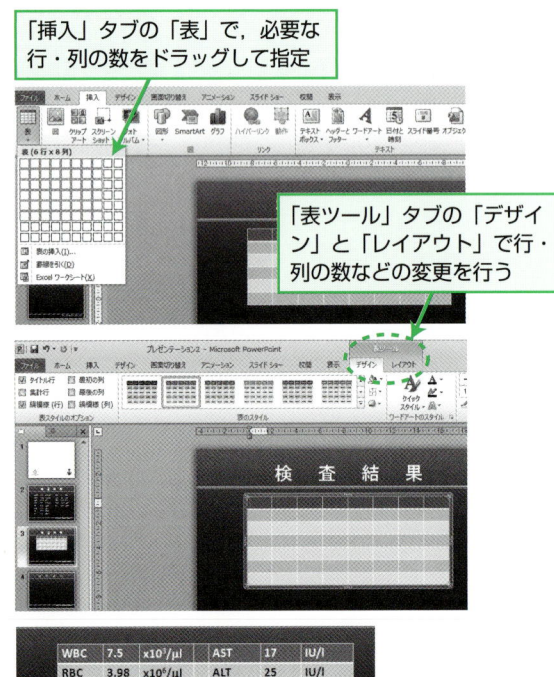

> 「挿入」タブの「表」で，必要な行・列の数をドラッグして指定

> 「表ツール」タブの「デザイン」と「レイアウト」で行・列の数などの変更を行う

もし右の図のように，枠や色のない表示にしたければ，「表ツール」の「デザイン」から「テーマの色（塗りつぶしなし）」，「枠なし」をそれぞれ指定します。

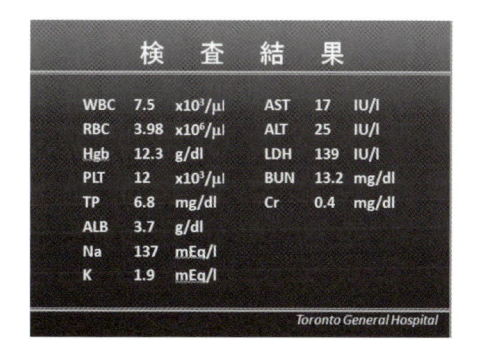

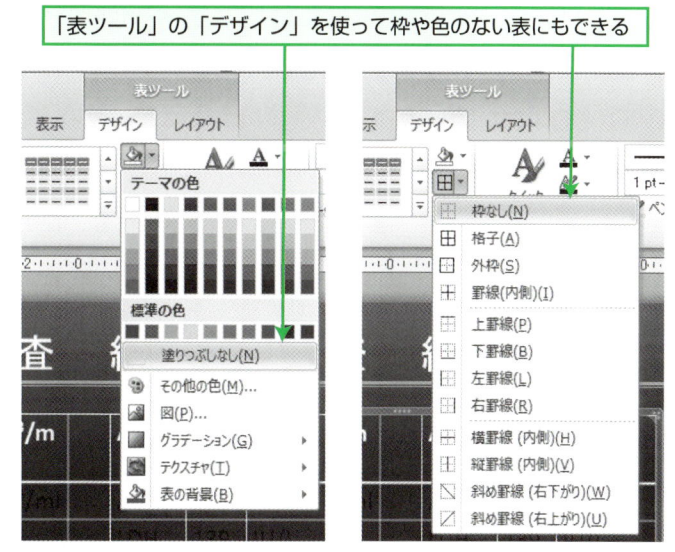

「表ツール」の「デザイン」を使って枠や色のない表にもできる

異常値はフォントや文字の色を変えるなどして目立たせましょう。これらの変更は，表を選択した状態で，「ホーム」内の「フォント」から行えます。

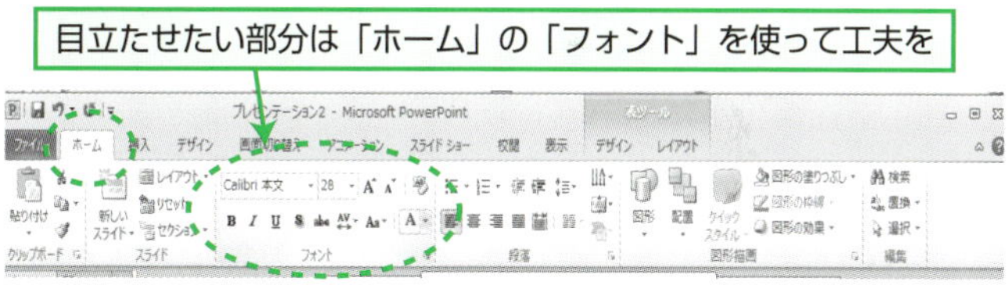

目立たせたい部分は「ホーム」の「フォント」を使って工夫を

Pitfall 3　図の大きさがうまく調整できない

まず「挿入」ツールから「図」を選択して「ファイルから」を選んで，目的の画像をPowerPointに取り込むか，直接PowerPointの画面に目的の画像ファイルをドラッグ＆ドロップします。このあと，画像の大きさ，位置などを調整する必要がありますが，このときに戸惑う人が多いようです。

1　画像の四ツ角のどれかをクリックしながら大きさ調整

①画像の四辺にあるボタンをクリック＆ドラッグすると，縦，または横方向に拡大/縮小されます。

②図の「角」をクリック＆ドラッグすれば，縦横の割合を変えずに図の大きさを調整できます。

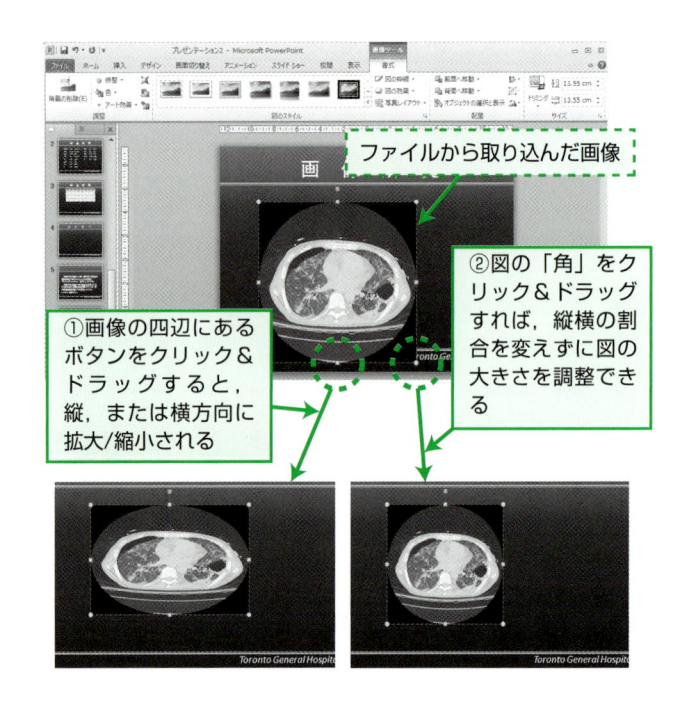

2　「トリミング」を使って四辺を削る

①「図ツール」の中の「トリミング」を選択します。

②図の四ツ角，または四辺をクリック＆ドラッグして図の必要ない部分を削ります。

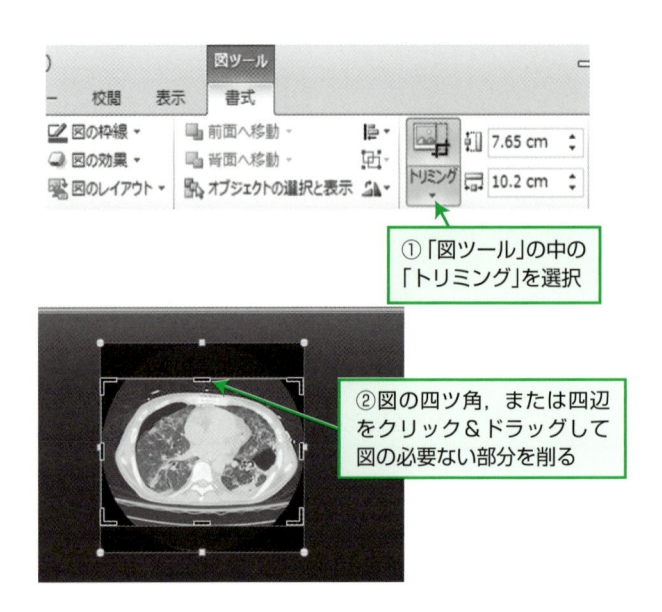

③ 明るさとコントラストの修正

オリジナルの画像をそのまま貼り付けただけでは，プロジェクターで映し出したときにハッキリしない画像になることがあります。明るさとコントラストを調整することで，より見やすいハッキリした画像にするのがよいでしょう。

目的の画像を選択した状態で，「図ツール」から「修整」を選択し，任意の「シャープネス」または「明るさとコントラスト」を選びます。

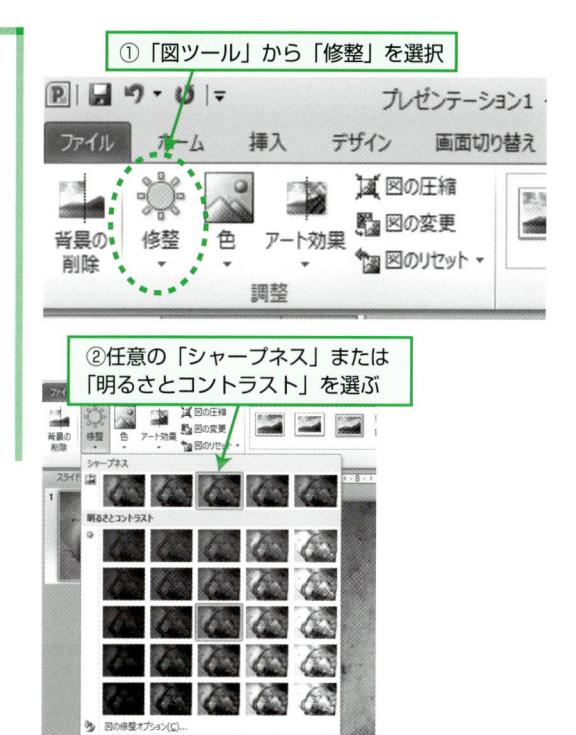

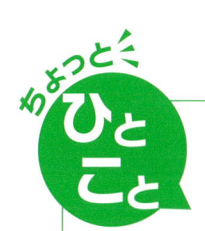

① 「図ツール」から「修整」を選択

② 任意の「シャープネス」または「明るさとコントラスト」を選ぶ

ちょっとひとこと　テクノロジーの進歩と発表の本質

　自分も年をとってきたせいか，仕事が忙しすぎるせいか，次々と登場するテクノロジーについていくのが最近少々辛くなってきました。本書で紹介しているパソコンのアプリケーションも初版が出た頃からは何段階にもアップグレードされ，初版は一見時代遅れの感があり今回の改訂に至った次第です。しかし実際にそうしたアプリケーションの機能のうち，どの部分がよい発表をするのに本当に役に立つかといえば，実は昔とあまり変わっていないというのが実感です。バージョンが新しくなって追加された機能のうち「これはいい」と思えるものは意外と少ないものです。「便利」と「よい」とは違う次元の話なのですね。むしろ新しい機能を使うことで，バージョン間の互換性から不要なトラブルを招くことすらあります。読者の皆さんには「目新しさ」に振り回されることなく研究や発表の本質を見極め，そのために必要なテクノロジーを効率よく選択したうえで，「よい」発表をしていただきたいと思います。

Pitfall 4　図やテキストボックスの位置を微調整できない

　　図が選択された状態で図をクリック＆ドラッグするか，キーボードの「方向キー」を押せば図を動かすことができます。しかし，この方法では微調整ができません。

1　図を選択して，「Ctrl」+「方向キー」だと微調整ができます。

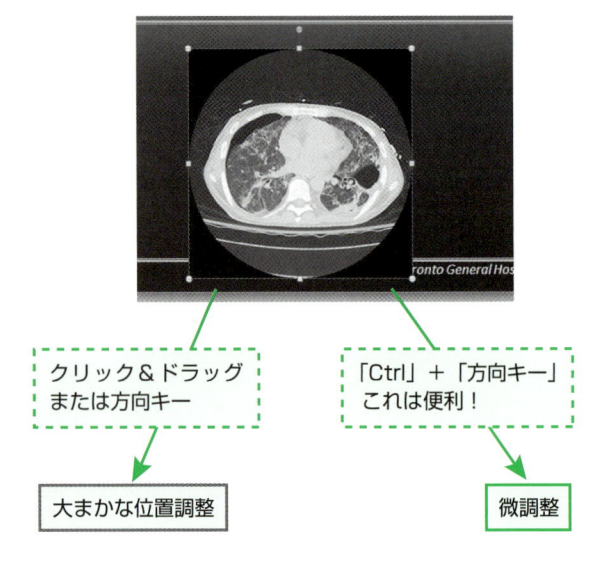

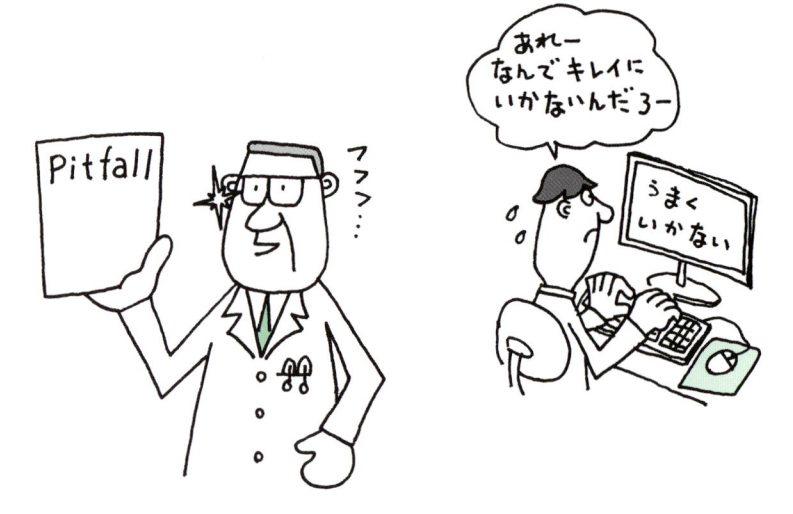

クリック＆ドラッグ
または方向キー

→ 大まかな位置調整

「Ctrl」+「方向キー」
これは便利！

→ 微調整

慣れないうちは，だいたい同じところでつまずくようです。
わかっていればどうってことないのですが。

Pitfall 5　学会会場でスライドが正常に作動しない

　あなたの使っているパソコンの設定（PowerPointのバージョン，フォント）が，そのまま学会会場のパソコンで使えるとは限りません。
　代表的な問題点は，

トラブル1―PowerPointのバージョンが違うため
①全くファイルが開かない
②アニメーションが正常に作動しない
③画像が正常に表示されない

→大抵は自分が上位のバージョンを持っていることによります。これらは発表前に会場のパソコンでテストしてみればわかることなので，まだ修正が可能です。ラップトップを持ち込むことをお勧めします。

対処①：下位の（つまり学会指定の）PowerPointのバージョンで保存し直す
対処②：凝ったアニメーション機能や，上位のPowerPointでしか使えない機能はできるだけ使用しない

　Mac版のPowerPointで作成したスライドをWindowsで動かした場合，画像が表示できないなどのトラブルも報告されています。Macを使っていて，学会がWindowsのPowerPointでの発表を要求している場合（通常はWindowsです，Macユーザーの方悪しからず），誰かWindowsを使っている人のパソコンで，正常にスライドショーが行えるか確認してください。

トラブル2―文字や行間がずれる
→自分の作成したPowerPointの設定，特にフォントが，会場のパソコンに合っていない場合がほとんどです。

対処①：学会指定のフォントを確認する
対処②：指定がない場合，できるだけ一般的なフォントを使用する（例：MSゴシック，MS明朝）

トラブル3―画像が正常に表示されない，動作が非常に遅い
→スライド中に使用している画像などが非常に重い場合，当然ファイルのサイズも重くなります。これは発表時のみならず，編集時からさまざまなトラブルの原因となりかねません。しかし，実際にスライドをプレゼンする際にはそんなに高い画素数の写真などは必要ないのです。写真類は以下の手順で必要に応じて圧縮するようにしましょう。

1 圧縮したい画像を選択した状態で「図ツール」の中の「図の圧縮」をクリックします。

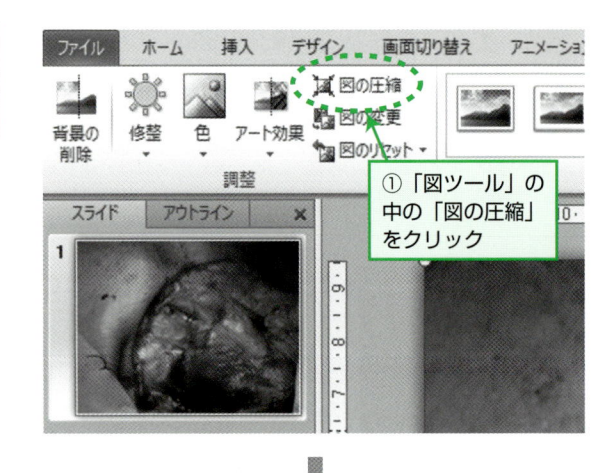

①「図ツール」の中の「図の圧縮」をクリック

2 圧縮の適用範囲とトリミング部分の削除を選択します。トリミングをした不要部分を削除するとよりファイルサイズが小さくなります。
　用途に合わせた解像度を選択します。解像度が低いほどファイルサイズは小さくなります。

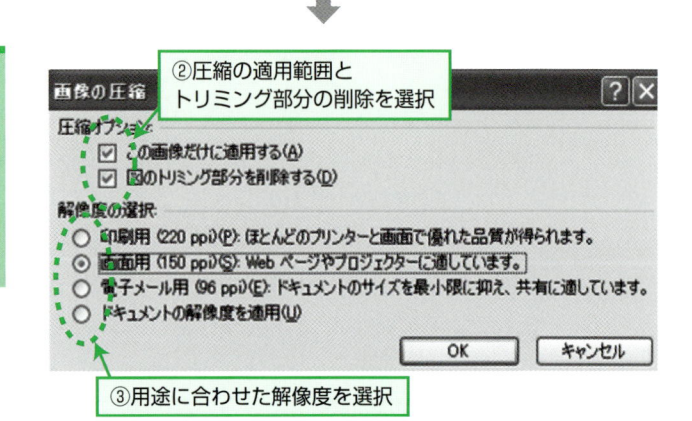

②圧縮の適用範囲とトリミング部分の削除を選択

③用途に合わせた解像度を選択

ワンポイントアドバイス

Macで作成したPowerPointファイルをWindowsで開いたときのエラー

　Macで作成したPowerPointファイルをWindowsで開いたとき、貼り付けてある画像が「QuickTime and a TIFF decompressor are needed to see this picture」というエラーメッセージ、または文字化けしたメッセージに置き換わっていることがあります。学会会場で発表中にこのエラーに気がついたときには時既に遅しなわけですが、非常に頻繁に起こるトラブルで、うちのラボでもメールでPowerPointファイルを交換する際によく問題になっていました。第1に、QuickTimeをインストールしてもこの問題は解決されません。第2に、画像がTIFF形式でなくても（たとえばJPEGでも）起きます。解決法ですが、どうやら原因は、Mac側でコピー＆ペーストでPowerPointに画像を挿入する（最初にもとの画像を開いて全選択してコピーし、PowerPointでペーストする）ことのようです。「挿入」から「図」を選んで挿入すべき画像ファイルを選択、またはファイルを直接ドラッグ＆ドロップすれば問題を防げそうです（少なくとも私の周りではこれで問題が解決しました）。

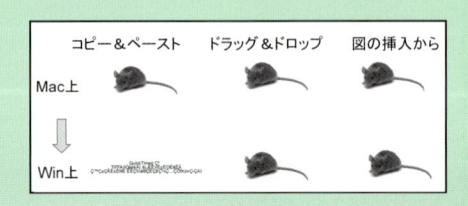

第2章　口頭発表をしよう〜スライド・ポスター・ビデオでの発表

§5 「良い発表」の他の要素

「良い発表」のための4大要素
- 充実した内容（発表の核）
- 補助としての見やすいスライド作り
- 予演会での最終チェック
- 効果的な発表技術

　スライド発表の準備といえばスライド作りのテクニックに気持ちがとらわれがちです。確かにスライド作りに割く労力はかなり大きいですから，これが終われば準備も終わった気分になるのは人情です。でも，良い発表をするために必要な要素はほかにいくつかあって，そうしたツボを押さえるだけで，皆さんのスライド発表はずっと良いものになるはずです。

　このセクションは概念的な内容になりますが，私が本書で皆さんに一番伝えたい部分の1つです。次のページに示した「みちしるべ」を頼りに，良い発表にたどり着くには何をしなければならないか考えてください。なお，とりわけ強調したい第4の要素「効果的な発表技術」については，§6で詳しく説明します。

マスターポイント
- ☑「きれいなスライド≠良い発表」であることを理解する
- ☑「発表の核」となるメッセージの重要性を理解し，それを伝える技術を磨こう
- ☑ 予演会の役割を知ろう

きれいなスライドは良い発表の十分条件ではない

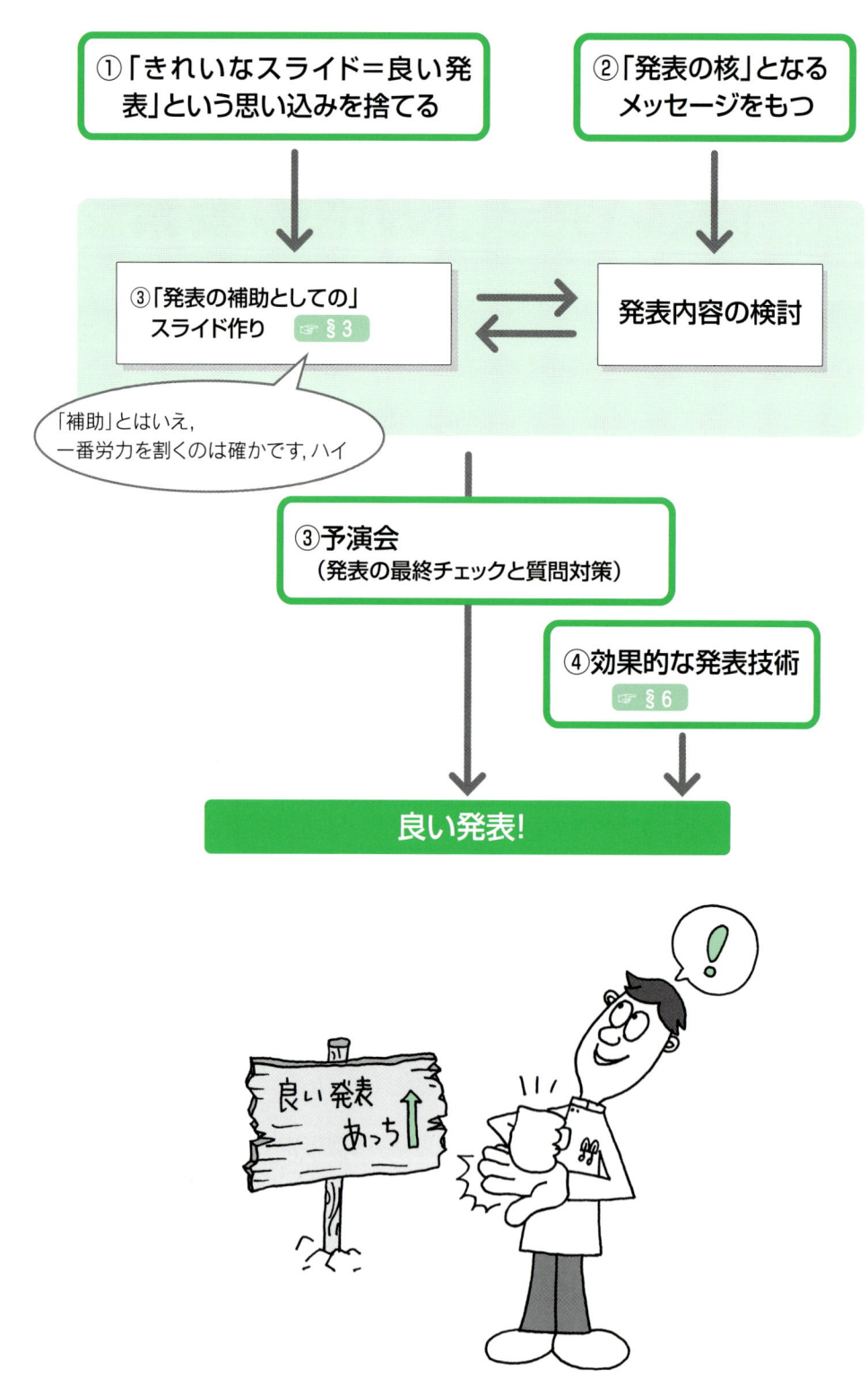

① 「きれいなスライド＝良い発表」という思い込みを捨てる

② 「発表の核」となるメッセージをもつ

③ 「発表の補助としての」スライド作り ☞ §3 ⇄ 発表内容の検討

「補助」とはいえ, 一番労力を割くのは確かです, ハイ

③ 予演会（発表の最終チェックと質問対策）

④ 効果的な発表技術 ☞ §6

良い発表!

良い発表へのみちしるべ

「きれいなスライド」＝「良い発表」という思い込みを捨てよ！！

　言うまでもないことですが，我々の目的は良いスライドを作ることではなく，良い発表をすることです。研修医あるいはその指導医の先生方を見ていると，「スライド作り」に発表の力点を置きすぎているのではないか，と思うことがしばしばあります。さらにそのスライドを見てみると，内容の充実というよりは「きれいなスライドのレイアウト」ばかりが先行している傾向があります。もっと言えば，「きれいなスライド」＝「良いスライド」＝「良い発表」という思い違いに，知らず知らずのうちに陥っているのかもしれません。

　スライド発表はスライドを使って行う発表ですが，聴衆はきれいなスライドを観たくて来場しているわけではありません。彼らが期待しているのは，明日の臨床に役に立つ「経験」や「メッセージ」です。スライドは，それらを視覚的に伝えるためのもので，その役割は，演者の音声による「口頭」でのメッセージをビジュアル的に補助する脇役にすぎないのです。肝心なのはスライドを使って伝えるべき明確なメッセージです。

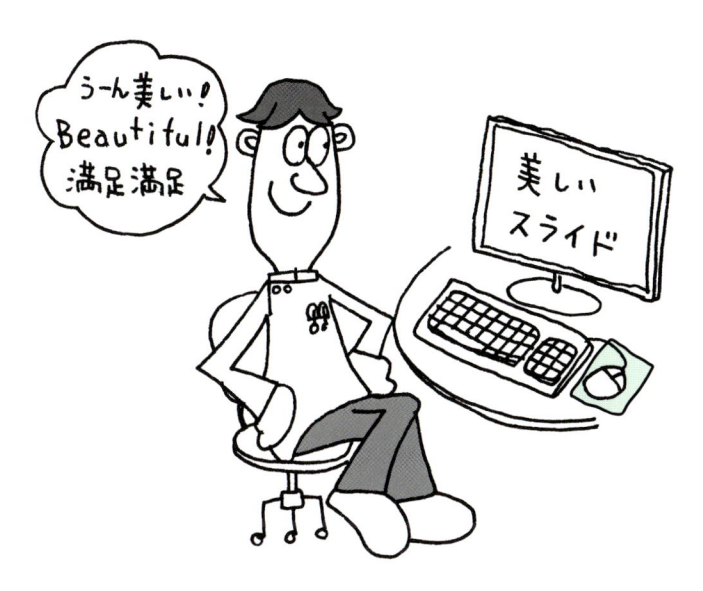

気持ちはわかりますが，美しいスライドができたから
良い発表になるとは限りません。

発表の核となる明確なメッセージをもとう！

　今まであまりこのことを意識せずに発表を重ねてきた方もいるかもしれませんが，良い発表には必ず明確なメッセージがあります．逆にいえば，そのメッセージが聴衆にとっても「重要だ」「ためになった」「おもしろかった」と思える内容で，しかも正しく説得力をもって伝えられたときにはじめて，聴衆は「良い発表だった」と意識するのです．

　したがって，発表の準備として最も意識しなければならないのは，何を伝えるのかということです．それは発表の内容や症例によって，たとえば「このような治療がうまくいきました」「このような珍しい症例を経験しました」「このようなデータを示し，診断に難渋しました」「このような予想外の経過をとりました」というメッセージになるはずです．スライド上では，いわゆる「結語」の部分にあたる内容です．

　そして，これらの文言は表面的なものですが，その裏には一歩進んで，「類似した症例にはこんな治療が有効かもしれない」「あなたも似たような症例を経験するかもしれない」「同様のデータを示したとき，この症例の診断は鑑別診断として意外と重要かもしれない」「今後あなたが類似した症例を経験したとき，今回のような予想外の経過をたどるかもしれない」という，《明日の臨床に役立つ可能性のあるメッセージ》も隠されています．この，臨床に役立つという点にこそ，症例報告のエビデンスとしての意味があるのです．聴衆はなかば無意識にそうして裏のメッセージを感じ取り，演者に共感（時に反発）します．こうしてインパクトのある発表となるのです．

　実は，ここで言う「発表の核となる明確なメッセージ」と同じことが，第3章（特に§3）で紹介する論文発表をする場合の「考察の核」，とりわけ「③報告のポイント」に相当し，そこから一歩進んだ《明日の臨床に役立つ可能性のあるメッセージ》は，論文発表の「考察の核」の「④エビデンスとしてどう役立つか」という部分に相当します．発表の形は大きく違っても，口頭発表と論文発表の「核」は同じです．この点については，エピローグでさらに掘り下げます．

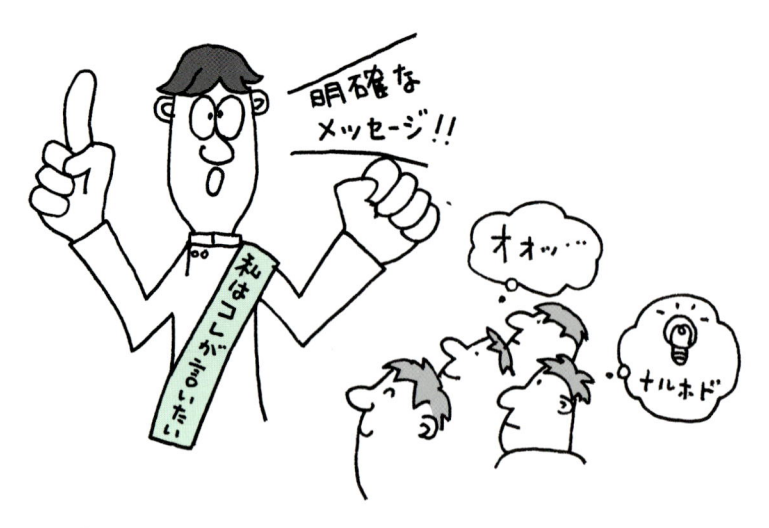

伝えたいことがハッキリしていなければ何も伝わりません．
口頭発表も，論文も．

予演会の意義を知ろう！

予演会は発表のリハーサルです。その役割は主に次の4点です。

①発表内容のチェック
②スライド自体のチェック（誤字脱字，形式など）
③発表時間と内容のバランスのチェック（制限時間内に終わるか）
④予想しうる質問への対策

①発表内容ですが，指導医や上級医の先生方の経験を借りて，足りない点や余分な点を指摘してもらい，発表の完成度を上げていきましょう。

②スライド自体も，自分では気づかないわかりにくい点や誤りを指摘してもらい，完成度を上げていきます。

③時間感覚ですが，これは慣れないうちは意外と難しいものです。いろいろ言おうとして制限発表時間をオーバーしてしまいがちです。だからといって早口になってもいけません。本当に言うべきこと，言いたいことに絞る必要があり，案外難しいものです。予演会を通して，準備してきた発表内容が多すぎないかチェックしてもらいます。

④発表内容について出されうる質問への対処を考えることが，予演会の最大の目的です。症例の経過から考えて当然出てくるだろう質問というのがあって，7割方は予測可能と思われます。指導してくれる先生やほかの先生にも見てもらって，できるだけいろいろな質問をぶつけてもらいましょう。ここで非常に厳しい指摘をたくさん受けると，発表を前に精神的にボロボロになり，発表が嫌になってしまうかもしれませんが，意地悪で言っているのではないのですから，本番でボロボロになるよりはましだと考えて素直に耳を傾けましょう。そして発表本番までに，適切な答えを準備しておくことです。

大切なのは，予演会を義務だと思わず，この機会を積極的に利用して発表を洗練していくことです。

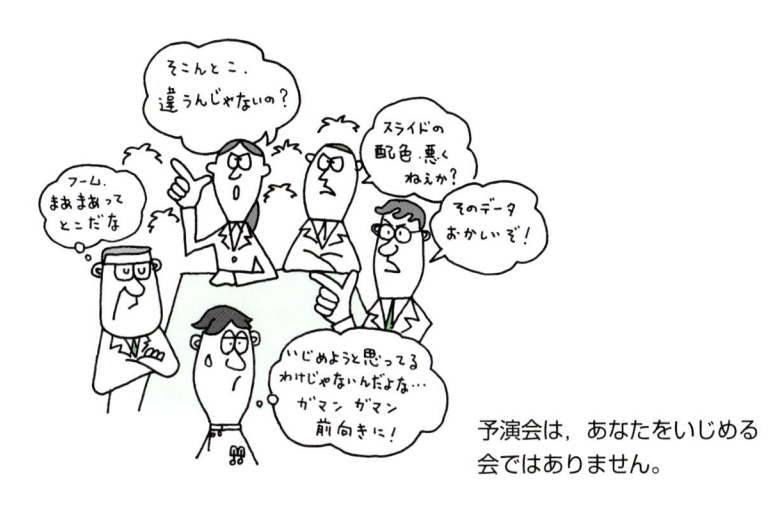

予演会は，あなたをいじめる会ではありません。

第2章 口頭発表をしよう〜スライド・ポスター・ビデオでの発表

§6
口頭発表の技術
―2つのDon'tsと4つのDos―

Don't 原稿の棒読み，スライドの棒読み
Do! メモの用意，視線の工夫，姿勢の工夫，
話し方とスライドの工夫

　同じ内容の話を聞いても，話し手の話し方によって，ずいぶん印象が変わるものです。確かに，上手な発表だと思わせる人，逆にいまいちだと思わせてしまう人には，それぞれに共通した特徴があります。何がそんなに違うのでしょうか？　場数を踏むことはもちろん大事ですが，本セクションで紹介するいくつかのコツを覚えるだけで，発表の印象はずいぶん良くなるはずです。
　説得力をもって話ができる能力は，臨床での患者さんへの説明や，病棟でのカンファレンスでも大いに役立つでしょう。

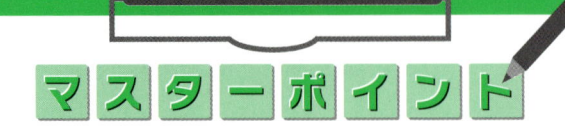

マスターポイント

☑ 大勢の前でのプレゼンテーション
　　Dos & Don'tsを心得よう

上手な口頭発表のコツ

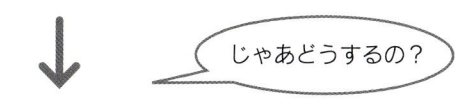

Don't 原稿の棒読みをやめる！

↓

    （じゃあどうするの？）

原稿は用意しない　　**Do！** そのかわり 発表メモを用意する

（読むためのメモではなく チラッと見るためのメモ 大きな文字で，ポイントだけ書く）

↓

（どこを見て話すの？）

Do！ スライドを見ながら話す
言葉の切れ目（＝間）で聴衆orメモを見る

↓

（どういう姿勢で話すの？）

Do！ 左手→マイク
右手→ポインター
背筋を伸ばして堂々と！

↓

（でもこのことにも気をつけて！）

Don't スライドの棒読みはしない！

↓

Do！ 話し方を工夫する
スライドを工夫する

§6 口頭発表の技術 —2つのDon'tsと4つのDos—

Don't 原稿の棒読みをやめる！

　すぐに卒業したいのが「原稿の棒読み」です。人前での発表が苦手だという意識が，「棒読み用原稿」を準備させるのかもしれませんが，以下の欠点があります。

> ①早口になりがちで聴衆が聞き取りにくい
> ②平坦な口調になりがちなためメリハリがなく，聞いていて退屈である
> ③聴衆の反応を見ないため，適切な「間」をとらずに話すことが多い
>
> ⇒聴衆に演者との一体感を感じさせることができない

　原稿を読めば自然に早口になります。人は緊張するとただでさえ早口になりますから，なおさらです。さらに口調そのものも平坦でメリハリがなくなるため，聴衆の注意は演者の声から離れていきます。その結果，聴衆が気づいたときには発表は進んでおり，何を言っているのか終始さっぱりわからない発表になりがちです。そこで善意ある聴衆は，スライドを追いかけることでかろうじて発表についていこうとします。

　さらに演者は，原稿を読み上げることに必死で適切な間をとることができません。たとえば図表を示したとき，聴衆がスライドを見て理解するには数秒必要ですが，演者の話はそんなことはお構いなしに進んでしまいます。聴衆の反応を見ながら落ち着いて話せば，適切な間が自然にできてくるはずです。

　そして，この「聴衆なきがごときプレゼンテーション」は聴衆と演者との間に距離を生み，一体感を損ないます。

　原稿の棒読みは，今すぐ卒業しましょう。

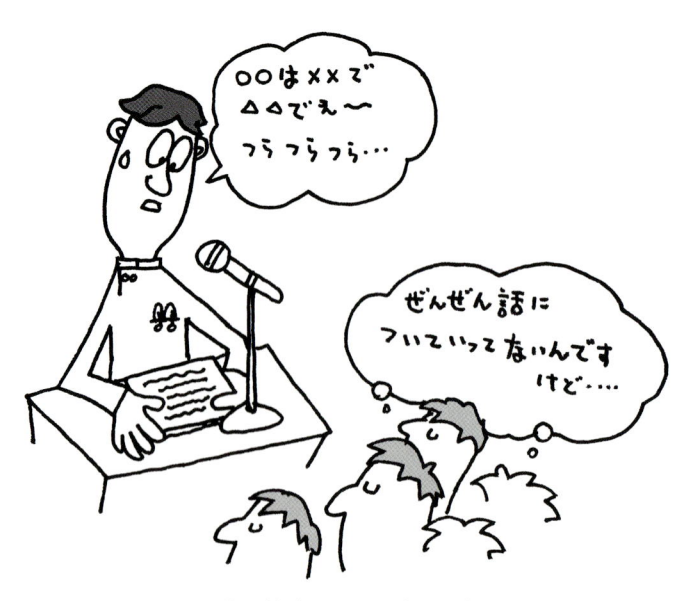

原稿の棒読みはやめましょう。

Do！ 発表用のメモを用意しよう

　当然ですが，原稿棒読みの発表を避けるためには，原稿を発表時に手元に置かないことです。原稿がないと不安に思うかもしれませんが，それを解消するために原稿を手元に置いて発表を始めれば，目はいやでもそちらを向いてしまいます。

　その代わりに，発表内容のポイントだけを簡単にまとめたメモの準備をお勧めします。十分な準備があればこのようなメモも不要でしょうが，それでも発表が長時間にわたる場合や，万が一緊張で混乱した場合のために，一応準備しておくとよいでしょう。そしてこのメモは，薄暗いなかでも瞬時に見ることができるよう，マジックで書くか，パソコンなら大きいフォントで印字しておきます。個人的には，マジックで手書きしたもののほうが，瞬時に目と脳が反応できるという印象をもっています。ちょうど，デジタル時計よりもアナログ時計のほうが，時間の感覚が瞬時にわかるのと同じような感覚です。

　メモには，あくまでもポイントだけ書き留めます。あれこれ書きすぎると，結局は棒読みに近づいていきます。例を示しておきます。

---

① タイトル
② 緒言（スライドどおり）
③ 症例（スライドどおり）
④ Xp：左肺浸潤影，気管偏移，横隔膜挙上
⑤ 経過：手術適応の理由をコメント
⑥ 手術所見：気管への浸潤，大血管の剥離
⑦ 病理：巨細胞腫の特徴
⑦ 術後経過：（スライドどおり）
⑧ 考察：（スライドどおり）

（発表用メモの内容はこんな感じ　大きな文字で書いておこう）

Do！ スライドを見て話し，言葉の切れ目で聴衆またはメモを見よう

　原稿を読まずに話をするならば，どこを見ていればよいのでしょうか。スライド発表の場合，1つはスライドを見ることです。おそらく手元にはポインターが用意されていますから，これで自分の話している内容に合致するスライドの部分に聴衆を誘導するのが効果的です。

　聴衆は演者と一緒にスライドを見て，ポインターで適切な部分に誘導してもらうことで，無意識に一体感を感じ，発表に引き込まれていきます。演者が原稿に目を落としている場合に聴衆が感じる疎外感とは対照的です。

　さらに，言葉の切れ目にときどき聴衆のほうを向くようにするとよいでしょう。聴衆が話についてきているかどうかを確認して，話を進めるスピードを微調整するわけですが，演者はそこで適切な間を取ることができます。聴衆はその間を使って，示された内容を消化することができます。

あるいは，言葉の切れ目でメモに一瞬視線を落とすのもよいでしょう。この一瞬が聴衆にとっても適切な間を作り，また演者自身の中にも次に発する言葉の準備をする余裕をもつことができます。

Do！　左手にマイク，右手にポインター，背筋は伸ばして

さて，ここまで，実際の口頭発表で聴衆をひきつけ説得力のあるプレゼンテーションを行うためのコツを述べてきましたが，もう1つ付け加えたいことがあります。それはぜひ，マイクを左手に，ポインターを右手に持っていただきたいということです。マイクスタンドを使って発表するのが好きな方はそれでも構いませんが，マイクを手に持つと楽な，良い姿勢で発表することができます。

手術のときもそうですが，背筋を伸ばして良い姿勢を保つことは，自分自身にも周囲にも余裕を与える効果があります。マイクスタンドを使うとどうしても前のめりの体勢になり，スライドを見上げる形になります。ポインターを使うと姿勢はより不自然となり，また聴衆のほうに顔を向ける動作も難しくなります。マイクを手に持てば演者は頭を自由に動かすことができます。場合によっては演台を離れてステージの中央に出て行くこともできるのです。

なお，マイクを手に持って背筋を伸ばすと演台と目との距離が離れるので，メモに視線を落としたとき，どうしても少し見づらくなります。そのためにもメモは大きな字で，しかもマジックで書くことをお勧めします。

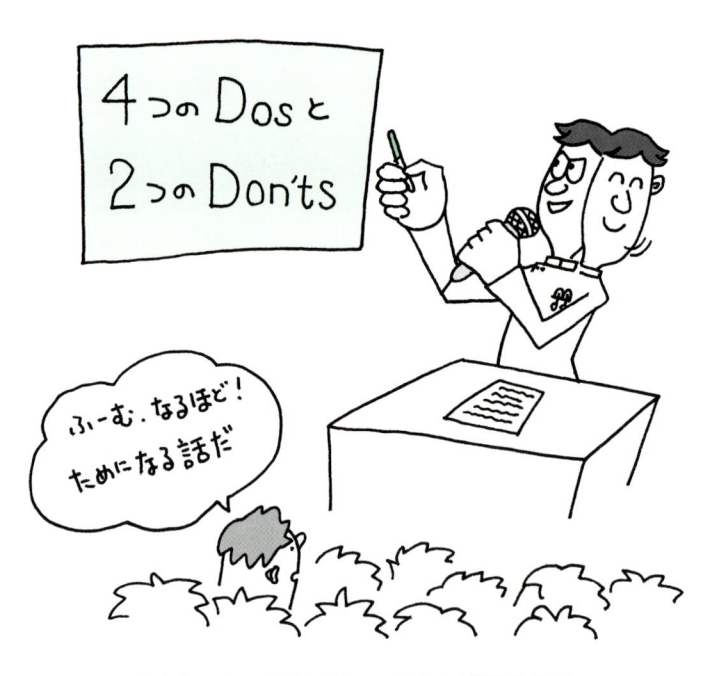

聴衆をひきつけるには，いろんな要素が必要。

Don't　スライドの棒読みもやめる！

スライドを見て話すのは，原稿の棒読みよりずっと良いと考えていますが，そこには「スライドの棒読み」という次の罠が仕掛けられています。緊張しているとどうしても何かに頼りたくなって，ひたすらスライドを読み上げてしまうのです。この方法の特徴は，

　　　　①スライドを聴衆と共有しているので，原稿の棒読みよりは
　　　　　一体感のある発表となる
　　　　②早口・平坦な口調になるので退屈
　　　　③適切な「間」を失った発表になりがちで，わかりにくく説得力に欠ける

といったことです。これを解消するのは，原稿棒読みから脱却するよりも少々厄介で，工夫が必要です。

Do！　話し方を工夫するか，スライドを工夫するか

スライドの棒読みを避ける工夫の1つは，スライドに書いてあることをそのまま読み上げるのではなく，多少の脚色を加えていくことです。検査結果などの表，写真などの図，そして文章中心のスライド（緒言，考察，結語など）と，それぞれにプレゼンテーションのコツがあります。

1　表が中心のスライドのプレゼンテーション

正常なデータも含めてすべてのデータを順番に読み上げていく人がいますが，聞くほうは退屈です。スライド上でひととおりのデータを並べるのは構いませんが，「血液検査では炎症反応として白血球，CRPの上昇を軽度認めたのみでしたが，著明なLDHの上昇を伴っていました。」と説明するほうが，「白血球は，ヘモグロビンは……」と読み上げるよりもずっとわかりやすいでしょう。異常値のみ文字の色を変えることも効果的です。

検査結果

WBC	12.4	x10³/μL	AST	17	IU/L
RBC	3.98	x10⁶/μL	ALT	25	IU/L
HGB	12.3	g/dl	LDH	880	IU/L
PLT	120	x10³/μL	BUN	13.2	mg/dl
TP	6.8	mg/dl	Cr	0.4	mg/dl
ALB	3.7	g/dl	CRP	4.8	mg/dl
Na	137	mEq/L			
K	1.9	mEq/L			

2 図が中心のスライドのプレゼンテーション

　一方，図が中心のスライドは，スライド中に文章がほとんどないため，自分なりに説明しなければなりません。当然，わかりやすく手際よい解説をしなければなりませんが，スライド読み上げの退屈な発表にはならないので幸いです。発表のポイントはメモに書いておきます。

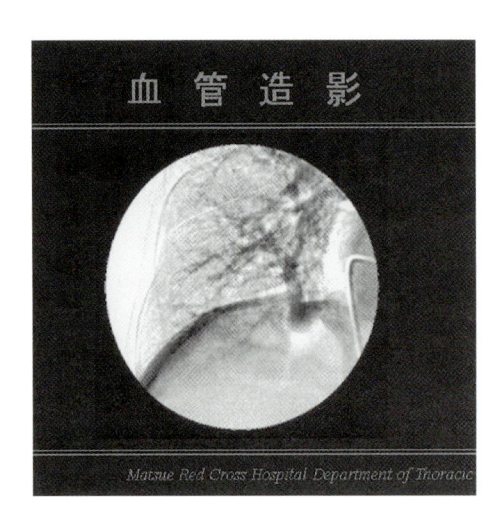

発表メモ

血管造影→①大動脈からの異常血管
　　　　　②拡張した下肺静脈

実際の説明

　続いて血管造影検査の結果ですが，（ポインターで指しながら）ここに大動脈から出て右肺下葉に流入する異常血管が造影されています。また，（ポインターで指しながら）ここには拡張した下肺静脈が造影されています。

3 文章型スライドのプレゼンテーション

　さて，最も難しいのが，「はじめに」「症例呈示」「考察」「結語」といった，文章のみで書かれることが多いスライドで，どうしても棒読みになりがちです。けれど，このような場合，検査データをいちいち読み上げられるときほど聴衆は抵抗を感じないものです。それほど長い文章ではないでしょうから，時間的にも聴衆の我慢の範囲内でしょう。しかし，より良い発表を目指すとなれば，次の方法があります。

　　スライド中の文章をあえて避ける　→　メモ型スライドのススメ

　文章を目の前にして，それを読まずにその内容を話すことは，意外と難しいのです。そこで，先ほどの「発表メモ」の発想をスライド作成そのものに生かします。つまり従来は文章で書いていた部分を，あえて文章化せず，箇条書きや簡単なメモ風の言葉，あるいはフローチャートのような図にまとめ，それを噛み砕いて口頭で説明するのです。次のページにその例を示します。

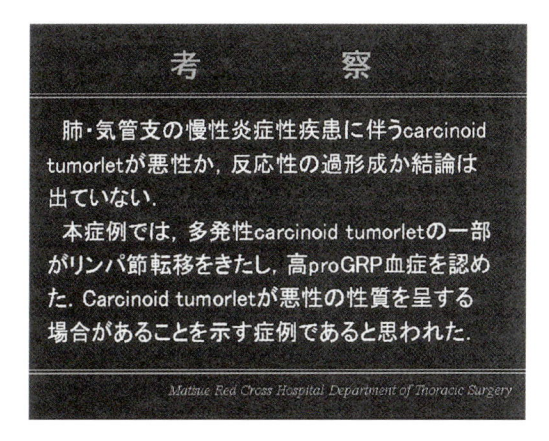

従来の「文章型スライド」
スライド中の文章を，（ポインターで追いながら）読み上げることもやむをえない。

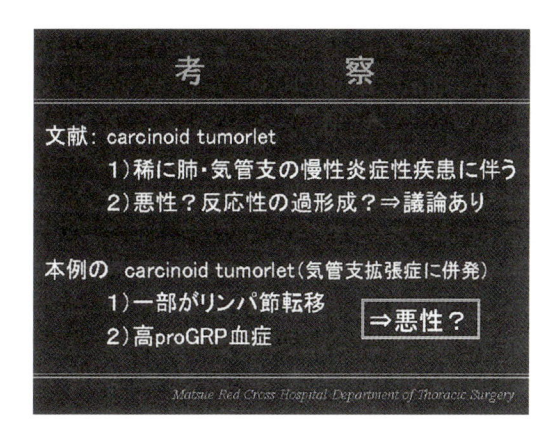

「メモ型」スライド

ポインターで示しながら，実際には，次のように話します。

> 文献的にはcarcinoid tumorletというものは，稀に肺や気管支の慢性の炎症性疾患に伴うと言われており，これが悪性なのか反応性の過形成なのか議論のあるところです。本例の場合，気管支拡張症に多発性のcarcinoid tumorletを合併したわけですが，特徴的なのは，その一部がリンパ節転移をきたし，また高proGRP血症もきたしていた点です。これらの特徴はcarcinoid tumorletが悪性の振る舞いをすることがあるのではないか，ということを示していると思われます。

　ずいぶん，スライドに言葉で肉付けしているのがわかります。このようにスライドを文章形式からメモまたは箇条書き形式に変更すると，口頭での発表は箇条書きの行間を埋める形になります。シンプルなスライドと，それをポインターで追いながら口頭でより詳しい情報を聴衆に与えることで，発表をより説得力のあるものにすることができます。

もう1つ大事な,「発表を楽しめるか」という問題

　最後にもう1つ大事なことをお話しましょう。
　発表を「楽しむ」というと言いすぎかもしれませんが,少なくとも苦手意識をなくしていくためには,発表から得られる充実感を早い段階で体験することが大切だと思います。
　準備をしっかり整え,そして発表の力点をどこに置くべきなのか(明確なメッセージとプレゼンテーション技術)をしっかり捉えて取り組めば,きっと聴衆からは良い反応が返ってくるはずです。聴衆が自分の発表に関心を示し,共感し,「今日はためになった,来てよかった」と思ってくれるのは,とても気持ちのよいものです。また,指導してくださった先生やほかの先生方から良い発表だったと言ってもらえたら,大変嬉しいことです。
　この本を参考にして,皆さんがpresentation-phobiaではなく,少しでもpresentation-philicになっていただけると幸いです。

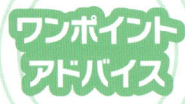

ワンポイントアドバイス: 本当に原稿は不要なのか

　本章§5の予演会の部分でも述べましたが,発表時間の制限というのはなかなかやっかいです。原稿を持たずに発表する最大の危険は,途中で何を喋ったらよいか分からなくなることよりもむしろ,思いつきで予定外のことを喋り出してしまい,時間をオーバーすることです。本書では英語での口頭発表に詳しく触れていませんが,この問題は母国語ではない英語での口頭発表で特に深刻です。口頭発表自体に不慣れな場合はもちろん,時間的にきつい発表の場合や英語での発表の場合,まず原稿を書いてみて,それを見なくても喋れるくらい練習をしておくのが最も安全なやり方でしょう。もちろん練習の際は時間を計ってやるのが効果的です。また,原稿を見ずに発表できるようになってからも,原稿を読んでいるような早口,平坦な口調になってしまっては仕方がありません。このセクションで述べたようなDos, Don'tsを意識しながら,間を十分に取った余裕のある発表にしていただきたいと思います。
　ちなみにこのセクションでは発表現場に原稿を持ち込まないことをお勧めしましたが,英語での発表が必要で,英語に自信がない場合,バックアップとして原稿を手元に持っていくのはよいと思います。万が一何を喋ってよいかわからずパニックになった場合,とりあえずその原稿に戻ればよいのです。これは緊急避難であって,棒読みでも何も喋らないよりはマシ,ということです。とはいえ,十分に事前に練習を積んでおくことが,そうならないための最大の保険であることに変わりはないでしょう。英語での口頭発表のコツについて知りたい方は,姉妹書『流れがわかる研究トレーニング How To』をご参照ください。

ちょっとひとこと

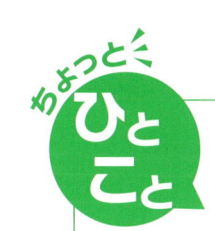

良い発表は，質問されてこそ

　多くの人が，発表が終わって質疑応答になったとき，「たいした質問も出なくてホッとした」と言います。質問攻めにあってボロボロになることを考えれば，無難な結末かもしれません。しかし，そのような発表というのは，どこかつまらないものです。

　本章§5で述べたように，発表の目的は明確なメッセージを聴衆に伝えることです。効果的にこちらのメッセージが聴衆に伝わり共鳴する部分があれば，そこには何らかの反応があるはずです。たとえば「自分はこのような症例を経験したが，どう考えるか」「自分だったらこの治療方法は選択しなかったと思うが，どうか」といった質問や反対意見が出てくるはずです。それがまったくないとすれば，疑問の余地もない完璧な発表だったと考えるよりは，聴衆に共感させるだけのものがなかったのかな，と自分の発表内容と発表技術を反省するべきでしょう。

　実際に症例報告をすると，診断の難しさや目新しい治療方法がテーマのときは，比較的聴衆の関心を引きつけやすいと思います。それに対して最も難しいのが，非常に珍しい症例を，その珍しさをテーマに報告する場合です。その疾患の背景知識が聴衆になく，しかも今後もその疾患に遭遇する可能性が非常に低い場合，聴衆は「はぁ，そうですか」という反応しかしない（できない）でしょう。プロローグでも述べたように，発表のしかたというよりも発表テーマ自体がその会には不向きだったという可能性があります。

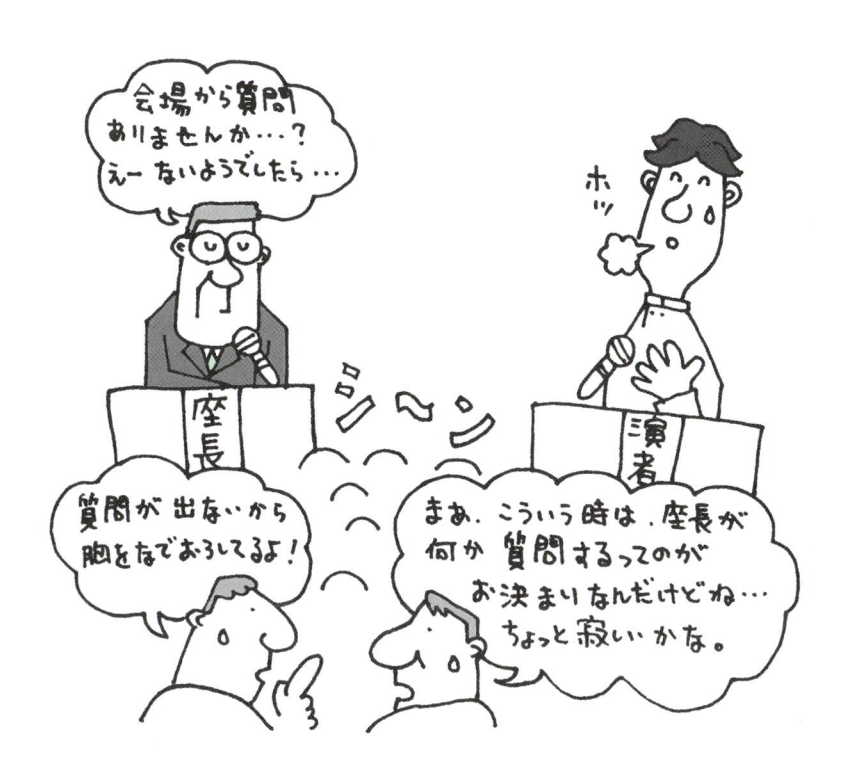

第2章　口頭発表をしよう～スライド・ポスター・ビデオでの発表

§7 ポスター発表

ポスター発表の準備の手順はスライドとほとんど同じ
しかし…
ポスターが主役！
　　　⇒ポスター発表の特長を生かした発表を！！

　ポスター発表は，あらかじめ会場にポスターを掲示しておき，後で一定時間（5～10分程度）ディスカッションを行うというものです。準備から実際の発表に至るまで，基本的にはスライドでの発表と同じですが，いくつか覚えておくとよい点があります。ポスター発表の特長をよく理解して，効果的な発表をしましょう。

マスターポイント

- ☑ ポスター発表の基本的な手順を知ろう
- ☑ スライド発表との違い
   　ポスター自体が語らなくてはならないことを認識しよう
- ☑ ポスター発表の口頭説明は，わざわざ聞きに来てくれていることを認識しよう

ポスター発表準備の基本

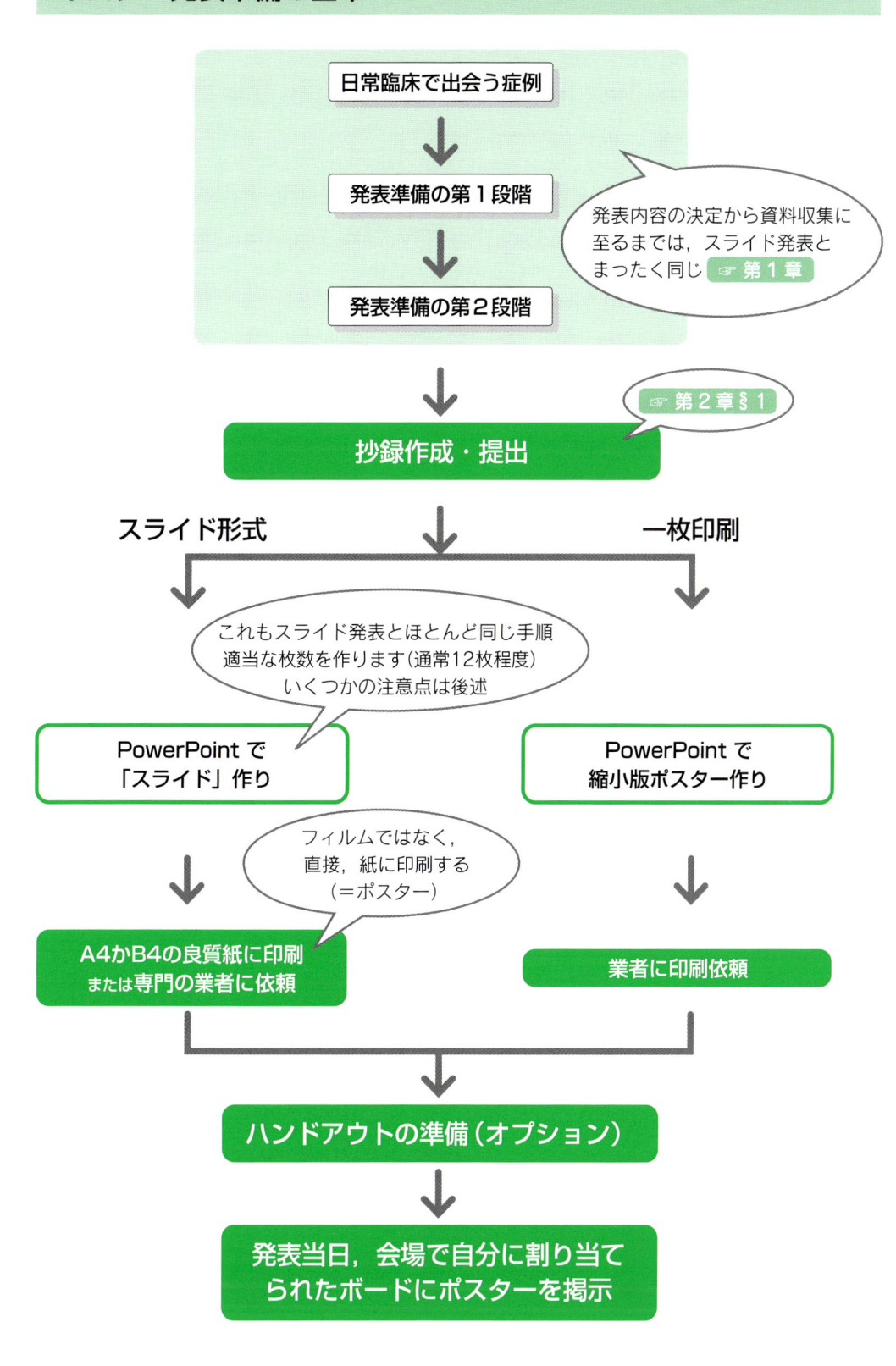

```
日常臨床で出会う症例
        ↓
   発表準備の第1段階        発表内容の決定から資料収集に
        ↓                  至るまでは，スライド発表と
   発表準備の第2段階        まったく同じ ☞第1章
        ↓
                           ☞第2章§1
   抄録作成・提出
   ↙            ↘
スライド形式      一枚印刷
   ↓              ↓

これもスライド発表とほとんど同じ手順
適当な枚数を作ります（通常12枚程度）
いくつかの注意点は後述

PowerPointで          PowerPointで
「スライド」作り      縮小版ポスター作り
   ↓                    ↓
フィルムではなく，
直接，紙に印刷する
（＝ポスター）

A4かB4の良質紙に印刷      業者に印刷依頼
または専門の業者に依頼
              ↓
   ハンドアウトの準備（オプション）
              ↓
   発表当日，会場で自分に割り当て
   られたボードにポスターを掲示
```

§7 ポスター発表

ポスターを作ってみよう①―スライド形式での作成―

①PowerPointでスライド作成　☞§2〜4　の要領で作る。
②文字の大きさは，1メートル離れても読めるくらいが目安。本章§3で説明したスライド作りの基本ルール（文字量，配色など）を守ればおよそそのようになるはずです。
③主催者指定のポスターサイズを確認します。以下の例のような指定があるはずです。どのサイズ（A4またはB4）で何枚まで印刷できるか計算します。A4（29.7×21cm），B4（36.4×25.7cm）なので，A4なら横3×縦7枚（21枚），B4なら横2×縦6枚（12枚）までの計算です。実際は見やすさと情報量，目線の高さを考えて，A4で横3×縦4〜5枚くらいが適当かもしれません。
④口頭での説明が入らないので，ポスターだけで内容が理解できるよう，くどくならない程度に文章での解説を多くする。特に画像系のポスターには，スライド発表では入らない解説が入るはず。その分枚数が若干多くなる。
⑤掲示板に直接ポスターを貼ってもよいが，掲示板がただの板ということもあるので，ポスターより少し大きめの色画用紙を用意して，それを下敷きにして貼ると見栄えが良くなる。
⑥タイトルは，A4またはB4，2〜3枚にわたって印刷し，横につなぎ合わせればよい。

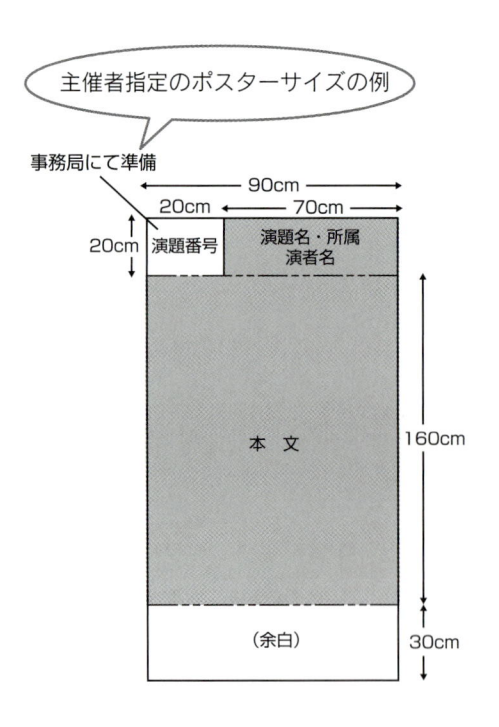

ポスターを作ってみよう②―一枚印刷のポスター作成―

①前ページの主催者指定のポスターサイズの例に従った作成例を見てみましょう。最終のポスターサイズは，演題名・所属・演者名を入れると，縦180cm，横90cm（2：1）です。

②PowerPointで縮小版のポスターを作成します。「デザイン」タブの「ページ設定」から，ページ設定用のウインドウを開き，スライドのサイズ指定を「ユーザー設定」にして，スライドの幅と高さを手入力し，スライドの向きも指定します。PowerPoint2010では，縦横とも142.22cmが指定しうる最大サイズで，このポスターに合うサイズのスライドは直接は作れません。そこで，最終ポスターと同じ縦横比の縮小版のスライドをまず作成し，印刷業者にこれを希望のサイズに合うよう拡大して印刷してもらいます。この例では，縦横比が2：1なので，キリのいいところで高さ120cm，幅60cmとして作成します（3分の2サイズ）。（たとえばこれが，100×50cmで作成しても大差はありません。使用するフォントサイズなどが小さくなりますが，最後には拡大されるので同じことです。）

(注) 印刷業者の側にも印刷可能なポスターサイズに上限があります。この程度の大きさのポスターは通常許容範囲内と思われますが，あらかじめ確認するか，もし印刷する段階で希望サイズが業者の可能最大サイズを上回るとわかった場合には，縦横比を変えずに最大サイズで印刷してもらいます。

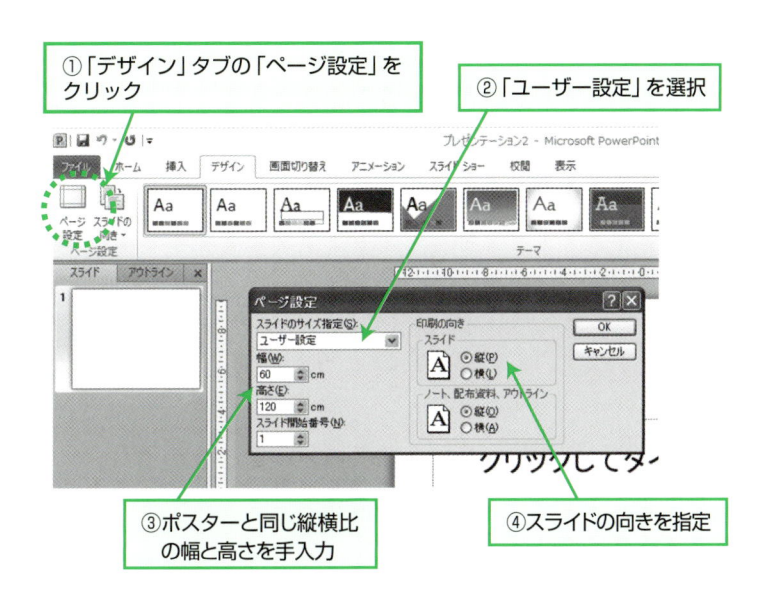

③演題番号の部分が20×20cmなので，3分の2サイズだと13.33×13.33cmです。このような枠を設定する場合に便利なのがPowerPointのガイド機能で，「表示」タブから「ガイド」をチェックします。すると，図のような十字のガイドが登場しますが，縦と横のガイドラインをドラッグすると，中心（0，0）からどの位置にラインがきているか表示されます。下の図では29.60と表示されているので，中心から上に29.60cm，縦が120cmのスライド（つまり中央から上端までが60cm）ですから，上端からこのガイドラインまでは60 − 29.60 = 30.40cmの位置ということになります。

演題番号などの下端の位置は，このスライドでは上から13.33cmですから，中央からは60 − 13.33 = 46.67cmとなります。同様に，演題番号の右端は，中央からは30 − 13.33 = 16.67cmとなります。

④文字はできるだけ大きく，1メートル離れて読めるくらいが理想ですが，調整は①スライド形式での作成よりやや難しくなります。目安としては，MSゴシックをフォントに用いた場合，縮小・拡大なしでテキスト部分で40〜44ポイント以上，見出しはその1.2〜1.5倍，タイトルは2〜2.5倍といったところです。上記例のようにPowerPoint上で3分の2スケールで作成した場合には44×2/3 = 29.33ですから28〜32ポイント，見出しは36〜40ポイント，タイトルは56〜80ポイントぐらいで作ります。ただし文字は大きければ大きいほど，少なければ少ないほどよいことに変わりはありません。

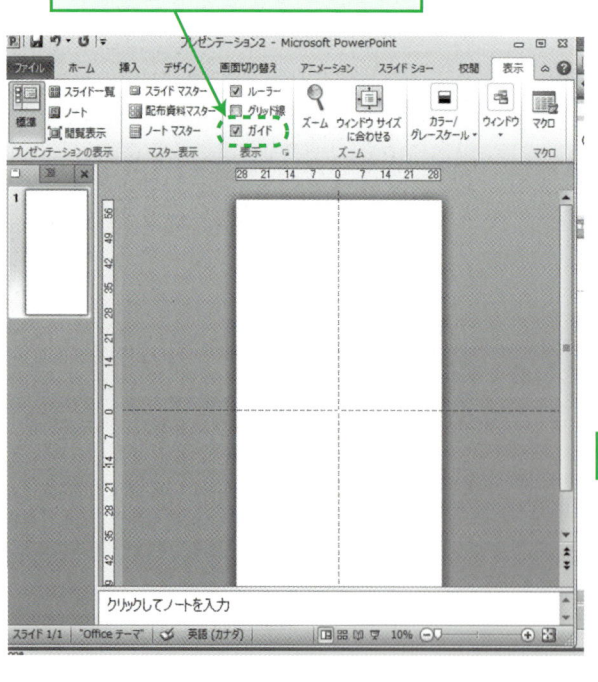

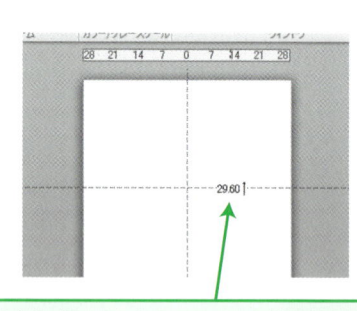

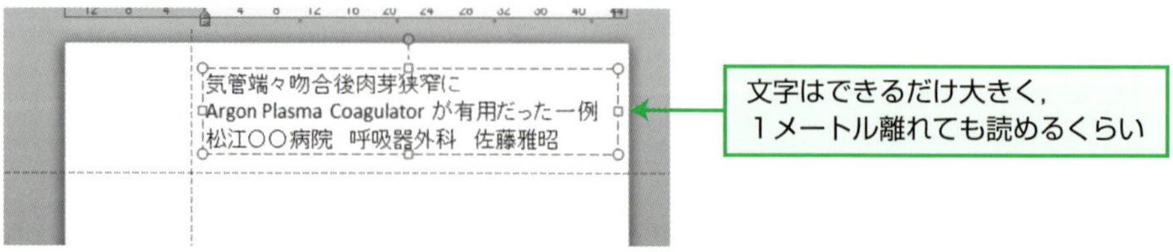

実際のポスターはこんな感じ！

①スライド形式のポスター

タイトルは，A4かB4をつなぎ合わせて作ればよい

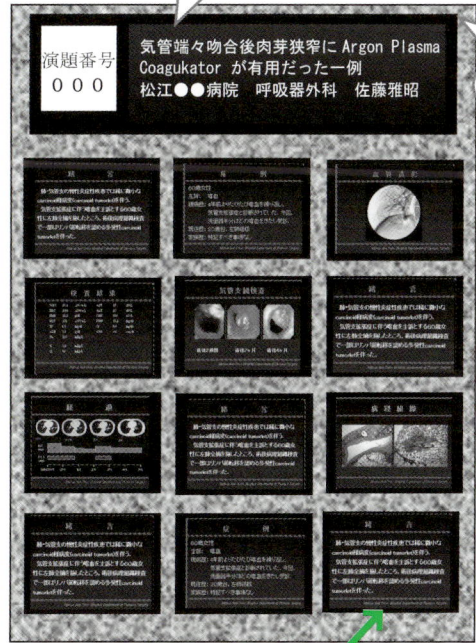

掲示板には，主催者側から配られるピンで留めることが多い

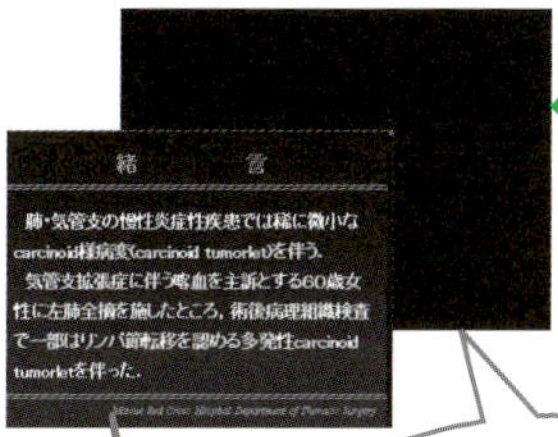

②一枚印刷のポスター

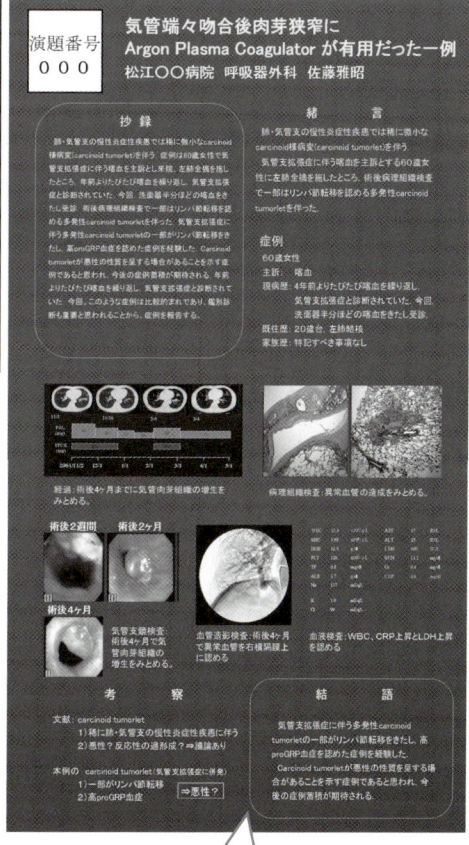

ポスターよりも少し大きめの色画用紙（なくてもよいが，裏の掲示板がただの板だったりするので，あったほうがよい）

A4またはB4の写真印刷用の用紙にカラープリンタで印刷したもの

一枚印刷はレイアウトが自由にでき，プロが印刷するので，仕上がりもきれいですっきりしていて，会場に貼るのも簡単。少し高くつくのが難点。

§7 ポスター発表

ポスターの特長を生かした発表

発表準備の手順で，ポスター発表とスライド発表に大差がないことは前述のとおりです。ここでは，ポスター発表の特長を理解し，発表をより効果的なものにしましょう。下に，フローチャートでポスター発表の特長を示します。

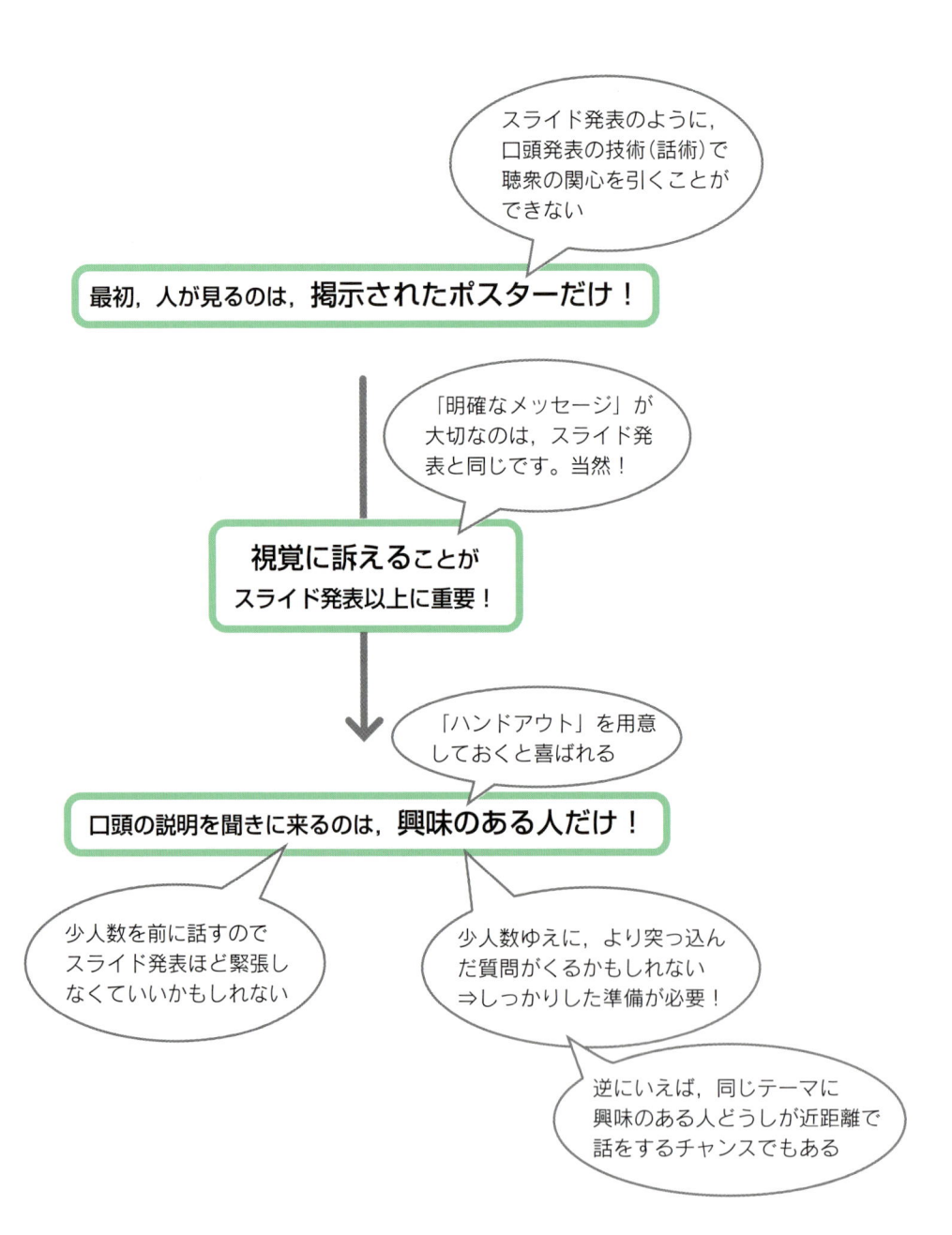

最初，人が見るのは，掲示されたポスターだけ！

- スライド発表のように，口頭発表の技術（話術）で聴衆の関心を引くことができない

↓

視覚に訴えることがスライド発表以上に重要！

- 「明確なメッセージ」が大切なのは，スライド発表と同じです。当然！

↓

口頭の説明を聞きに来るのは，興味のある人だけ！

- 「ハンドアウト」を用意しておくと喜ばれる
- 少人数を前に話すのでスライド発表ほど緊張しなくていいかもしれない
- 少人数ゆえに，より突っ込んだ質問がくるかもしれない ⇒ しっかりした準備が必要！
- 逆にいえば，同じテーマに興味のある人どうしが近距離で話をするチャンスでもある

1 最初，人が見るのは，掲示されたポスターだけ！

　ポスター発表の最大の特徴は，会場にポスターだけが設置されているということ。発表者が口頭で解説を加えるのは，定められたごく短時間のみです。したがって，ポスター自体が発表者に代わって語らなければなりません。たくさんあるポスターのなかで，パッとみて，まずは人目を引くビジュアル的なアピールが必要です。そして「読もうかな」と思った人が，ポスターを見ただけで，口頭の解説なしでも明快に内容を理解できなくてはなりません。

　ではまず，パッと見て人目を引く，あるいは少なくとも目をそらされないポスターとはどのようなものでしょう。パッと見て読む気をなくす悪いポスターには，①字が小さい，②文章が多くてくどい，③配色やフォントが見にくい，④全体の構成がわかりにくい，など，いくつか共通点があります。これを逆手にとって，字は大きく，配色は見やすく，スライド形式なら1枚の中に6～7行程度まで……という基本を守りつつも，言葉足らずにならないようにします。読みやすさの目安は1メートル離れても読めることです。配色，フォントについてもスライドと同じですが，印刷の都合で，バックグラウンドが白のままで，黒字で印刷したものがかなりあります。内容は変わりませんが，できればスライドの基本に従って，暗いバックに明るい文字で印刷するのがよいでしょう。

　ほかにもいくつかビジュアル面を改善する方法があります。フォントの大きさ，すなわち読みやすさは，印刷する紙の大きさでも変わるので，できればB4の用紙に印刷するのが理想的です。用紙も写真用の高品質のものを使いましょう。レントゲン写真などもきれいに印刷できるはずです。

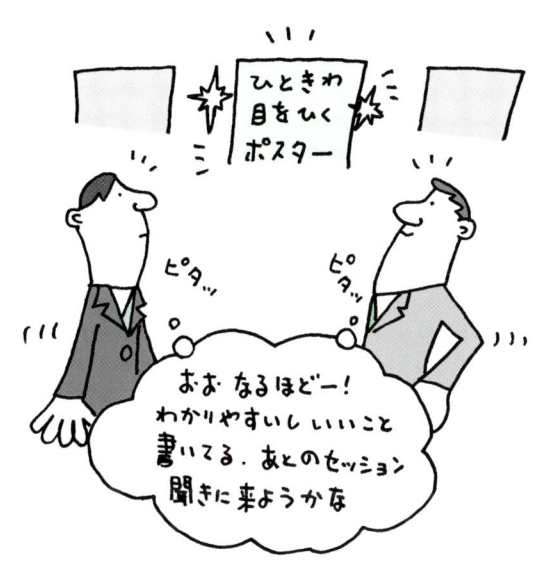

ポスターは，人目を引くこと，
そしてわかりやすいことが重要。

2 口頭の説明を聞きに来るのは，興味のある人だけ！

　ポスター発表では，定められた時間に口頭でのプレゼンテーションが予定されます。このときの聴衆は比較的少人数で，しかも聴衆と同じ目線の高さで説明を行うため，口頭発表を行う側としてはスライド発表のときよりも緊張しなくてすむかもしれません。

　しかし覚えておかなければならないのは，ポスター発表の口頭での説明というのは，そのセッションに特に興味のある人だけが集まっているということです。スライド発表のときよりも鋭く突っ込まれるかもしれませんので，やはりしっかりとした準備が必要です。言い方をかえれば，同じテーマに興味のある人どうしが近距離で直接対話でき，セッションの後でさらに話をすることもできるという，ポスター発表特有のメリットがあります。

　自分の発表に興味をもってくれる聴衆のために，ハンドアウトを作っておくとよいでしょう。これを見れば聴衆はいちいちメモをとる必要もなく，大変喜ばれます。作り方は簡単で，用意したポスターを縮小してA4の紙1〜2枚にしておくだけで十分です。これをポスター掲示する時点から，自由に取れるように置いておきましょう。

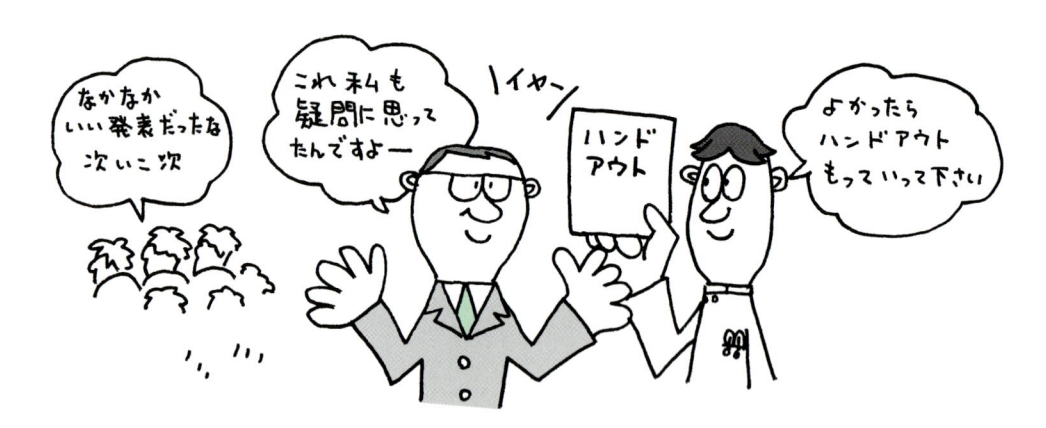

発表の後も重要。

第2章　口頭発表をしよう～スライド・ポスター・ビデオでの発表

§8 ビデオ発表

ビデオ編集はパソコン上で簡単にできる！
結局，映像を残してあることが1番肝心なのだ

　ビデオ発表の機会があるのは主に外科系の学会発表で，手術の場面が1番多いのではないかと思います。ビデオカメラや内視鏡備え付けのビデオで撮影された映像をパソコンに取り込み，編集自体も「Windows Live ムービーメーカー」などを使って非常に簡単に行えるようになりました。
　一方，発表はというと，学会会場の設備にも大きく左右されるため，学会指定の形式に注意が必要なのが現状です。

マスターポイント

☑ データ収集の「一期一会の精神」を思い出そう　☞第1章§2

☑ パソコンを使ったデジタルビデオ編集の基本原理をマスターしよう

☑ 主催者指定のビデオ形式に注意！

ビデオ編集の流れ

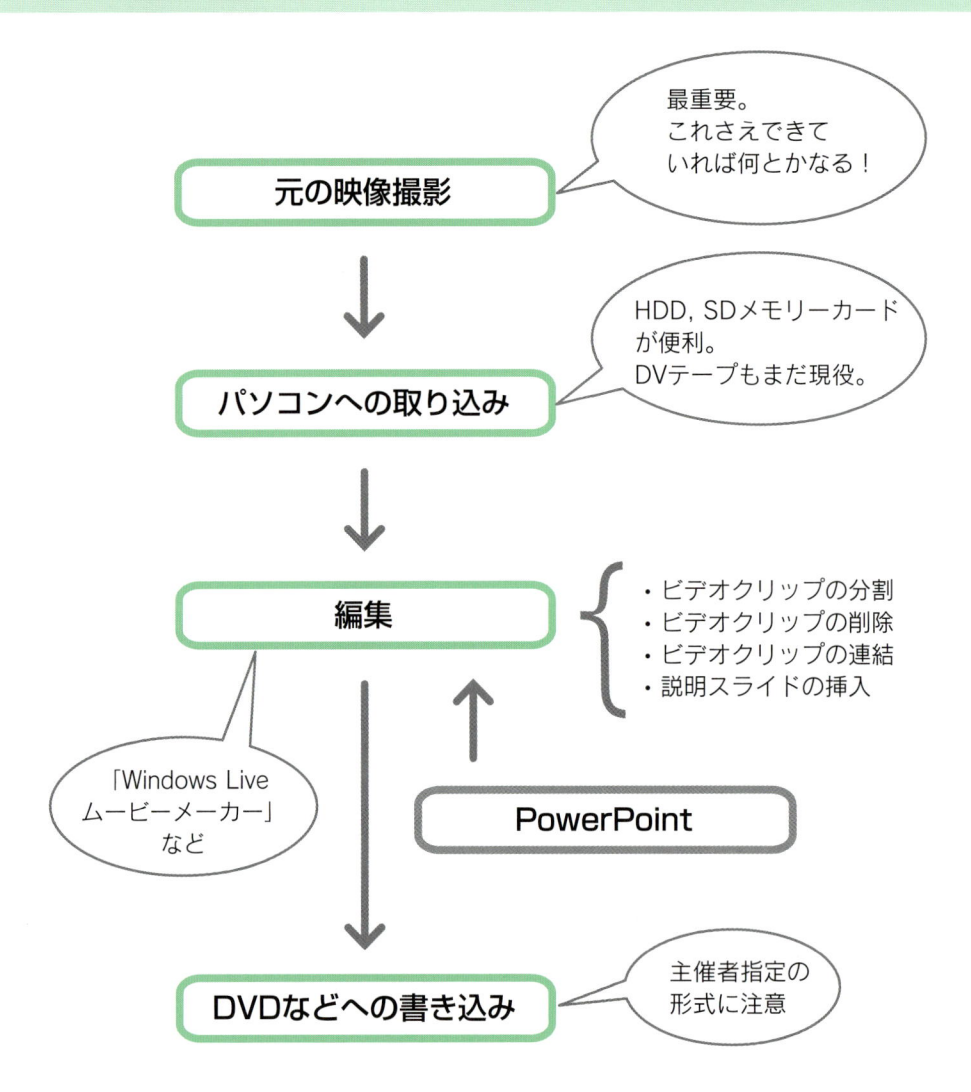

```
元の映像撮影  ← 最重要。これさえできていれば何とかなる！
     ↓
パソコンへの取り込み  ← HDD, SDメモリーカードが便利。DVテープもまだ現役。
     ↓
編集  ┤ ・ビデオクリップの分割
      │ ・ビデオクリップの削除
      │ ・ビデオクリップの連結
      │ ・説明スライドの挿入
     ↑
  「Windows Live ムービーメーカー」など      PowerPoint
     ↓
DVDなどへの書き込み  ← 主催者指定の形式に注意
```

　ビデオ編集に使えるパソコン用アプリケーションがいろいろと出回っています。凝ったビデオを作るなら，さまざまな機能を搭載している「Adobe premiere」などが利用可能ですが，学会発表用に手術ビデオなどを作成する際には，それほど凝ったものを作る必要はありません。さまざまな機能がありすぎてつい使ってみたくなるかもしれませんが，見ている方にとってはかえって煩わしかったりします。本当に役に立つとすれば色合いの調整機能くらいでしょうか。スライド発表と同じで，凝ったビデオを作るよりも中身が大切なのです。ここでは「Windows Live ムービーメーカー」と使い慣れたPowerPointを使って簡単にできるビデオ編集を紹介します。なお，ここで紹介する編集の基本原理とコツはアプリケーションにかかわらず普遍的なものです。

映像データのパソコンへの取り込み

　SDメモリーカードやカメラ内蔵のHDDからの取り込みは，直接パソコンのハードディスクにコピーするだけでよいので便利です。メーカー指定のアプリケーション（通常はビデオカメラに付属またはダウンロード可能）が必要になる場合もあります。

　DVテープは映像の保存媒体としては主流ではなくなってきていますが，まだ使っている方も多いと思われます。最近のパソコンではDV端子（IEEE1394, i.Link）のインターフェイスが標準搭載されているものが少なくなっていますが，パソコンへのIEEE1394インターフェイスボード（カード）の増設やS端子などでのアナログ接続などがあります。接続方法はパソコンとビデオカメラの機種にもよりますので，各メーカーにお問い合わせください。

編集作業

1 ビデオクリップの編集を行う

1　「Windows Live ムービーメーカー」を開いて，右の画面のように，編集したいビデオクリップやPowerPointで作成したJPEGファイル（後述）をドラッグ＆ドロップします。

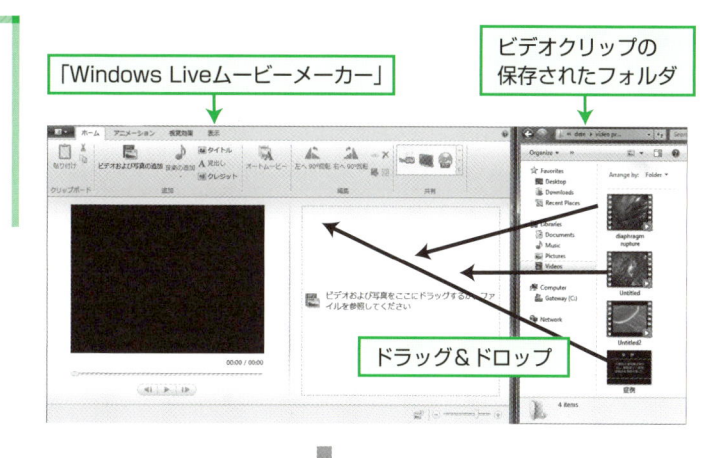

2　取り込まれたファイルがタイムラインにしたがって，画面の右側に表示されます。このとき，画面左側のプレビューには，画面右側の「バー」の位置の画像が表示されます。

＊：タイムスケールの調整は画面の右下で行います（タイムスケールを＋の方向に動かすと，より細かく編集ができます）。

＊＊：ビデオ全体の時間とバーの位置の時間はプレビューの右下に表示されます。

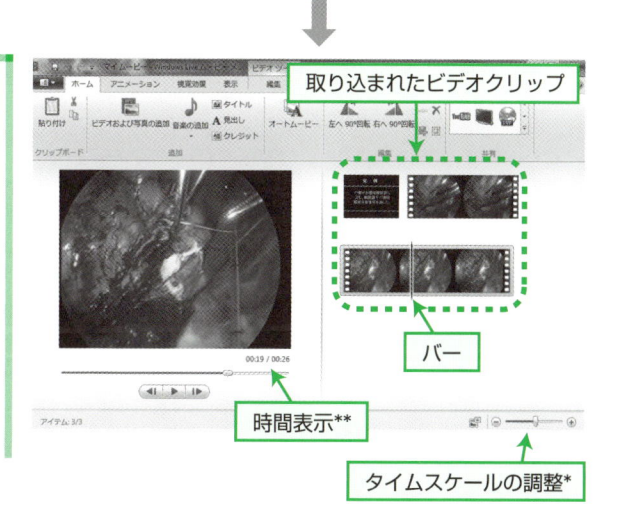

3 バーを右クリックすると，図のようなメニューが出てきます。1番よく使うのが「分割」で，これでビデオクリップを小分けにしてから，さらに「削除」で不要な部分を削ったり，ドラッグ＆ドロップでビデオクリップの順番を変えたりして編集を進めていきます。

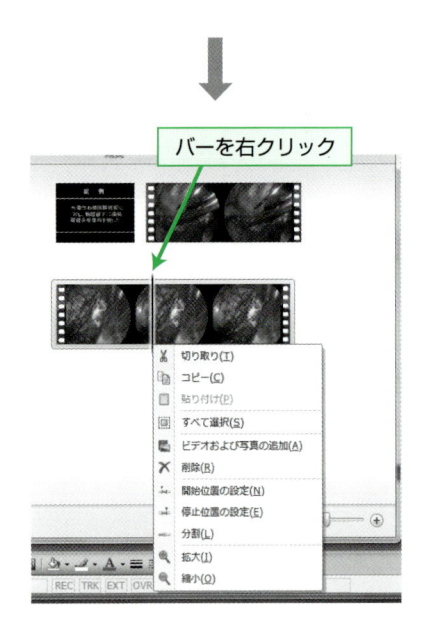

バーを右クリック

2 映像の合間に入れる解説などの静止画を用意する

「Windows Live ムービーメーカー」では，直接ビデオクリップの合間に解説などのタイトルを挿入することができますが，ここでは使い慣れており，しかもきれいなスライドを作れるPowerPointを使用し，作成したスライドを画像ファイルとして保存してから「Windows Live ムービーメーカー」に取り込む方法を紹介します。

1 PowerPoint上で通常のスライドを作成します ☞ §3 。

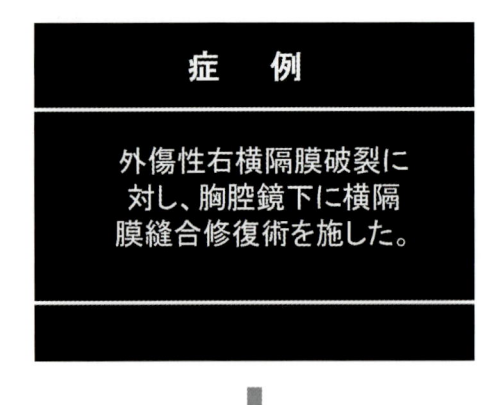

2 スライドをJPEG形式で保存します。PowerPoint 2007では「ファイル」メニューから「名前を付けて保存する」を選択し，「その他のフォーマット」を選択してファイルの種類を「JPEG ファイル交換形式(*.jpg)」を選び，「保存」をクリックします。

右図のように対象とするスライドを聞かれるので，「すべてのスライド」または「現在のスライド」を選択します。

3 あとは「1 ビデオクリップの編集を行う」で紹介したように，ドラッグ＆ドロップで挿入したい位置にスライドを挿入します。

挿入した静止画の表示時間は，「編集」タブの「再生時間」を調整して決めます。

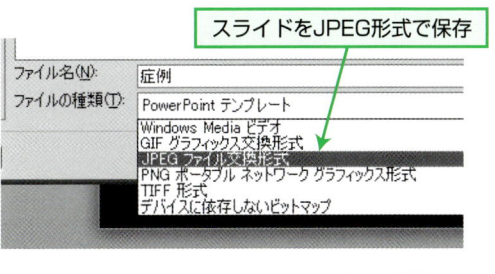

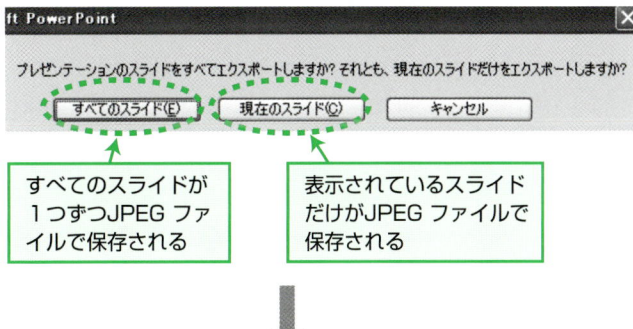

編集したビデオファイルの出力

ビデオ編集が終わったら，「ファイル」から「ムービーファイルの保存」を選んで指定の場所に保存します。必要に応じてDVDなどのメディアに焼き付けます。

実は，ここに大きな問題があり，学会主催者側がどのようなメディア形式でのビデオ発表を要求しているのかをチェックする必要があります。ビデオの形式はPowerPointのスライド発表ほど標準化されていないのが現状で，演者が手持ちのパソコンで作成したビデオファイルがさまざまな理由で学会会場のパソコンでは正常に動かないというトラブルが十分考えられます。そこで，2010年はじめの時点で日本国内の学会で最も一般的なのは，自分のラップトップパソコンを持ち込んで会場で接続し発表する形式のようです。多くは，写真に示すようなD-sub 15ピンと呼ばれるコネクタを介しての接続となると思われますが，主催者発表をご確認ください。また，パソコンを持ち込むよりも確実性では劣るものの，DVDに焼き付けて持ち込むことを求められる場合もあります。この場合，必ず自分のパソコンも持ち込んで，万が一正常に再生されない場合に備える必要があるでしょう。

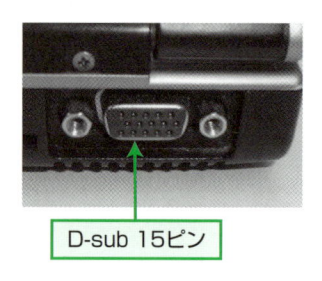

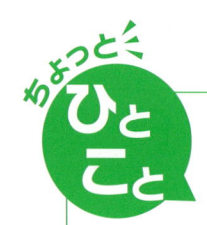

D-sub 15ピン

ちょっとひとこと　口頭発表の重要性と「村社会」としてのリサーチコミュニティ

私も研究者としての年月を重ね，国際学会での発表を繰り返すうちに，ますます口頭発表の重要性に気づかされるようになりました。それは「村社会」としてのリサーチコミュニティでface to faceの対話をする機会だということです。多くの研究者は，論文を読んだだけではあなたの言うことを（理解はしても）なかなか信じてはくれないかもしれません。それは論文の内容云々よりも，あなたのことを直接知らないということに起因している場合がかなりあります。研究者の社会は意外と狭く，村社会といっても過言ではありません。その村は思いのほか排他的だったりします。国際学会で顔なじみになり，直接あなたの口頭発表を聞けば，そのメッセージはかなりリアリティをもって受け止められるでしょう。インターネット等が普及し膨大な情報が世の中に溢れている今だからこそ，ライブで発表をすることには，聴衆の視覚と聴覚に直接的に訴えかけ，その場の空気を発表者と聴衆が共有する生々しさにその最大の意義があると言えるのではないでしょうか。

第3章 How To 論文発表をしよう

- §1 論文としての症例報告
- §2 最初に【症例・Case】を書け！
- §3 論文の要(かなめ)【考察・Discussion】を書く
- §4 【要約・Abstract】と【緒言・Introduction】を書く
- §5 図表を揃える
- §6 【参考文献・References】を作る
- §7 いよいよ投稿する

第3章　論文発表をしよう

§1 論文としての症例報告

論文にする，それは…
自分の発表に，時間と空間を超えた命を吹き込むこと！

（ちょっと大袈裟？いえいえ！）

　症例報告を含め論文として誌上発表を行うことは，学会発表——特に地方会や研究会のレベルの発表とは違った意味をもちます。論文として症例を発表した場合には，それを文献として手にした読者の明日の臨床に何らかのインパクトを及ぼす限り，エビデンスとしての意味をもつと言えます。

　また活字になって一度出版されれば，それは時間，空間を越えて人に伝わるという点も論文発表の大きな特長です。私が研修医の頃に発表した拙い症例報告でも，日本国内の思わぬ場所から反響があったり，ハンガリーやロシアから別刷りを送ってほしいと手紙がきたりしたときには，このことを実感しました。

マスターポイント

- ☑ 論文発表としての症例報告の意味を考えてみよう
- ☑ 日本語で書く場合と英語で書く場合との，メリット，デメリットを知っておこう
- ☑ どのジャーナルに投稿するかを考えるうえでのポイントを見定めよう

論文発表までの流れ

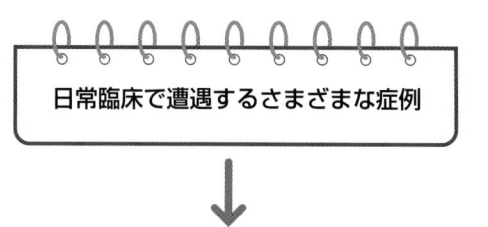

```
日常臨床で遭遇するさまざまな症例
          ↓
こんな症例は報告できるかも…
〜テーマになりうる症例の4パターン〜
・稀な症例
・診断が困難だった症例，または診断に工夫を要した症例
・予想外の経過をたどった，または予想外の合併症を生じた症例
・理論的に正しい新しい治療方法，または比較的稀な疾患の治療法
    ☞ 第1章§1
          ↓
発表テーマの決定
 —発表準備の第1段階—     発表できるか検討
                       ・人に聞く（最重要）
                       ・文献の予備検索
                       ・教科書の流し読み
                         ☞ 第1章§1
          ↓
本格的な情報収集
 —発表準備の第2段階—     ・症例データ収集
                       ・文献検索
                       ・教科書
                       ・孫引き
                         ☞ 第1章§2〜7
          ↓
日本語で書くか英語で書くかを決める
          ↓
どのジャーナルに投稿するかを決める
          ↓
実際に書く！  ☞ §2〜7
```

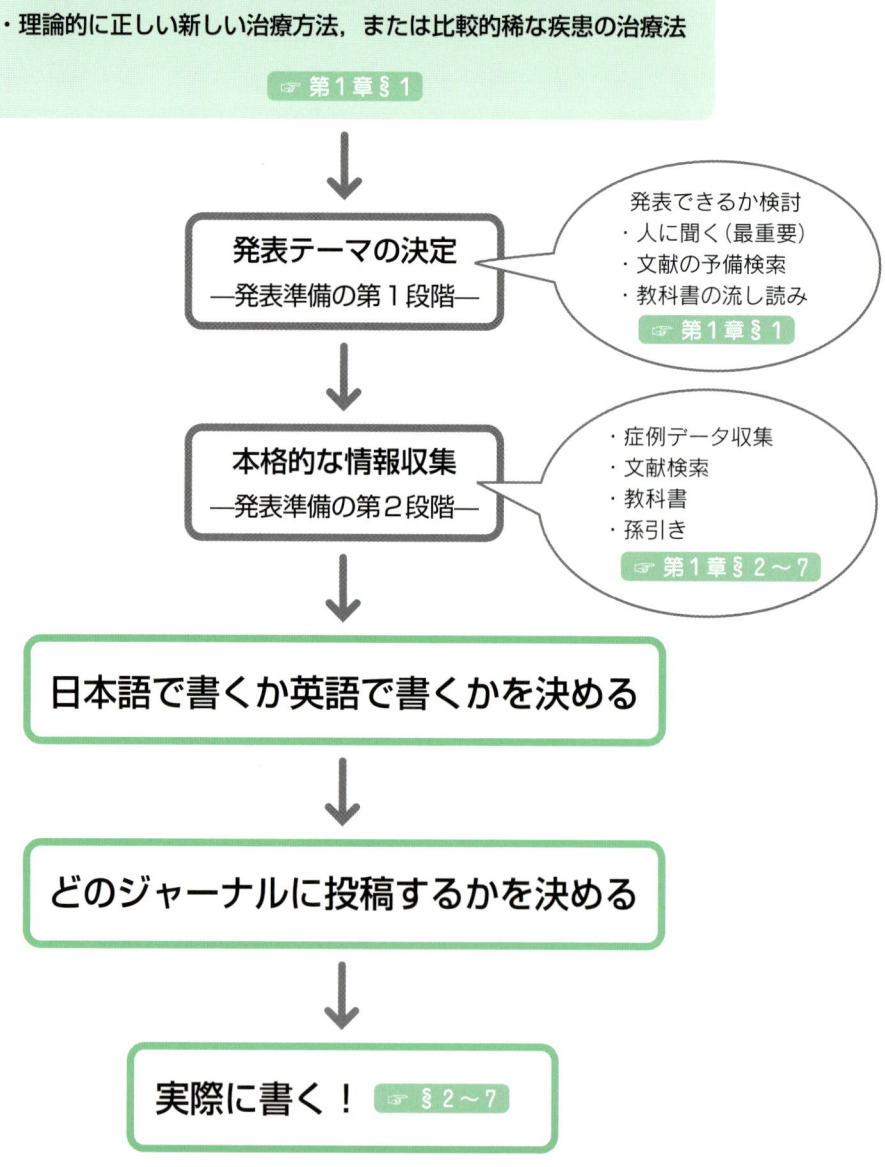

どんなときに論文にしようと思うか？

　日頃から，症例報告できそうな症例のイメージをある程度描いておき，そのうえで臨床に臨むことです。まずはプロローグでも挙げた4つの条件を満たすかどうかを，スクリーニングし，どうやら発表に値しそうだとなれば，第2段階として本格的な情報収集を行います。基本的にはここまでの作業は口頭発表と大差ありません。そしていよいよ執筆に入ります。

　もっとも発表の性質上，文献検索はより緻密でなければなりません。口頭発表での2～3分の討論と異なり，詳細な「査読」がなされるので，口頭発表よりも高いレベルで発表の論理性，議論の整合性などが求められるといってよいでしょう。

日本語で書くか，英語で書くかの決定

　論文を書く作業の最初の大きな分かれ目は，英語で書くか日本語で書くかという問題です。発表する言語が決まれば，ジャーナルが変更になっても融通が利きます。ジャーナルによって発表の形式も要求されるページ数も異なりますが，日本語から英語，あるいは英語から日本語に変更する場合に比べれば，ジャーナル間での変更の労力はそれほどではありません。

1 それぞれの言語の特徴

　英語の論文は，症例報告でもしっかりとした論理性を求められます。英語の文章を書く際には，接続詞や接続副詞の使い方，パラグラフの構成など，文と文のつながりや全体の構成にかなり気を使わなければなりません。一方，日本語の論文は，もちろんわれわれのnativeとしての書きやすさがありますが，それを差し引いても，言語の特性上，文章の展開や一文一文のつながりという面でややルーズであるといえます。したがって，ある程度気楽に書くことができるので，労力が少なくて済むのは事実です。

2 掲載のされやすさ

　私の印象では，正直なところ日本語のジャーナルのほうがはるかに掲載されやすいようです。今まで日本語で書いてrejectされたことはありませんし，手直しを求められた場合でも基本的に好意的で最後には掲載してくれました。また症例報告を載せるジャーナルが数多くあります。英語のジャーナルでも，日本で出版されているものは比較的掲載されやすい印象です。英文誌では有名誌になるほど，掲載されるケースレポート自体少なく，世界中から多くの論文が投稿されるため，門前払いをくらうことがかなりあります。

3 エビデンスとしての価値

　プロローグで述べたように，誌上発表としての症例報告にはエビデンスとしてのある

程度の強さが求められます．逆にいえば誌上発表されたものは，MEDLINEや医学中央雑誌などのデータベースにその記録が半永久的に残りますから，いつかどこかの誰かがあなたの書いた文献を「エビデンスとして」必要とするときがくるかもしれません．そう考えてみると，より良い発表内容はできれば英語で発表したいと私は思います．日本語で発表した場合には，世界的にみると読める人がかなり限られています．翻訳してまで読んでくれる人は皆無でしょう．英語で発表すれば，かなり多くの人に読んでもらえる可能性があります．つまり発表形式としては英語で発表したほうが価値はあるのです．

4 自分自身のトレーニング

　私は研修医の頃，主にこの点に主眼を置いて英語のケースレポートを発表しましたが，非常に良いトレーニングになりました．英語の文章を書くことはnon-nativeである我々には大変な作業ですが，将来，症例報告にとどまらずさまざまな研究発表，臨床発表を行うときに備えてトレーニングするのです．

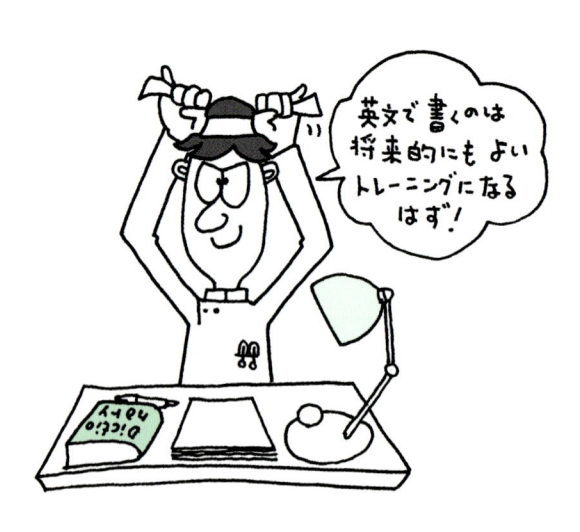

「自分自身のトレーニング」という視点をもって，
英語で書けそうな論文なら書いてみよう．

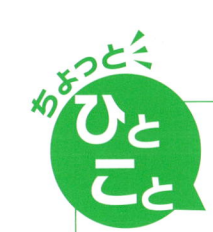

ちょっとひとこと 英語論文を書くときの「力点」

　ただパソコンの前に座っただけでは，論文として発表できる洗練された英文は出てきません。最初のうちはさまざまな論文や教科書の表現を拝借して自分の発表に合うよう作り変える作業になります。英作文ならぬ英借文になるわけです。Case Reportの冒頭でみられる，"A 56-year-old man was admitted to our emergency department for abrupt hemoptysis." とか "A 65-year-old woman presented complaining of difficulty swallowing." という言い回し1つをとっても，初心者がいきなり書けといわれたら（たとえ英語が得意な人でも）どのように書けばよいのかわかりません。ある程度決まった書き方，言い回しというものがあるのです。それを最初のうちはとにかく真似していくことです。

　ところで我々non-nativeは，どの程度の英語を書くことが要求されているのでしょうか。世間にはさまざまな英語論文の書き方の本が出回っていますが，本当に難しい問題です。個人的には次の結論に至っています。「ある程度のところで「細かい表現」は添削業者に任せる」。

　正直なところ，いくら頑張って書いてもnativeのようには書けません。英語論文の添削業者が多数あるので利用をお勧めします。A4ダブルスペースで1枚2,500〜3,000円程度が相場です。どうしてもnon-nativeが克服できない，語法上の問題や微妙な言い回しの不自然さを添削してもらえるので，非常に助かります。絶対に直しようのない完璧な英文を書こうなどと気を張らず，自分の意図している内容が添削業者に確実に伝わるレベルを目指すべきです。

　しかし添削依頼をする以前に，我々日本人が力を入れて勉強すべきことがあります。英語の論理性です。これは添削では直してもらえません。実際書いてみると，文法的に正しくても最初はかなりの矯正が必要でしょう。その点は指導医の先生に見てもらうとよいと思います。私の場合は研修医の頃，「1つ1つの表現に自信がない」ということを随分指摘してもらいました。日本語論文では「○○と考えてよいだろう」とか「○○の可能性は否定できない」といった婉曲的な書き方がなされているのを見かけますが，英語で同じような感覚で "We may well consider…" とか "We cannot deny the possibility…" といった表現を使うと，たとえ文法的に正しくとも，とても回りくどい印象を与え説得力を欠くか意味がおかしくなります。自分が考える内容にmay well（〜してもっともだ）というのもおかしな感じがしますし，possibility なのだから否定できないのは当たり前です。

　"We consider…" とか "There is a possibility…" とストレートに書けばよいのです。

　文章全体の展開のしかたについても同じことが言えると思います。パラグラフごとにtopic sentenceを置き，support sentence で肉付けし，理由付けし，説得力をもたせ，concluding sentence で主旨を再確認する。この単純な流れを繰り返しながら，全体としてはIntroductory paragraph, Body paragraph, Concluding paragraphという構成をとる。

　これは，言うはやさしいのですが，かなり意識しないと書けません。私の場合，トロント大学の大学院を受験するにあたって，TOEFLのなかのTWE (Test of Writing English) で6.0点満点の5.0点を要求されていたので，これを機会に英文エッセイのライティングの勉強をしました。このとき文法的に正しくても英文の流れとして不完全であることから何度も添削指導を受け，つくづく自分が日本人であることを痛感したものです。

ポイント

> 一度，日本語で英文直訳をするように書いてみる→論理構成が正しいかどうか検討する

どのジャーナルに投稿するかの決定

どのジャーナルに投稿するかが残る問題です．自分の扱っているテーマに関係したジャーナルで，どこにどれくらい症例報告が掲載されているか，そしてそれらはどの程度の内容なのか，という点は，賢い投稿（＝rejectされない投稿）をするうえで重要です．症例報告を多数載せているからといって掲載されやすいとは限りませんが（その分投稿も多いでしょうから），ほとんど載せていないジャーナルに送るよりはチャンスがありそうです．この問題に関してはやはり，指導医の先生と相談してみましょう．また図書館にある雑誌を見て，自分のもっている症例だとどのあたりに掲載されそうか研究してみましょう．

どのジャーナルに投稿するかある程度絞り込めたら，投稿規定を調べてみます．投稿規定は各ジャーナルのweb siteで確認することができます．

実際に書き進める際にも，投稿しようと思っているジャーナルに掲載された論文を手元に置き，その構成を常に参考にしながら作業を進めると効率的です．また，投稿規定はしばしば変更されることがあるので，最新のものを手に入れるようにしましょう．

論文の言語と投稿先が決まれば，いよいよ書く作業に入ります．次のセクション以降で解説します．

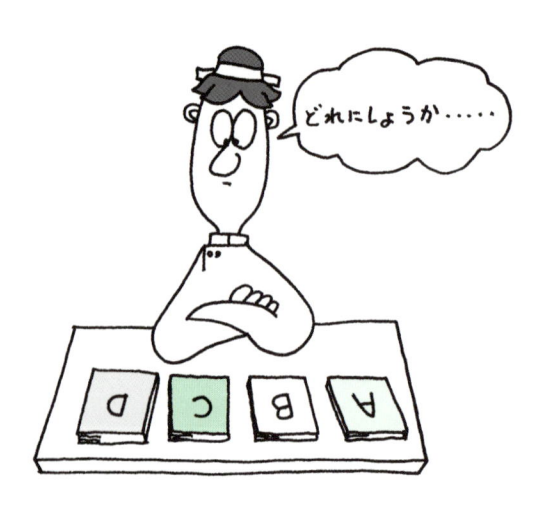

実際に掲載されている論文を見比べて，どのジャーナルに投稿するか決めよう．
指導医の先生の意見も参考に．

第3章　論文発表をしよう

§2 最初に【症例・Case】を書け！

まず最初に【症例・Case】のパートを書く！
しかもありのままに書く！

　症例報告には，およそ共通する流れ（構成）があります。しかし実際に執筆するときには，必ずしもこの流れの順に書き進める必要はありません。
　まず，【症例】から書きはじめましょう。得られた事実を最初に整理し直すことで症例に対しての洞察が深まり，より説得力のある理論が展開できるはずです。足りないデータがあることに気づいたとしても，今ならまだ間に合います。
　【症例】では，起こったことをありのまま，時間の経過に沿って書きます。ですから，そこにあるすべては客観的な情報になるはずです。それが説得力につながるのです。淡々と，直球勝負でいきましょう。

マスターポイント

- ☑ 実際に掲載される論文（症例報告）の流れを知ろう
- ☑ 【症例・Case】⇒【考察・Discussion】の順に書こう
- ☑ 【症例・Case】はありのままに書こう

掲載される症例報告の流れはこうだ！

論文の流れは，日本語でも英語でもほぼ同じで次のようなパートに分かれています。

① 【緒言・Introduction】：導入部分。読者を論文の話題に引き込みます。
② 【症例・Case】：症例経過の詳細を記述します。
③ 【考察・Discussion】：症例から得られたデータと文献に検討を加えます。
④ 【結論・Conclusion】：考察を受けての最後のまとめです。

これに

⑤ 【要約・Abstract】：論文の要約です。
⑥ 【参考文献・References】：議論に引用した文献の一覧です。
⑦ 【図表・Figure / Table】：必要に応じて図表を用いて説明します。

がつきます。ジャーナルによっては①【緒言・Introduction】や，④【結論・Conclusion】がないこともあります。

順番どおりに書く必要なし，戦略的な書き方は【症例】⇒【考察】だ

実際に書き進めるうえでは，先ほどの①〜⑦の順番で書く必要はありません。お勧めは，【症例・Case】から始めて，次に【考察・Discussion】を書くことです。残りは，必要な構成要素が満たされればどの順番で書いても問題ないでしょう。

【症例】から書き始めるのにはいくつか理由があります。【症例】を書いていくうちに症例に対する洞察が深まり，次に書く【考察】に影響を与えるということはよくあります。また，【症例】を書くなかで，データや画像の不足，またはさらなるデータや画像を追加したほうが説得力が増すことに気がつき，その準備に時間をとられることが非常に多いのです。こうした追加作業をこの時点から並行して始めていれば，不足している資料を補っている間に執筆作業を進めることも可能です。

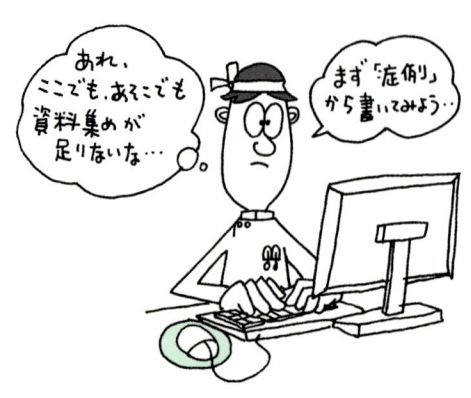

まずは【症例】から書こう。
気づくことが多い。

【症例・Case】の構成

1 まず、患者のアウトラインと主訴を明記します。

「○○歳男性が××を主訴に受診した。」

2 今回のエピソードと関連の深い現病歴を紹介します。

「4年前より関節リウマチと診断され治療を受けていた」

3 既往歴、家族歴を紹介します。

「既往歴、45歳時に○○、家族歴に特記すべき事項なし」

> 今回のエピソードとの関連が薄く臨床上重要でない既往歴、家族歴は省いてよい

4 受診時現症としてバイタル、意識レベル、身体所見などを挙げます。

「意識は清明、血圧…、両側下肺野に fine crackle を認めた」

> スペースの都合上、すべてを細かく記すことはできないので、ポイントとなる所見のみ

5 検査所見。示したいデータが多いときは、表にしてもかまいません。

「WBC16,000/mm^3、CRP4.0mg/dL…」

> 症例によっては後に別の結果になる場合もあるでしょうが、この時点での診断を書きます

6 この時点で考えられた診断、または鑑別診断を記します。

「…により△△と診断した」
「△△、××、…が鑑別診断として考えられた。」

7 治療の経過を記します。

「○○によって入院5日目に…」
「■■にかかわらず、治療開始3日目には…」

> 治療の経過を時間経過に従ってありのままを記す

8 治療の結末を記します。

「治療開始●日目に退院、以降12ヵ月間、再発なく社会復帰している」

【症例・Case】をありのままに書く －実はこれが難しい－

【症例・Case】の原則は「症例の経過を，時間経過に沿って，ありのまま呈示する」ということになります。すべてを記載することはできないので情報を取捨選択する必要がありますが，著者の主観が入るのはこの取捨選択の作業だけのはずです。あとはすべて客観的な情報になります。身体所見や鑑別診断はその時点では「主観的」な部分もあり，またその時点での「印象」も重要な情報であることがありますが，症例報告を行う時点ではそれらも含めて「客観的なデータ」と考えてください。

ここはありのままに客観的に書けばよいところなので，小細工は必要ありません。慣れないうちは，この部分でもあれこれと頭を悩ませて，言い回しに気を使い過ぎ，「客観的な事実」のみを書けばよいのに主観的で婉曲な書き方になりがちです。次の2つの悪い例で見てみましょう。

《例1》 「CTでは右肺上葉に腫瘍と思われるmass lesionを認めた」
　　　　Chest CT demonstrated a mass lesion in the right upper lobe of the lung, which seemed to be a tumor.

《例2》 「病理標本では炎症性変化として矛盾しない所見であった」
　　　　In the histopathological study, the findings were considered to be inflammatory changes.

どちらも医者同士の会話や所見用紙の記載としてはよく見受けられるものですが，論文として発表するときにこのような婉曲表現を使うと，一層，客観性が損なわれますし，これが英語になるとさらに不自然になります。

《例1》では「腫瘍と思われる」が主観であり客観的な所見ではありません。「腫瘍（悪性・良性を含めて）」は鑑別診断として挙げられるべきですから画像所見をひととおり述べた後で，「鑑別診断として腫瘍が考えられた」という表現になるはずです。データはデータ，そこから出される結論は結論として区別すべきです。「～と思われる」も客観性を損なうので，ここでは避けたい表現です。

《例2》では「～に矛盾しない」が婉曲的です。論文上の表現としては「炎症性の変化であった」でよいと思います。事実は違うかもしれませんが，確かに病理組織学的には炎症であった，という客観的データでよいでしょう。英文では「矛盾しない」という言い方が非常に不自然なのでconsiderを使っていますが，それでもデータを述べる部分で用いる表現ではありません。

いずれの例も血液検査の数値と異なり人の目が判断するため，主観的に，そして判断が誤っている可能性への不安から普段は婉曲的表現になりがちな検査です。実際の臨床ではこのような態度もありうると思うのですが，ひとたび論文となると，説得力が必要です。婉曲表現を使えば使うほど論点がボケてしまいますので，淡々と直球勝負で書いてください。

§2 最初に【症例・Case】を書け！

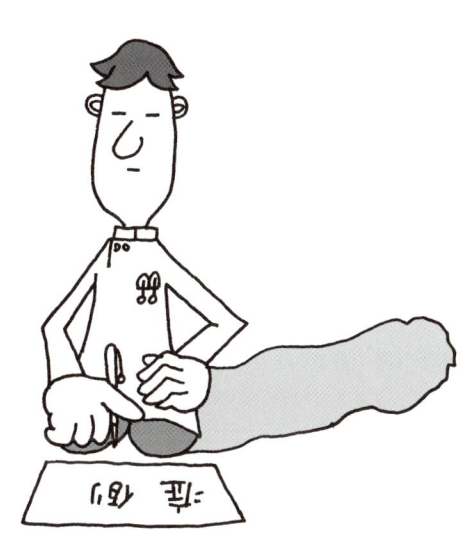

「症例」は経過をありのままに呈示する部分。
「淡々と」書き上げるべし。

第3章　論文発表をしよう

§3 論文の要（かなめ）【考察・Discussion】を書く

【考察・Discussion】は3段構え
→『考察の出だし』『考察の核』『結論』
さらに「考察の核」は3段構成…
　　これがまさしく論文の核！

　客観的な記述に徹する【症例】に対して，【考察】は執筆者の思考に照らして論ずる，論文の核です。多くの読者の関心もここに寄せられていることでしょう。
　では，説得力のある【考察】は，どのようにすれば書けるのでしょうか。読者の関心を引き寄せる『考察の出だし』，議論の中心となる『考察の核』，そこから導かれる『結論』，このような整然とした構成で議論を展開することによって，明解な方向性と説得力を備えた【考察】ができるはずです。
　ここでは，症例報告の価値を高める【考察】，特に中心となる『考察の核』の書き方を，具体例を交えながら詳細に説明していきます。

マスターポイント

- ☑ 症例報告論文の中の【考察・Discussion】の役割を知ろう
- ☑ 【考察・Discussion】の基本構成—『出だし』『考察の核』『結論』をマスターしよう
- ☑ 『考察の核』の3段構成を理解し，論文の核としての重要性を考えよう

【考察・Discussion】の役割

　【考察・Discussion】は著者が自分の思いどおりに議論を展開し，主張できる部分です。【症例・Case】の呈示は基本的に客観的なものですから，【考察】のしかたによって報告の方向性や価値が変わります。

　思いどおりといっても説得力ある【考察】にするには，ある程度決まった展開のしかたがあります。読者を議論に引き込む『考察の出だし』，議論の中心となる『考察の核』（と私が勝手に呼んでいるもの），そして『結論』です。

　『考察の核』はさらに3段構成からなり，①報告する症例から得られたデータを分析し，②過去に蓄積された文献データを持ち出し，③適切な推察や論理展開を用いて，なぜこの症例は報告に値するのかという「報告のポイント，論点」を読者に納得させます。

　そして結論でこれをまとめ，さらに「この症例報告がエビデンスとして今後どのように役立つ可能性があるのか」主張します。これらの構成をしっかり構築しておくことは，論文そのものの骨格をしっかりしたものにすると同時に，§4で【要約・Abstract】【緒言・Introduction】を書く際にもそのまま使えるので，執筆作業を一気に加速させます。

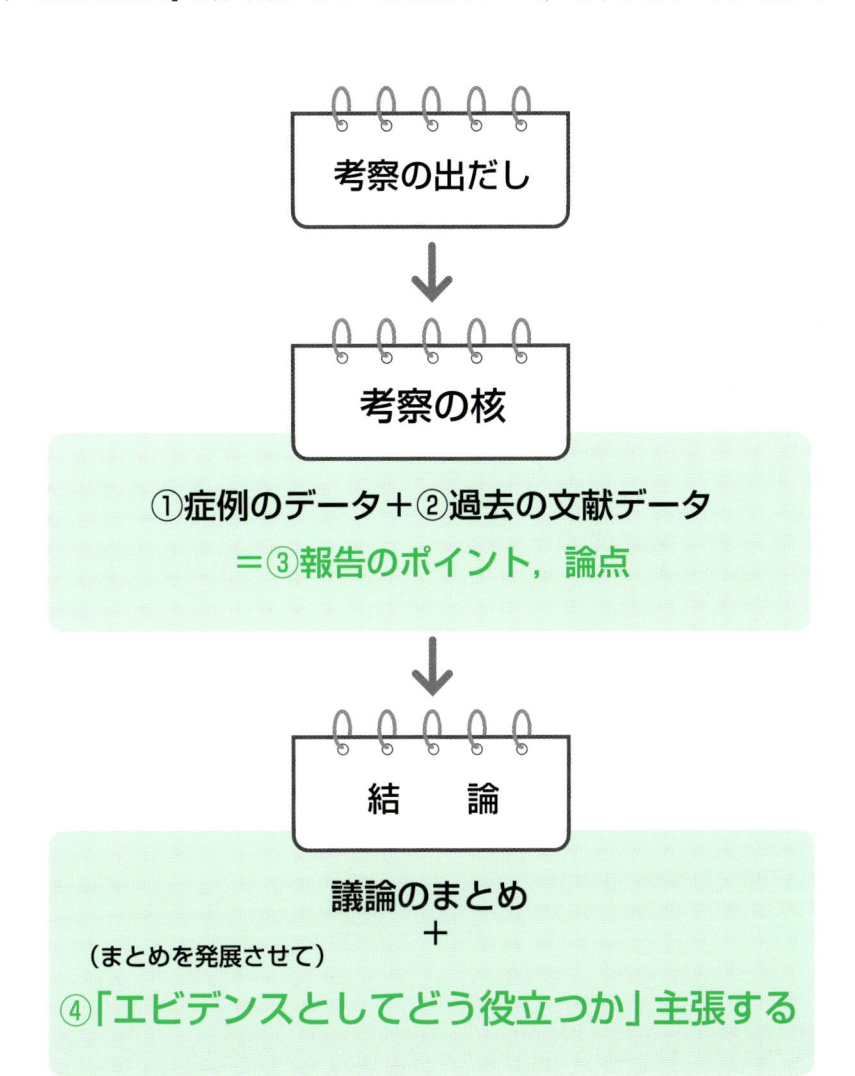

考察の出だし

↓

考察の核

①症例のデータ＋②過去の文献データ
＝③報告のポイント，論点

↓

結　論

議論のまとめ
＋
（まとめを発展させて）
④「エビデンスとしてどう役立つか」主張する

『考察の出だし』

　　自然に読者を考察の議論に引き込むための導入部分であり，一般的，常識的な内容を取っ掛かりにして徐々に論文のテーマに近づくよう展開します。2つの段落で『考察の出だし』を書くようにまとめていますが，状況によっては1段落または3段落以上になることもありえます。要は段落の数ではなく，どうやって読者を議論に引き込むかということです。

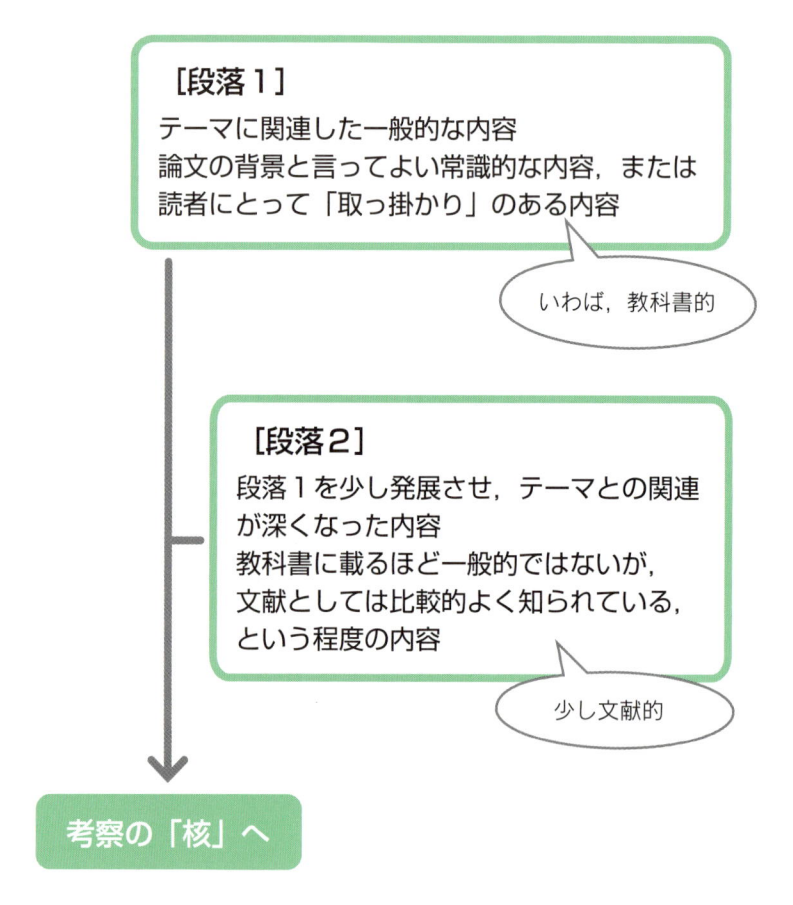

[段落1]
テーマに関連した一般的な内容
論文の背景と言ってよい常識的な内容，または読者にとって「取っ掛かり」のある内容

いわば，教科書的

[段落2]
段落1を少し発展させ，テーマとの関連が深くなった内容
教科書に載るほど一般的ではないが，文献としては比較的よく知られている，という程度の内容

少し文献的

↓
考察の「核」へ

『考察の出だし』の具体例

以下に,「稀な家族性自然気胸」の症例報告を用いて解説していきます(各段落中の＊は文献の引用部分)。

(段落1～6は 佐藤雅昭 他:女性に多発する家族性原発性気胸の1家系. 日本胸部臨床61:158-162, 2002 より引用・改変)

[段落1]

> 原発性自然気胸の発生頻度は報告によって異なるが,人口10万人あたりの年間罹患率が9人程度である＊. 罹患者は34歳以下であることが多く,男性が女性より4～6倍罹患する頻度が高いとされる＊. 喫煙が重要な危険因子であるとされ＊,体型は痩せ型であることが多く,身長に比して肺の高さ(肺底部から肺尖の距離)の割合が高いとも言われている＊. 発症原因としては肺尖付近のblebの破裂が最も多い＊.

解　説　自然気胸についての一般的な話。疫学,発生病理等を述べている。発生頻度や発症者の体型等の特徴,病理の一般論を述べることで,後の議論で出てくる報告例の特異性を浮き彫りにする役目もある。

[段落2]

> 家族性自然気胸はFaberが1921年に報告して以降＊,世界各地で稀なケースとして報告例が散見される. Marfan症候群やEhlers-Danlos症候群など自然気胸を合併しやすい遺伝性疾患と区別するため,特に基礎疾患のない原発性気胸が家族内に多発する場合を家族性原発性気胸と呼ぶべきであろう.

解　説　報告のテーマである家族性自然気胸についての一般的な話。[段落1]よりは専門的,文献的な話になる。

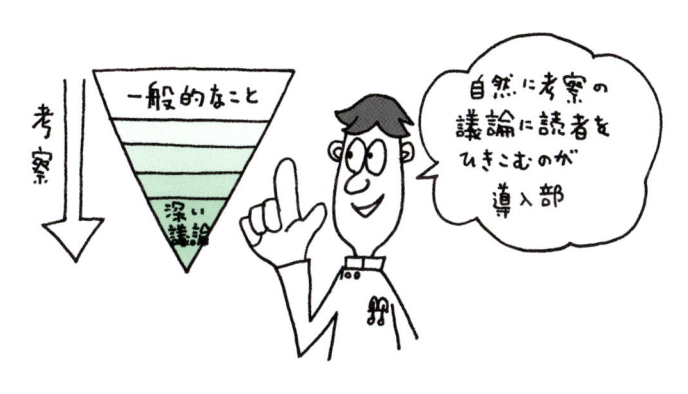

『考察の核』

考察の議論を進めるうえで，①症例のデータと②過去の文献データは車の両輪のようなものです。【症例・Case】のなかで問題となる話題について，①と②のデータを対比し，そのつど結論を導きます。この結論は議論の展開によって，③報告のポイント，論点となることもあれば，後に続く議論のための前提となる場合もあります。たとえば，「ある疾患についての治療方法」が報告のポイントである論文では，そもそもの診断が正しかったのか，という問題点についても議論しておく必要があり，これが前提となって，治療法に関する議論ができるわけです。各段落で①⇔②⇒結論（③報告のポイントを含む）という3段構成の議論を展開し，最終的にはこれらを総合して，④エビデンスとしてどのように役立つかを導きます。

具体例も参考にして『考察の核』における議論の展開のイメージを作りましょう。

本文の内容例	議論展開のイメージ

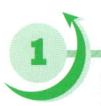

1 診断αについて
「診断内容・方法は正しいか？」
・検査A，所見Bから疾患αと診断した

・報告では疾患β，γとの鑑別が必要

・診断は正しい

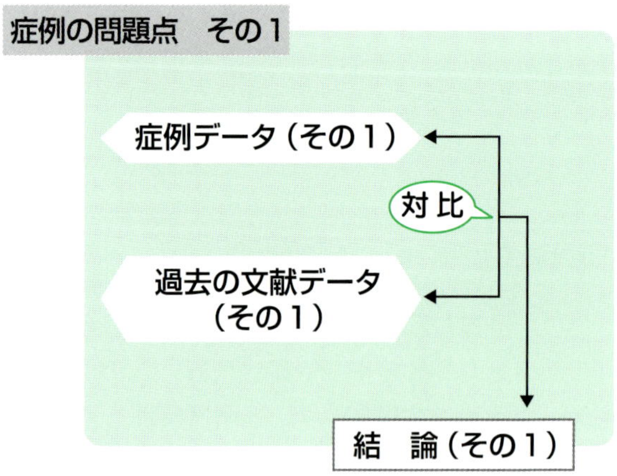

症例の問題点　その1

症例データ（その1）
　　　　対比
過去の文献データ（その1）

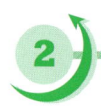

結論（その1）

2 治療Yについて
「なぜ，どのように行ったか？」
・治療Xが無効だったので治療Yを行い成功した

・報告では治療Xが第1選択，治療Yの報告はない

・治療X無効例で治療Yが有効
　（これは③報告のポイントです）

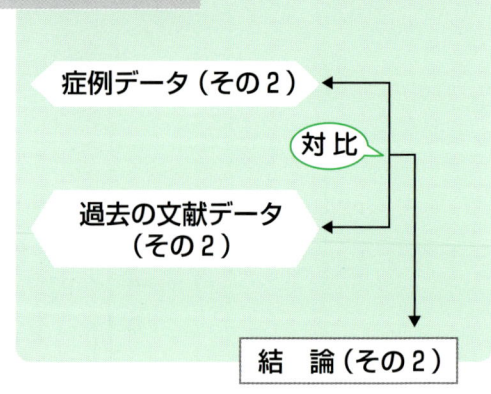

症例の問題点　その2

症例データ（その2）
　　　　対比
過去の文献データ（その2）

結論（その2）

③ 治療Yについて
「なぜ有効となったのか？」

・検査値θが高値を示した

・報告ではθの高値には病態Δが関与しているらしい
　治療Yは病態Δに効果があることが知られている

・治療Yが病態Δに作用し，結果的に疾患αに有効に働いた可能性がある

④ 治療X無効の疾患α例で，治療Yが有効である可能性がある

（つまり，そのような症例には治療Yを試みる価値がありますよ！）

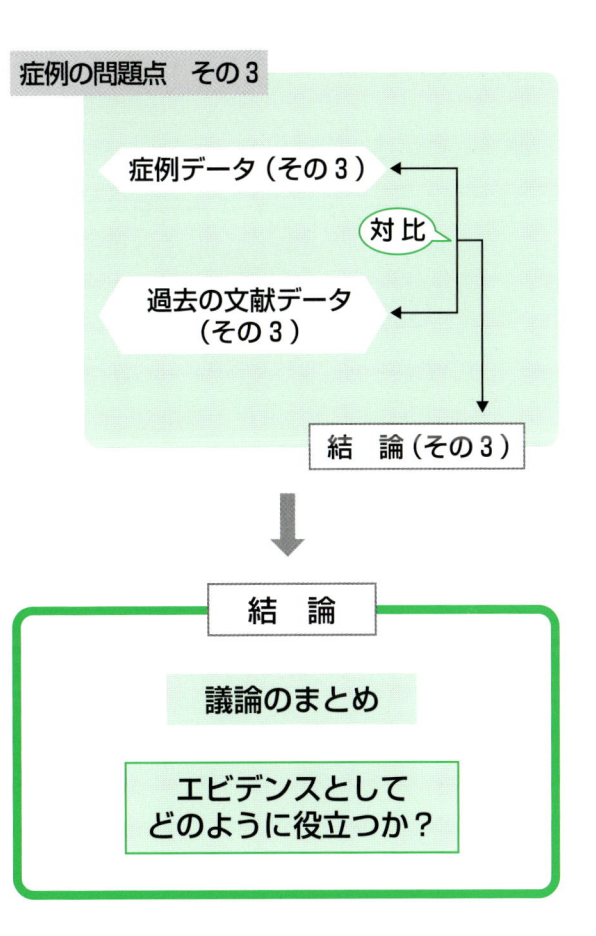

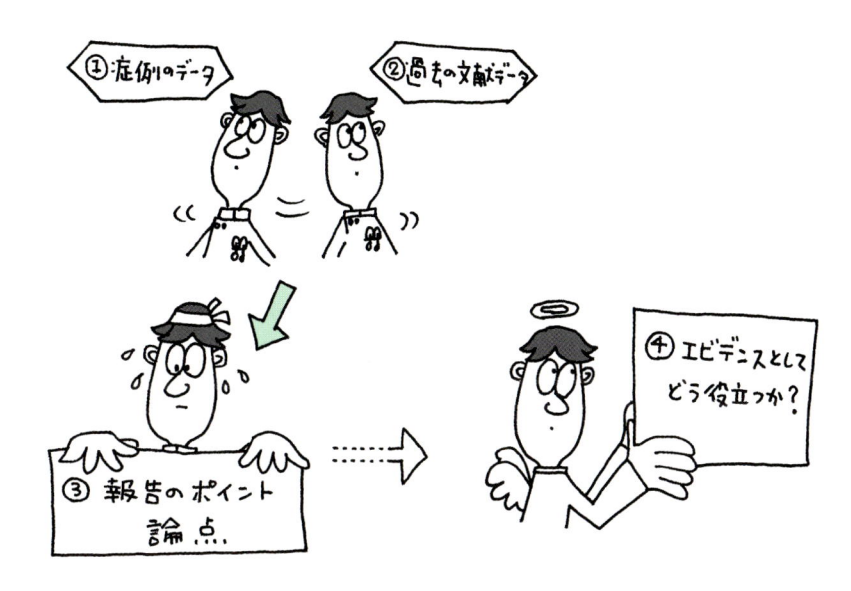

症例の問題点　その3

症例データ（その3）
　　　　　　　　　対比
過去の文献データ（その3）

↓

結　論（その3）

↓

結　論

議論のまとめ

エビデンスとして
どのように役立つか？

『考察の核』の具体例

[段落3]

　図1の家系図で示すように本例は女性を中心に家系内に自然気胸が多発している家族性自然気胸である．女性の自然気胸では，月経随伴性気胸，リンパ脈管筋腫症（lymphangioleiomyomatosis；LAM）を念頭に置いて精査すべきだが*，我々が直接診療にあたった2人の患者については臨床像，病理所見よりいずれも否定的であった．Marfan症候群やEhlers-Danlos症候群，alpha-1-antitrypsin欠損症など自然気胸を合併する遺伝性疾患も考慮する必要があるが，本例では否定的であった．家系内の他の気胸発症者5人についても，病歴上は続発性自然気胸を示唆するエピソードは認めず，**家族性原発性気胸の一家系であると考えられた．**

解　説　①症例データと②過去の文献データを交互に示して，本例が家族性原発性気胸の家系であるという結論（太文字部）を導いている。

[段落4]

　Abolnikらは自然気胸を発症した286人のうち特発性気胸の家族歴をもつ15家系33人の患者とその家族を調査し，非家族性の特発性気胸を呈した患者と，性別，体型，発症年齢に差がないことを報告している*．しかし，自験例では初発年齢が35歳以上（5人は60歳以上），罹患者7人中6人が女性，喫煙者がいない，我々が直接診療にあたった2人については特に痩せ型ではないなど，一般的な原発性気胸の特徴とは異なる点が目立つ．

解　説　報告例の患者の特徴（①症例データ）と，これまでに報告された家族性自然気胸患者の特徴（②過去の文献データ）を述べている。今回の報告例は，これまで報告された家族性自然気胸と異なる特徴を呈することが示されている（これは③報告のポイントとなる）。

[段落5]

　家族性原発性気胸を呈した15家系を調査し，さらに文献的に十分な資料の得られる14家系を加え，全29家系の家族性原発性気胸の発症状況を調査した報告では，遺伝形式として2つの可能性が示された．すなわち，常染色体優性の単一遺伝子が不完全浸透であるという説明と，家族性原発性気胸は家系によって異なる遺伝子が関与しており，X連鎖劣性遺伝の形式をとるものと常染色体優性遺伝で不完全浸透の形式をとるものとがあるという説明である*．家族性原発性気胸が同一の病理学的機序による単一疾患というよりむしろ一症候であると考えられる*ことからも，Anbolnikらが示した第2の可能性の如く，家族性原発性気胸もまた，単一の原因遺伝子によるのではなく，家系によって異なる原因遺伝子が関与している可能性がある．

解　説　②過去の文献データが長いので，これで1つの段落にしている。家族性自然気胸にはさまざまな遺伝子の関与が示唆されることが述べられる。

[段落6]

　我々の調査した家系では，初発年齢が35歳以上（5名は60歳以上），7名中6名が女性，喫煙者がいない，少なくとも2名については特に痩せ型ではない，などこれまでの報告例とは異なった特徴を呈している．さらにCTを入手し得た2名については嚢胞性病変が肺尖ではなく中下肺野に集中していることから，**遺伝的に肺実質に嚢胞性病変を生じる何らかの背景があり，自然気胸の発症の原因となっていることが推測される．このことから，自験例では，これまで報告された家族性原発性気胸とは異なった遺伝子が関与している可能性がある．最も可能性の高い遺伝形式は不完全浸透の常染色体優性遺伝と思われるが，X連鎖優性遺伝の可能性も否定できない．**

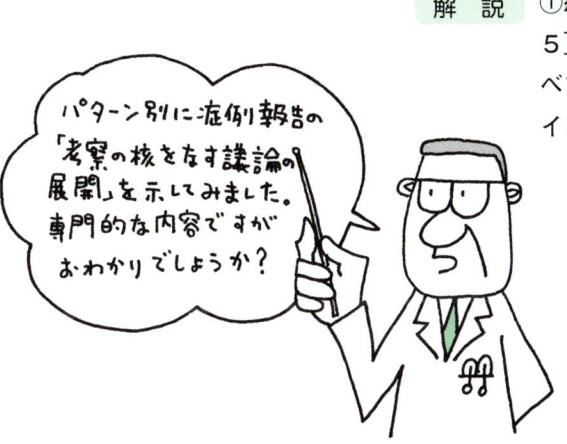

解　説　①症例データ，②過去の文献データ[段落5]を受けて，報告例の病因論について述べており（太文字部）これが，③報告のポイントとなる。

【結論・Conclusion】

【結論・Conclusion】では，それまでの『考察の核』で展開された議論をまとめ，さらに④エビデンスとしてどのように役立つか，つまり，明日の臨床にどのように役立てられる可能性があるのかを述べます。

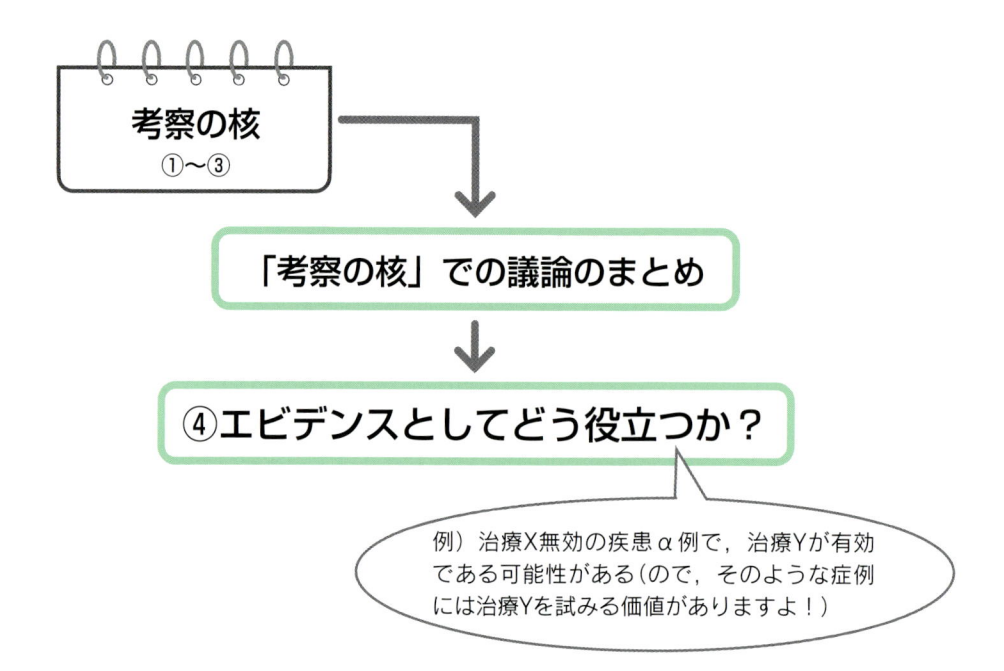

```
考察の核
①～③
   ↓
「考察の核」での議論のまとめ
   ↓
④エビデンスとしてどう役立つか？
```

例）治療X無効の疾患α例で，治療Yが有効である可能性がある（ので，そのような症例には治療Yを試みる価値がありますよ！）

【結論・Conclusion】の具体例

[段落 7]

> 今回の症例で，家族性自然気胸の中にはこれまで報告されていない女性優位に遺伝するものが存在し，肺実質に特徴的な囊胞性病変を生じる何らかの遺伝的因子が自然気胸の発症に深く関与している可能性が示唆された．遺伝形式としては不完全浸透の常染色体優勢遺伝が最も考えられる．**今後，類似症例の蓄積によって新たな疾患概念が形成される可能性があると思われ，期待される．**

解説　最後の「エビデンスとしてどう役立つか」を導くため，今までの議論をまとめている。太文字部が④エビデンスとしてどのように役立つのか？の部分であり，この例では今後新たな疾患概念に発展する可能性を述べた。

ワンポイントアドバイス
【結論・Conclusion】をつける場合

　【考察】の最後に【結論・Conclusion】という項を設けることがありますが，症例報告の場合は【考察】に含めてしまうことが多いようです．これについては投稿規定に従ってください．
　【結論】を設ける場合は，『考察の核』に続く『結論』の段落を独立させますが，論文全体を受けた結論にするべきです．つまり先の具体例（家族性自然気胸の例）で言うと，示した［段落7］では『考察の核』の議論を直接受けてまとめた形になっているのに対し，下に示した例では『考察の核』だけでなく【症例】を含めた全体を受けた形になっています．長くても2～3行でまとめるようにします．

　今回我々は，自然気胸を発症した42歳と60歳の姉妹の症例を通して，家族性原発性気胸であると考えられる一家系を見いだした．性差，発症年齢，体型において，これまでの家族性原発性気胸の報告例とは異なる特徴を呈しており，関与する遺伝子も異なることが示唆された．

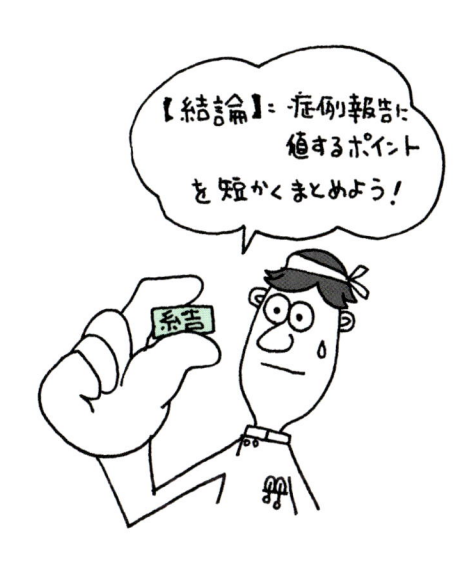

第3章 論文発表をしよう

§4 【要約・Abstract】と【緒言・Introduction】を書く

【要約・Abstract】
　　⟶「考察の核」をつなげるだけ！
【緒言・Introduction】
　　⟶「考察の核」をひとひねり！

　文献検索や雑誌の斜め読みなどで，【要約】だけを読んで内容を判断した経験は誰にでもあると思います。論文全体の価値が【要約】のみで判断される場合も多いので，必要な内容を整然とまとめたいものです。また，論文の"玄関"にあたる【緒言】。いきなりここから書こうとすると，読者の関心をひこうとするあまりついつい悩みがちです。
　しかし，『考察の核』さえきちんとできていれば，これらの執筆も恐れることはありません。このセクションでは，『考察の核』を活かした【要約】【緒言】の書き方と，そのコツを紹介します。

マスターポイント

- ☑ 『考察の核』から【要約・Abstract】を作る方法を知ろう！
- ☑ 『考察の核』から【緒言・Introduction】を作る方法を知ろう！

【要約・Abstract】は『考察の核』をつなげるだけ

　【症例・Case】と【考察・Discussion】を，きちんとした形で書き終えていれば，【要約・Abstract】を書くことはそれほど難しくはありません。§3で『考察の核』と呼んでいた3つの構成要素と結論部の「④エビデンスとしてどのように役立つか」をつなげるだけでも，それなりにまとまった【要約】になります。どれくらいの文字数または語数で書くかは，雑誌の投稿規定に記されているはずですが，最初からその文字数・語数にとらわれる必要はなく，まずひととおり書き上げてから重要度の低い部分を削るようにしましょう。

【要約・Abstract】の具体例

概念的な話ばかりではわかりにくいので，具体例で見てみましょう。
『考察の核』がすでに次のようにできている症例報告です。

①症例データ
　60歳女性。気管支拡張症に伴う喀血で左肺全摘を施した。術後の病理組織検査で，多発性のcarcinoid tumorletを伴っており，一部はリンパ節転移を認めた。

②過去の文献データ
　比較的稀だが，気管支拡張症など，肺・気管支の慢性炎症性疾患に微小なcarcinoid様病変（carcinoid tumorlet）を伴うことが報告されている。Carcinoid tumorletが悪性のものか，反応性の過形成なのか議論がある。

③報告のポイント
　気管支拡張症に伴う多発性carcinoid tumorletの一部がリンパ節転移をきたした<u>稀な症例</u>を経験した。本症例のようなcarcinoid tumorletは悪性であると思われる。

④エビデンスとしてどのように役立つか
　本症例によって，carcinoid tumorletが悪性の性質を呈する場合があることが示された（ので類似した症例では注意が必要です）。今後の症例の蓄積が期待される。

この4つの構成要素をつなげると，次ページのように，【要約】になってしまいます！

①『気管支拡張症に伴う喀血を主訴とする60歳女性に左肺全摘を施した。術後の病理組織検査で，多発性のcarcinoid tumorletを伴っており，一部はリンパ節転移を認めた。』②『文献的には，比較的稀に，気管支拡張症など肺・気管支の慢性炎症性疾患に微小なcarcinoid様病変（carcinoid tumorlet）を伴うことが報告されているが，carcinoid tumorletが悪性のものか，反応性の過形成なのか結論は出ていない。』③『本症例では，多発性carcinoid tumorletの一部がリンパ節転移をきたしており，carcinoid tumorletは悪性であると思われた。』④『Carcinoid tumorletが悪性の性質を呈する場合があることを示す症例であると思われ，今後の症例の蓄積が期待される。』

本当につなげただけです。英文で書く場合も，基本的に同じ書き方で【Abstract】になります。ただ，言い回しは多少変更するほうがよいでしょう。

【緒言・Introduction】は，読者を話題に引き込むように『考察の核』を変形

【緒言・Introduction】もまた，【要約】と同様，『考察の核』を適当に変形させることで簡単に書くことができます。【緒言】は【症例】の前に置かれますが，果たす役割は『考察の出だし』の部分と同じで，読者を今回報告する症例へ導く役割です。したがって，【考察】の場合と同様に読者が話についていきやすいよう，読者が知っていそうなこと（＝常識，またはそれに近い一般的なこと）を，②過去の文献データから述べることになります。またどんな症例を経験したか，という点についても簡単に述べることになります。そして今までの常識と今回の症例を比較して，何がおもしろいのか，なぜ症例報告するのかを示唆して読者の興味をかきたてます。

結局，表現は多少違っていても，内容は【要約】【緒言】【考察】がかなりダブるのが普通です。逆に言えば，【要約】【緒言】【考察】と何度も出てくる内容は，著者が言いたいことなのだと読者に伝わるのです。

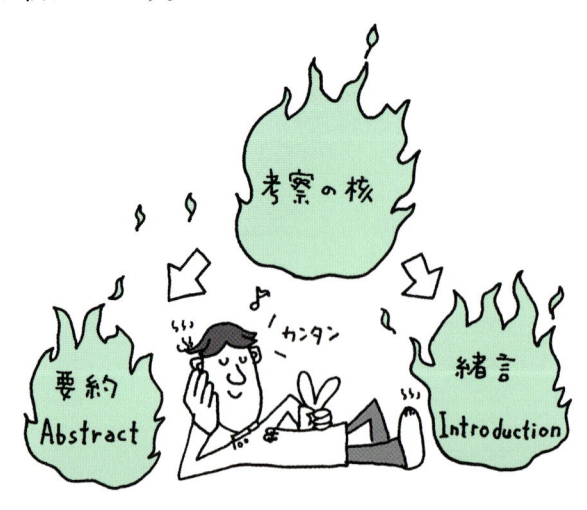

寝ていては書けませんが…

【緒言・Introduction】の具体例

今度は【緒言・Introduction】用に『考察の核』を書き換えてみます。

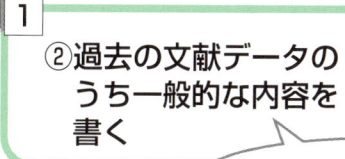

1 ②過去の文献データのうち一般的な内容を書く
例）肺気管支の慢性炎症性疾患に微小なcarcinoid様病変（carcinoid tumorlet）を伴うことが稀にある

（読者が話に入っていきやすい）

↓

2 ①症例のデータで症例の概略を示す
例）気管支拡張症の患者に左肺全摘を施し，術後病理組織検査で一部リンパ節転移を認める多発性のcarcinoid tumorletを認めた

（どんな症例か，簡単に紹介する）

↓

3 ③報告のポイントを簡単に述べ，なぜ報告するのか示唆する
例）Carcinoid tumorletが悪性のものか，反応性の過形成なのか議論があるが，本症例はcarcinoid tumorletが悪性の性質を呈する場合があることを示す

（いままでの常識（①）と今回の症例（②）を比べて，何がおもしろいのか？を示し，読者の興味をひく）

↓

【緒言・Introduction】

> 1 気管支拡張症など肺・気管支の慢性炎症性疾患に微小なcarcinoid様病変（carcinoid tumorlet）を伴うことが比較的稀な事例として報告されている。2 今回われわれは，気管支拡張症に伴う喀血を主訴とする60歳女性に左肺全摘を施し，術後の病理組織検査では，一部はリンパ節転移を認める多発性のcarcinoid tumorletを伴っていた。3 これまでcarcinoid tumorletが悪性のものか，反応性の過形成なのか議論がなされてきたが，本症例はcarcinoid tumorletが悪性の性質を呈する場合があることを示すと思われる。

【緒言】を，文字数の都合等でもっと短くしたいときは，上の例の 1 ＋ 2 のみ，または 1 のみでも形になります。コツは，読者にとって導入部分なので一般的な内容，から書き始めることです。

第3章　論文発表をしよう

§5 図表を揃える

図表は論文の顔！
写真の準備は意外に手間と時間がかかる
執筆作業と並行して準備し，きっちり投稿しよう！

　論文を手に取ったとき，パッと目に飛び込んでくるのはタイトルと図表です。これが印象的なものであれば読者は惹きつけられ，本文を読んでみようという気になります。つまり，図表の良し悪しが論文の第一印象を決めるといっても過言ではありません。そのため，図表とその説明を読んだだけでも，本文の内容，著者の意図するところがある程度伝わるものが望まれますが，大事な図表を揃えることができず，発表のクォリティが落ちてしまった経験は何度もあります。繰り返しになりますが，患者データの収集は「一期一会」です。とにかく記録が残ってさえすれば後で何とかなるので，ここぞという記録を残すよう常に心がけましょう。

マスターポイント

- ☑ 図表の重要性を認識しよう
- ☑ 図表準備の手順を覚えよう－特に「一期一会の精神」 第1章§2
- ☑ 図表，Figure Legendの投稿規定に合わせた準備の方法を身につけよう

図表を効率よく準備する

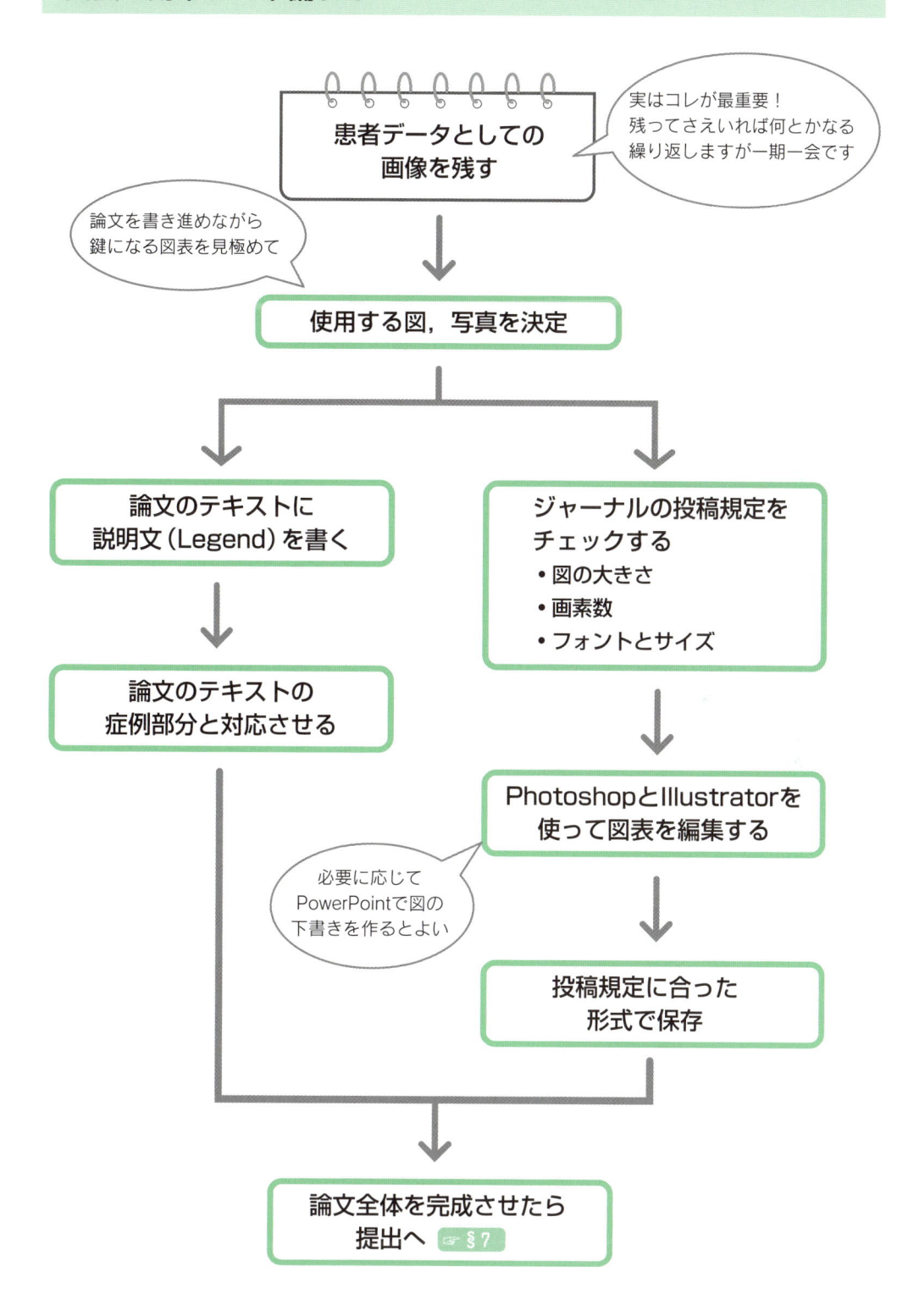

```
患者データとしての画像を残す
  │  （実はコレが最重要！残ってさえいれば何とかなる　繰り返しますが一期一会です）
  ▼
使用する図，写真を決定
  │  （論文を書き進めながら鍵になる図表を見極めて）
  ├──────────────┐
  ▼              ▼
論文のテキストに     ジャーナルの投稿規定を
説明文（Legend）を書く  チェックする
  │              ・図の大きさ
  ▼              ・画素数
論文のテキストの     ・フォントとサイズ
症例部分と対応させる    │
  │              ▼
  │           PhotoshopとIllustratorを
  │           使って図表を編集する
  │           （必要に応じてPowerPointで図の下書きを作るとよい）
  │              │
  │              ▼
  │           投稿規定に合った形式で保存
  │              │
  └──────────────┤
                 ▼
         論文全体を完成させたら
         提出へ ☞ §7
```

§5 図表を揃える

掲載する写真，図表を決定する

　掲載可能な図表の数には限りがあるので，投稿規定に従います。図表は論文の顔ですから，図とその説明だけを見てもおよそ，報告している内容が伝わるのが望ましいでしょう。実際には論文の本文を書きながら，どのような図表を載せるか決めていきます。

表を準備する

　症例報告で表を付ける場合は少ないかもしれませんが，もし必要であればジャーナルの投稿形式を確認し，通常のテキストをタブで区切った形で提出します。エクセルの表をそのまま貼り付けることは認められていないことが多いので注意してください。

写真を準備する

　症例報告に使う写真が決まったら，それをそのまま投稿することも可能です。たとえば，1枚の写真が1つのFigureになっているような場合です。一方，写真のコントラストや色合いを変えたい場合，画像の中の一部を切り出して使いたい場合などはPhotoshopなどの画像加工ソフトが便利です。もちろん画像の一部に手を加える（たとえば，写真の中の都合の悪い部分だけ消して背景色にすり替える）ことは，データの捏造に当たるわけですが，筆者の理解では，写真全体のコントラストや色合いを見やすいように加工する分には問題ないと思われます。

　一方，複数の写真を1つのFigureに組み込むような場合には，Illustratorが以下の点で便利です。

- ・投稿規定に合った最終的な図の大きさに見合う写真の配置
- ・写真の整列
- ・文字や矢印の挿入
- ・投稿規定に合った画素数での出力

　具体的な手順は，Illustratorの「ファイル」メニューから「書類設定」を選び，サイズを「カスタム」にして単位を「センチメートル」に合わせ，投稿規定に合ったサイズのキャンバスを用意します。

　症例報告でIllustratorを駆使して図を作成しなければならない場合は少ないでしょうが，本格的な研究活動に進む予定がある場合にはのちのち役に立つでしょう。

① 「ファイル」メニューから「書類設定」を選択
② サイズは「カスタム」を選択
③ 単位は「センチメートル」を選択
④ 投稿規定に合ったキャンバスのサイズに設定

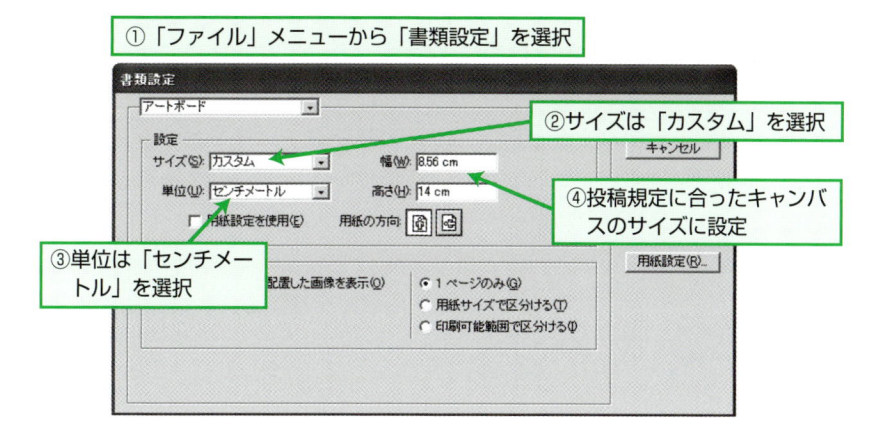

Illustratorで図を投稿可能な形式にまとめ，保存する

　図の作成が終わったらIllustratorの形式（EPS形式またはAI形式）で保存します。また多くのジャーナルでは画素数と画像の保存形式を指定していますが［例：TIFF形式で300dpi（dot per inch）以上など］，Illustratorの大きな利点は，図を作成したあとで，任意の形式と画素数で保存できることです。「ファイル」から「データ書き出し」を選んで，画素数を指定して保存します。通常の「保存」や「名前をつけて保存」ではないので注意してください。

Illustratorで，イラスト・グラフを準備する

　症例報告で，イラストやグラフが必要になることはあまり多くはありませんが，本格的な研究報告では必須ですので，基本を紹介しておきます。推奨するアプリケーションはAdobeのIllustratorです。

　イラストに関しては，Illustratorは慣れないとなかなか使いにくいかもしれません。たとえばPowerPointの描画作成機能ほど，直感的にイラストを描くのには適していませんが，滑らかな曲線を描くのには優れています。なぜIllustratorをお勧めするかというと，後で詳しく述べるように，投稿可能な形式の「画像ファイル」として保存するときに，画素数を自由に指定できるからです。

　手描きのイラストやPowerPointで組み立てたイラストを原画にして，Illustrator上で作画をするとよいでしょう。

　グラフに関しては，Excelを使ってまずグラフを描く場合が多いでしょう。しかし図として投稿する場合，やはり画素数の問題があり，お勧めできません。この場合もExcelの図を一度PowerPointに貼り付けて図の下書きとし，Illustratorで仕上げます。

図の説明（Figure Legend）を書く

　図や写真に対する説明文をFigure Legendと呼びます。日本語の論文でも，この部分は英語にするよう求められることが多いようですが，ほかの論文の書き方を真似するなどすれば，書くこと自体はそれほど難しいことではありません。

　むしろ，最初はこれをどのような形式で原稿の中に書いてよいのかわからない方が多いのではないでしょうか。通常，Figure Legendは，投稿論文原稿の文章部分に続いて，References ☞ §6，表（Table）（注），Figure Legendの順で投稿することが多いでしょう。図自体は，別のファイルでTIFFなどの形式で投稿サイトにアップロードします。

ジャーナルの投稿規定を確認する

　オンラインでの投稿が一般的となり，編集者はできるだけ手間を減らすために，論文執筆者にできるだけやれる仕事をやらせようとしています。その1つが図の編集で，投稿規定にかなり細かな指示があり，それを守らなければなりません。特に指定されることが多いのが，

- ・図の画素数
- ・図の大きさ
- ・文字を図の中に入れる場合のフォントサイズ
- ・図の保存形式

です。これらの形式に合った図を用意するのに有用なのがIllustratorというアプリケーションで，Figure Legendはテキストの一部として投稿することが多いです。

　写真や図は，必要な部分を切り取ったり，矢印を入れたり，場合によっては複数の写真を1枚のFigureにまとめることが必要になります。これらの作業には，学会発表で使い慣れたPowerPointが便利なのですが，投稿するジャーナルによっては写真や図表は一定以上の画素数を求められることがあり，PowerPointで図や写真の編集を行うと，画素数を落とす原因となりお勧めできません。画素数を保ちながら編集を行うためには，PhotoshopまたはIllustratorが便利です。特に，後者は複数の写真を1つのFigureにまとめる場合や，図の中に矢印や文字を入れる場合などに便利です。

ワンポイントアドバイス

PowerPointで画素数の高い図を作成するには？

　Illustratorは高価で手が出ない，という方も多いでしょう。実はPowerPointでも300dpi以上の画素数の高い図を作成することは可能ですが，少々厄介です。PowerPointでは画像ファイルとして保存したときの画素数が決まっていて（デフォルトは96dpi）そのため普通に画像を保存したのでは画質が劣化します。そこで，PowerPointで作成した図を高画質の300dpiで保存したい場合を例に説明しましょう。まずデフォルトが本当に96dpiか確認するために，PowerPointのページ設定から縦横1インチまたは2.54cmのスライドを作成します。中身は写真でもテキストでもよいのですが，それをTIFF形式で保存し，そのファイルを「ペイント」などのアプリケーションで開くか，ファイルのプロパティ（Windowsでは右クリックから）の詳細から縦横が何ピクセルかを見てみます。96ピクセル×96ピクセルならPowerPointのデフォルトは96dpiです。次にジャーナルで指定されている図の大きさを調べます。仮に指定された横幅が8.5cm（1コラム分）で，縦は12cm程度になりそうだとすると，300/96＝3.125ですから，横8.5×3.125＝26.5625cm，縦12×3.125＝37.5cmのスライドを作成して96dpiでTIFF形式で保存すれば，300dpiで8.5cm×12cmのファイルと同じものができます。

第3章 論文発表をしよう

§6 【参考文献・References】を作る

参考文献リスト作成
EndNote活用で作業はカンタン！

第1章§7で説明したように，検索した文献はデータベースとしてEndNoteに保存しておきます。このEndNoteが，論文執筆で参考文献リスト（References）を作成する場合に大きな力となります。

参考文献のリスト作りは，手作業で行うと大変な手間ですし，途中で参考文献を追加したり削除すると，最初からリストを作り直さなければならなくなります。論文を提出してrejectされた場合などは，新たな投稿規定に合わせて，またリストを作らなければなりません。

EndNoteはそうした無駄を省いてくれる大変ありがたいソフトです。

マスターポイント

- ☑ EndNoteを使って参考文献リスト（References）を作ろう
- ☑ ジャーナルの投稿規定に合った参考文献リストを作ろう

EndNoteを使った参考文献リスト作成法

1 Wordで書いた本文（以下Word文書）中で，文献を引用したい位置にカーソルを置きます。

①文献を引用したい位置にカーソルを置く

2 EndNoteに移動して引用したい文献を選択し，コピー（Ctrl＋C）します。

Word文書に戻って，ペースト（Ctrl＋V）します。すると，右のように"｛筆頭著者名, 論文発表年 #EndNoteのRecord Number｝"の形で被引用文献が文中に表示されます。

②引用文献を選択

③EndNoteからコピー&ペーストでWord文書に貼り付け

3 複数の論文を同時に引用したい場合は，EndNoteの文献Library上で「Ctrl」キーを押しながら複数の論文を右のように選択してから，同様にWord文書にコピー&ペーストを行います。

④「Ctrl」キーを押しながら複数の論文を同時に選択

④ 引用文献の挿入が終わったら、文献リストを作成するため⑤「Format Bibliography」のアイコンをクリックし、⑥投稿するジャーナルの形式に合ったアウトプットスタイルを選択し（「アウトプットスタイル」については後述 p.172）、「OK」をクリックします。

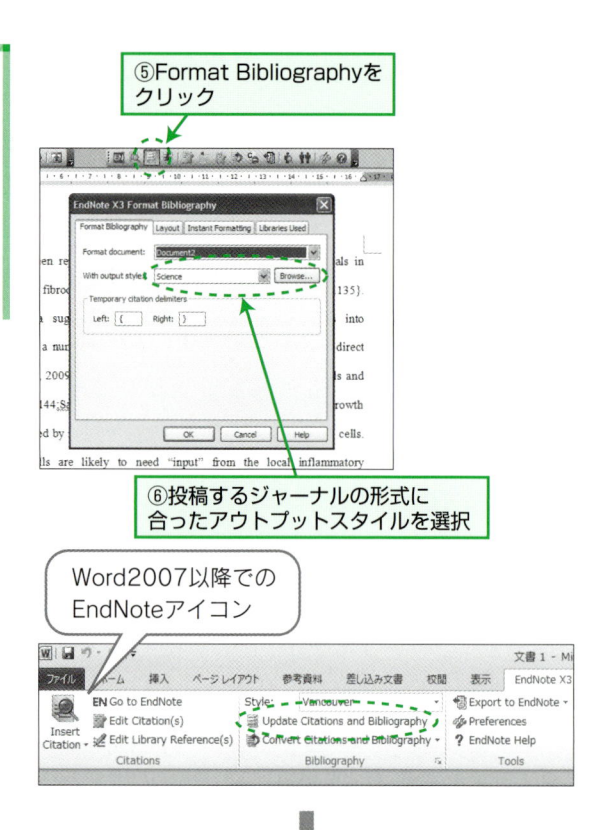

⑤Format Bibliographyをクリック

⑥投稿するジャーナルの形式に合ったアウトプットスタイルを選択

Word2007以降でのEndNoteアイコン

⑤ すると右のように、もともと"{}"で囲まれていた引用文献が番号で置き換わり（アウトプットスタイルによっては番号以外の形式もあります）、論文の最後に指定したアウトプットスタイルで参考文献リストが作成されます。

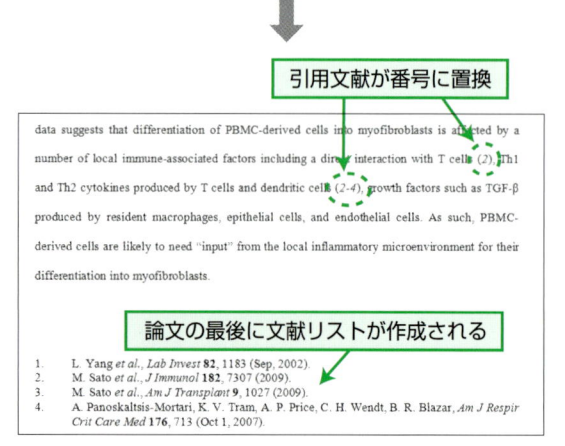

引用文献が番号に置換

論文の最後に文献リストが作成される

日本語文献の場合も同様の操作で、Referencesが作成できます。

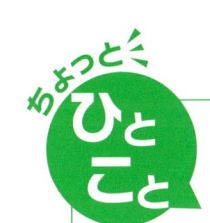

ちょっとひとこと フォーマットした後で引用文献を確認するには

　文献をフォーマットして一度参考文献リストを作った後で，追加の引用文献を入れたいことはよくあります。そんなとき，どの文献をどこに引用したか，フォーマットをした後では，いちいち論文中の引用番号と参考文献リストを対応させて見ないといけないので不便です。そんなとき便利なのが，一度行ったフォーマットをもとの形に戻すアイコンです。簡単に論文本文の加筆修正ができます。

> number of local immune-associated factors including a direct interaction with T cells (2), Th1 and Th2 cytokines produced by T cells and dendritic cells (2-4), growth factors such as TGF-β produced by resident macrophages, epithelial cells, and endothelial cells. As such, PBMC-

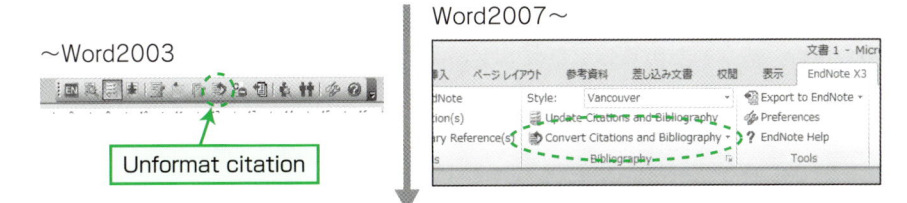

〜Word2003　　Word2007〜

Unformat citation

> raction with T cells {Sato, 2009 #1145}, Th1 and Th2 cytokines produced by T cells and dritic cells {Sato, 2009 #1144;Sato, 2009 #1145;Panoskaltsis-Mortari, 2007 #1147}, growth ors such as TGF-β produced by resident macrophages, epithelial cells, and endothelial cells.

どこにどの論文を引用したか一目でわかり，加筆修正しやすい

ワープロソフトとEndNoteを行ったり来たりして参考文献リストを作る。

アウトプットスタイルの選択と作成

　ここでいうアウトプットスタイルとは，1つは引用文献の挿入箇所をどういう形にするか，もう1つは参考文献リストをどういう形式にするか，です。以下にいくつか例を示します。

　アウトプットスタイルは投稿するジャーナルによって細かく決まっているので，スペースの入れ方なども含めてそれに忠実に従う必要があります。EndNoteでは，かなりの数の医学雑誌のアウトプットスタイルが用意されていますが，

① もし自分の投稿するジャーナルのスタイルがみつかっても，必ずそれがジャーナルのWeb siteで指定された最新のものと一致しているかを確認することが重要です。変更されているかもしれません。
② 適切なスタイルが見つからない場合は，以下の操作で適切なスタイルをインストールするか作成することが必要になります。EndNoteのバージョンによっては起動時間短縮のため，基本的な限られた数のアウトプットスタイルのみがインストールされ，用意された何千種類ものスタイルは自分でインストールする必要があるかもしれません。手持ちのEndNoteのマニュアルを参照ください。

1　適切なアウトプットスタイルが見つからない場合

1 EndNoteが入っているプログラムフォルダを開き，その中にある「Styles」のフォルダを開きます。EndNoteのアウトプットスタイル1つ1つがファイルになっているはずです。その中の適当なもの（Vancouverスタイルなどが使いやすい）を一度コピー（Ctrl+C）し，そのままペースト（Ctrl+V）すると，同じフォルダ内にコピーファイルが作成されます。これにまず自分の投稿するジャーナルの名前（例では『Journal of Negative Result』）を付けます。

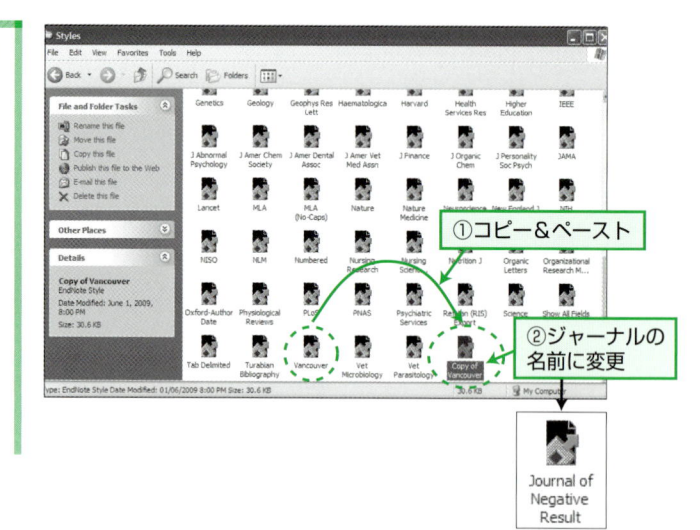

①コピー＆ペースト
②ジャーナルの名前に変更

２　続いてEndNoteを開き、「Edit」→「Output styles」→「Open Style Manager」を選択します。すると右図のようにジャーナル名の一覧が出てくるので、目的とするスタイル（この場合は"Journal of Negative Result"を選択し（チェックマークをいれるだけでなく、図のように選択します）「Edit」をクリックします。

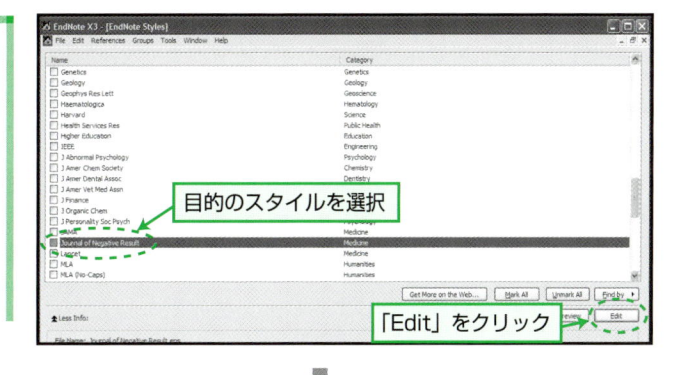

３　次のEdit画面で確認、変更をしなければならないのは、通常は「Citation（つまり論文本文中の(1)(2)のような引用文献番号）」のスタイルと、「Bibliography（つまり参考文献リスト）」のスタイルです。

まず、それぞれの「Templates」で、必要があれば、右上の「Insert Field」から「著者名」「発行年」といった情報を適当な場所に挿入します。フォントのスタイル（イタリックなど）やスペース、コロン（:）、セミコロン（;）などもここで変更します。

「Templates」以外の部分も必要に応じて変更します。変更が必要なのは、主に「Bibliography」の著者（Author）の表示形式になるでしょう。「Author List」では著者全員の名前を載せるのか、何人目以降は「～et al.」などの形式にするのか、などです。また「Author Name」では、Last name が先か、First name が先か、といった情報を変更します。

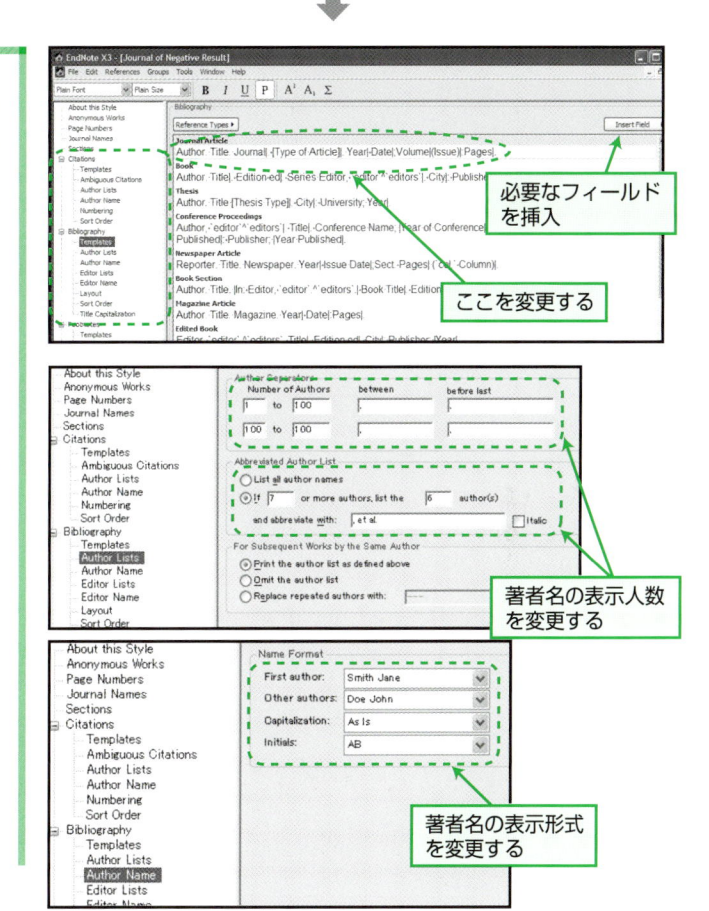

　アウトプットスタイルの作成はかなり便利な機能で、自分の欲しいスタイルを探して時間を浪費するより、有名誌に投稿するわけでなければ、さっさと自分の投稿するジャーナルの指定するスタイルを作ってしまったほうが早い場合もあります。特に同じジャーナルに後々投稿するような場合には、一度作ってしまえば何度も使えます。

2 日本語を含んだ文献リストの作成がうまくいかない場合

　第1章§6でも述べましたが，EndNoteのVersionが重なるにつれ，文字化けなど日本語文献の取り扱いに関するトラブルはかなり減ったようです。しかし，それでも何かの理由で日本語文献をうまく参考文献リストにフォーマットできない場合には，さっさとあきらめて日本語で手入力するのが早いでしょう。仮に出力されたスタイルのフォーマットに問題があったとしても，本文中の引用文献番号と参考文献リストの文献番号は適切に対応しているはずです。日本語で参考文献を出力する場合，投稿するジャーナルも日本のものでしょうし，文献の数も何百というわけではないでしょう。本文の変更がなくなった最終段階で，参考文献リストを手入力で変更していっても，そう時間はかからないのです。

　例）呼吸器外科学会雑誌に掲載された論文が日本語でうまく取り込めないので，とりあえず英語でその論文が同定できる情報を入力します。

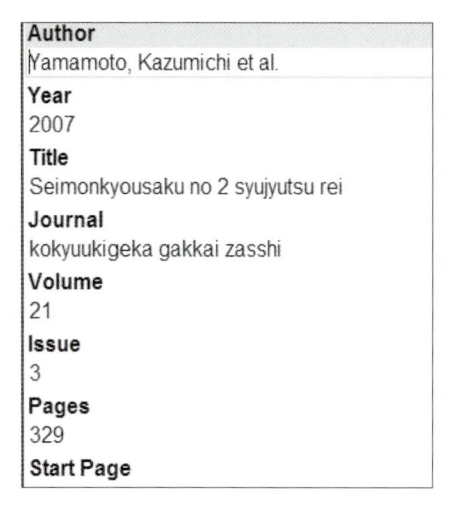

```
Author
Yamamoto, Kazumichi et al.
Year
2007
Title
Seimonkyousaku no 2 syujyutsu rei
Journal
kokyuukigeka gakkai zasshi
Volume
21
Issue
3
Pages
329
Start Page
```

↓

EndNoteから参考文献リストを作成

　　1．Yamamoto Kea. Seimonkyousaku no 2 syujyutsu rei. kokyuukigeka gakkai zasshi. 2007 2007.04;21(3):329.

↓

原稿の最終段階で「手入力」で投稿規定に合う形に変更

　　1．山本一道他．声門下狭窄の2手術例．呼吸器外科学会雑誌．2007.21:329.

> 作業は原始的だが，実は意外と早く済む

第3章　論文発表をしよう

§7
いよいよ投稿する

論文投稿の諸準備と再提出

→ ハッキリいってツライ！
でもあとちょっとです，頑張ろう！

　ひととおり論文の各パートを書き終えたら，今度は投稿の形式に整えます。もちろん誌上発表を考えた時点で，どのジャーナルに出すか決めているはずですから，各パートの構成のしかたや長さについてすでに形式どおりに出来上がっているはずです。ここでは，いよいよ投稿に向かうときに必要な，その他の細かい点について述べたいと思います。

　実は，原稿を書き上げてから提出するまで，あるいは提出して査読が済んでから再提出するまで，の作業が案外面倒くさいものです。何度も経験するうちに要領がよくなってきますが，最初のうちはこの段階で嫌になると思います。ホント，論文を書くって大変です。

マスターポイント

☑ 論文提出の諸準備，Cover Letterの書き方，提出用の原稿の形式etc.に慣れよう

☑ 再提出のしかたに慣れよう

論文投稿に必要な書類

　一般的に論文提出時に要求される書類は以下のとおりです。提出するジャーナルによって条件が異なるので，必ず各ジャーナルのWeb siteなどにある投稿規定（Instruction for authorsなどの名前が付いている）を熟読してください。

①投稿する論文　☞ 提出形式はp.177
②図表　☞ 提出のしかたは§5
③Cover Letter　☞ 書き方はp.180
④著作権の譲渡などを示す署名済みの文書　☞ 書き方はp.181
⑤Conflict of interest などの事務的な文書　☞ 書き方はp.181

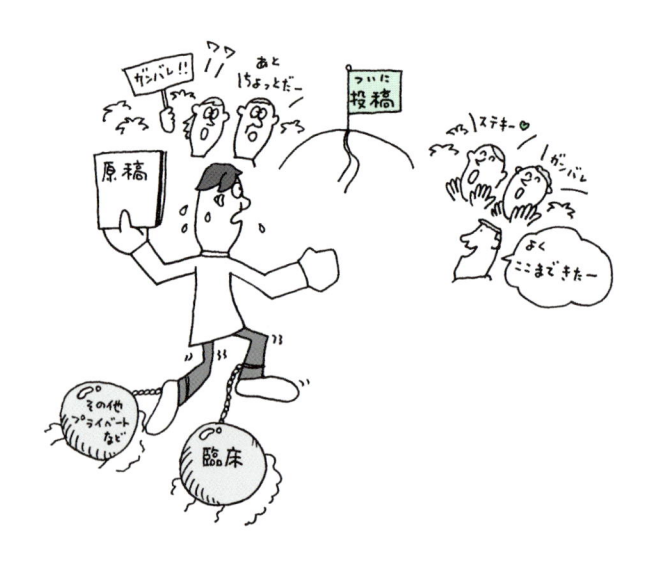

ワンポイントアドバイス

投稿規定の確認はお早めに

　投稿規定を最後の最後に確認する方がいますが，これは大きな時間の無駄につながります。その理由は①投稿規定によって論文の書き方が異なる，②サイン・署名の必要な書類は準備に意外と時間がかかることがある，からです。①は論文の字数やスタイルに関する問題なので，論文を書き始める前に，狙うジャーナルの投稿規定を確認するほうが効率的なのは言うまでもありません。②の詳細は後述しますが，論文が書きあがりつつある段階で手をつけるとよいでしょう。

英語論文の形式を整える

1 Title Page

　Title Pageは，論文の表紙で，次の事項が書かれていなければなりません。ジャーナルによっても若干異なるので，必ず投稿規定で確認してください。

- ❶タイトル：簡潔かつ論文の内容をよく反映するものにする。
- ❷著者名：M.D., Ph.Dなどの学位を併記する場合がある。
- ❸所属施設と部署。
- ❹論文の責任者（Corresponding Author）と，連絡先。つまり住所（施設の住所），電話番号，FAX番号，e-mail address。
- ❺Running Title（＝欄外見出し）：通常40語程度。求められない場合もある。

サンプル・Title Page ☞ 用紙，余白etc. についてはp.178

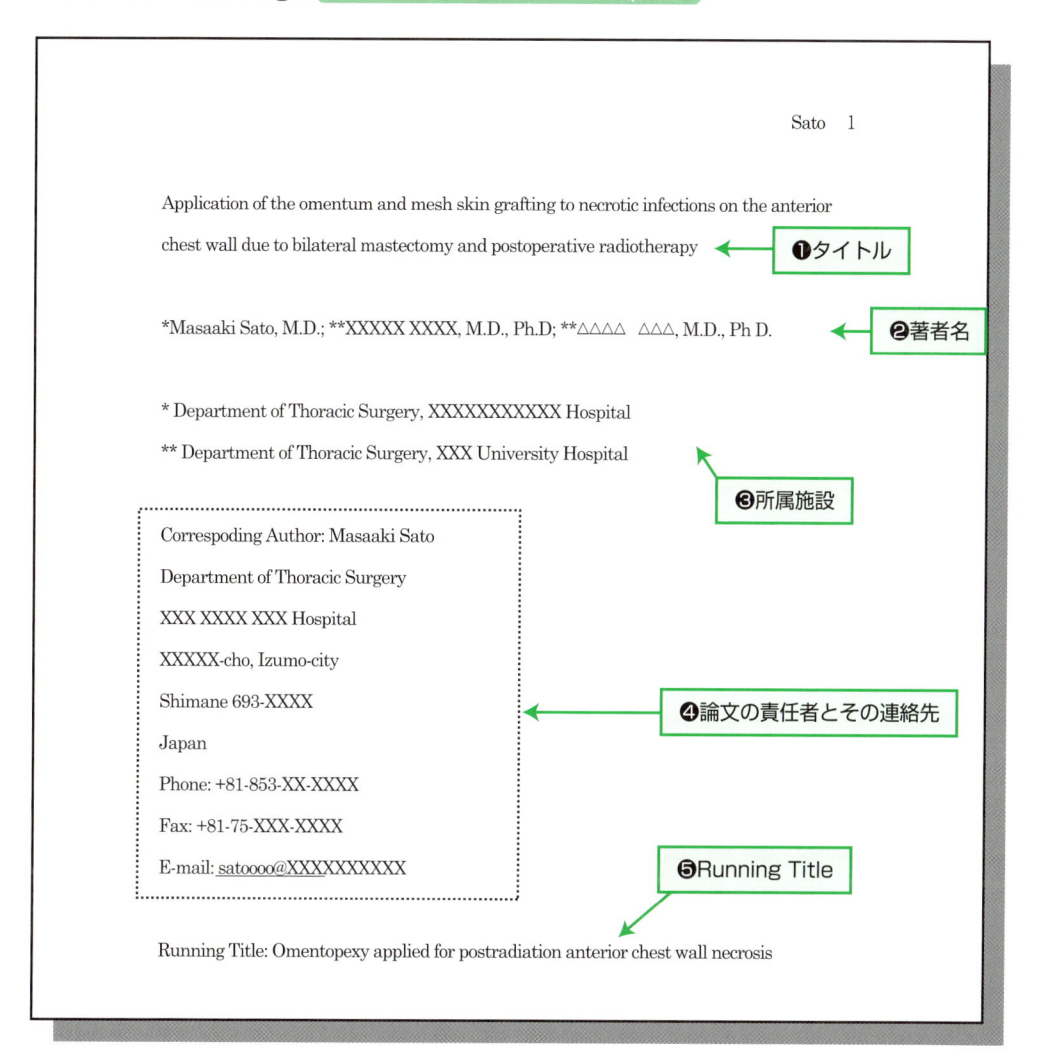

Sato　1

Application of the omentum and mesh skin grafting to necrotic infections on the anterior chest wall due to bilateral mastectomy and postoperative radiotherapy　←❶タイトル

*Masaaki Sato, M.D.; **XXXXX XXXX, M.D., Ph.D; **△△△△　△△△, M.D., Ph D.　←❷著者名

* Department of Thoracic Surgery, XXXXXXXXXXX Hospital
** Department of Thoracic Surgery, XXX University Hospital　←❸所属施設

Correspoding Author: Masaaki Sato
Department of Thoracic Surgery
XXX XXXX XXX Hospital
XXXXX-cho, Izumo-city
Shimane 693-XXXX
Japan
Phone: +81-853-XX-XXXX
Fax: +81-75-XXX-XXXX
E-mail: satoooo@XXXXXXXXXX
　←❹論文の責任者とその連絡先

Running Title: Omentopexy applied for postradiation anterior chest wall necrosis　←❺Running Title

2 一般のページ

原稿本文の文書形式に関する原則的な注意事項は以下のとおりです。

❶ Wordの用紙設定からA4またはUS letter size（8.5×11インチ）を選択する。
❷ 余白は上下左右25mm以上空けるようにする ☞ Wordでの余白設定→p.179 。
❸ 右上に著者名とページ番号（タイトルページを1ページ目とするか否かはジャーナルによって異なる）を入れる。
❹ 一般に，タイトルページ→要約・キーワード→本文→参考文献→図表説明の順になるようにする。
それぞれのセクションは新しいページから始めるようにする。
❺ 本文はダブルスペース（行間2行）で設定する ☞ Wordでの設定→p.179 。

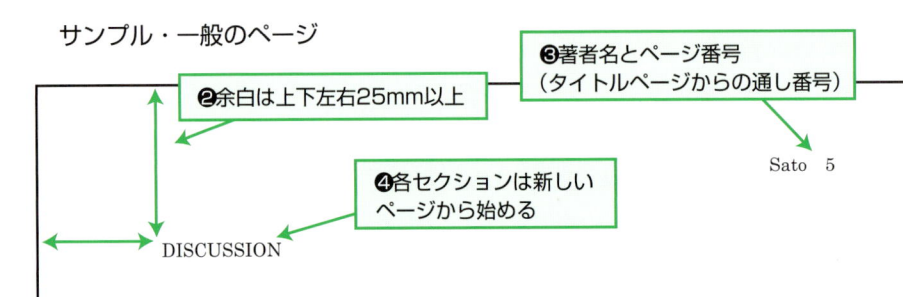

サンプル・一般のページ

❷ 余白は上下左右25mm以上
❸ 著者名とページ番号（タイトルページからの通し番号）
❹ 各セクションは新しいページから始める

Sato 5

DISCUSSION

Tracheal bronchus is an aberrant bronchus that arises most often from the right lateral wall of the trachea.[1] Its incidence ranges between 0.1 and 0.6%.[1,2] This anomaly is usually diagnosed incidentally during bronchoscopy or bronchography. Abnormal branching of the tracheobronchial tree is believed to be the result of a teratogenic event that occurs before the end of the second month of gestation.[1] Although tracheal bronchus is most commonly asymptomatic, if drainage is impaired, bronchiectasis, cystic change or emphysema can develop because of stenosis of the origin of the ectopic bronchus.[3]

Tracheal bronchi are classified as apical or lobar, depending ❺ 本文はダブルスペース segment or the entire right upper lobe is supplied, respectively.[1] In addition, depending on the total number of bronchi that supply the right upper lobe, tracheal bronchi are further classified as displaced or supernumerary.[1] The variant of our patient was classified as displaced lobar bronchus: that is, the tracheal bronchus trifurcated into the regular branches of the right upper lobe bronchus and there is no actual right upper lobe bronchus coming off the right main stem bronchus.

Several cases of lung cancer arising from tracheal bronchus have been reported.[4,5] In

Word上で，投稿規定に合った文書形式に整える方法を紹介します。

1　ページのレイアウトを整えます。「ページレイアウト」メニューの「ページ設定」で，用紙サイズと余白を設定してください。用紙はA4またはUS letterサイズが要求されます。通常，余白は25〜30mm空けることになっています。

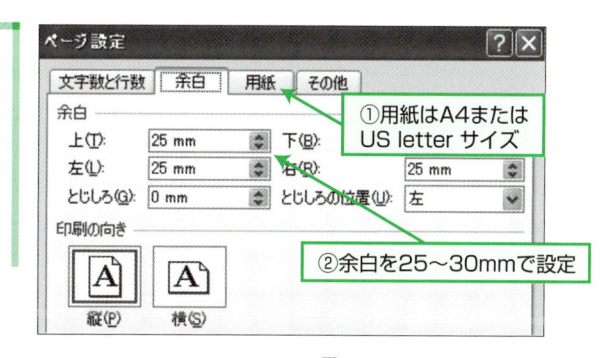

①用紙はA4またはUS letterサイズ
②余白を25〜30mmで設定

2　「ページレイアウト」メニューの「段落」で行間を「2行」に設定し，ダブルスペースにします。文書全体を「ダブルスペース」にします。

③行間で「2行」に設定

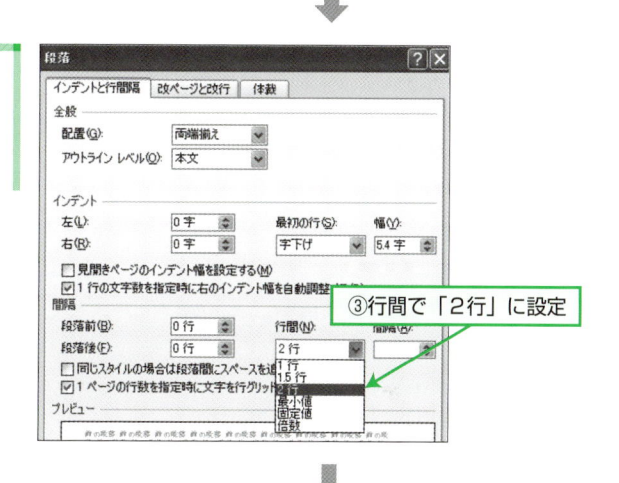

3　インデントを設定します。

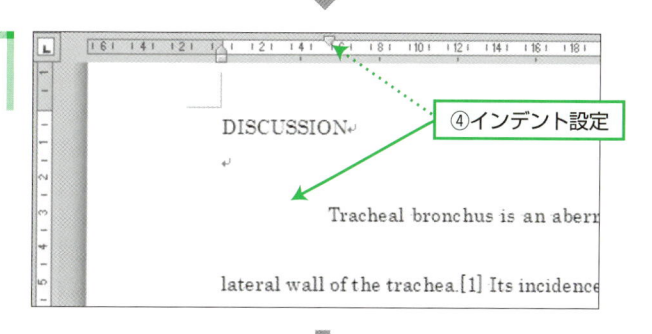

④インデント設定

4　ヘッダーでページ番号を挿入します。Wordの「挿入」メニューから「ヘッダー」を選択します。「ホーム」メニューでヘッダーを「右揃え」にし，「ヘッダー／フッターツール」から筆頭著者名とページ番号を入れてください。

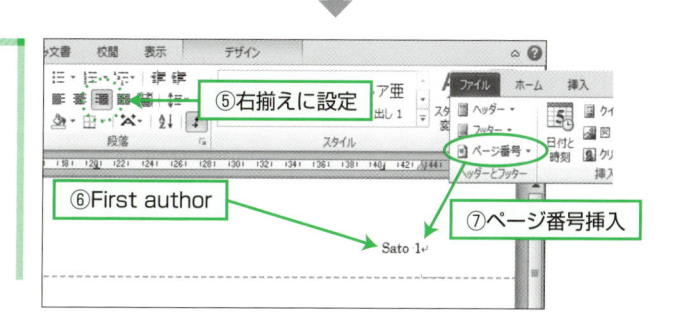

⑤右揃えに設定
⑥First author
⑦ページ番号挿入

3 Cover Letter

　論文投稿の際には，必ず"Cover Letter"と呼ばれる手紙を，編集長（あるいは編集担当部門）宛てに添えます．この手紙には，論文のタイトル，投稿ジャーナル名，なぜこの論文を投稿するのか（論文のポイント）について書き，編集側に論文の概要を伝えます．またCorresponding Author（責任著者）の連絡先についても書くのが普通です．詳しくは投稿するジャーナルの投稿規定を参照してください．

　従来は本当に手紙として郵便で提出していたため，レターヘッドのついた用紙を使い，署名を入れていましたが，オンラインでの論文提出が一般的となり，これらは省略される傾向にあります．

サンプル・Cover Letter

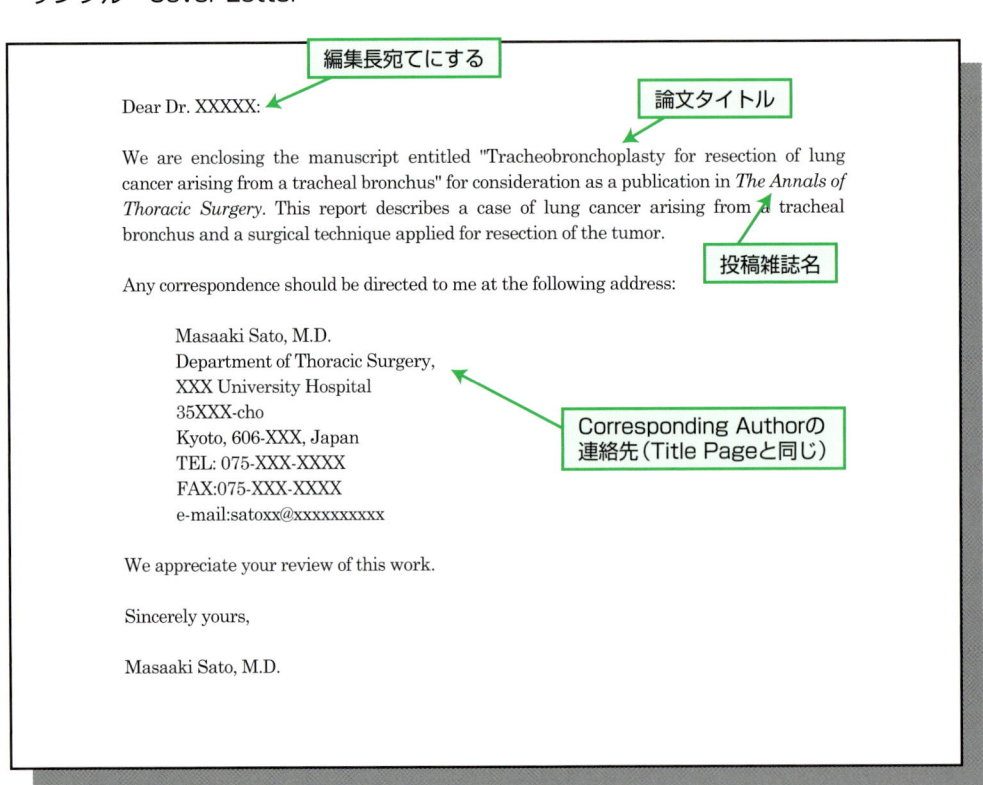

Dear Dr. XXXXX: ← 編集長宛てにする

We are enclosing the manuscript entitled "Tracheobronchoplasty for resection of lung cancer arising from a tracheal bronchus" for consideration as a publication in *The Annals of Thoracic Surgery*. This report describes a case of lung cancer arising from a tracheal bronchus and a surgical technique applied for resection of the tumor.

（論文タイトル／投稿雑誌名）

Any correspondence should be directed to me at the following address:

　　Masaaki Sato, M.D.
　　Department of Thoracic Surgery,
　　XXX University Hospital
　　35XXX-cho
　　Kyoto, 606-XXX, Japan
　　TEL: 075-XXX-XXXX
　　FAX:075-XXX-XXXX
　　e-mail:satoxx@xxxxxxxxxx

（Corresponding Authorの連絡先（Title Pageと同じ））

We appreciate your review of this work.

Sincerely yours,

Masaaki Sato, M.D.

4 著作権の譲渡・conflict of interestなどの事務的な書類

　どのような書類をいくつ用意する必要があるかはジャーナルによって異なりますが，通常は著者全員の署名が要求されます．ジャーナルのWeb siteから規定の用紙をダウンロードして印刷し，著者全員の署名をもらって，これを直接FAXするか，スキャンしてメールで送る，または論文の提出時に一緒にオンラインで提出します．もし指定の用紙がなければ，下記のサンプルを参考に，投稿規定で指定された必要事項をもらさず入れて作成しましょう．ジャーナルによっては，論文がアクセプトされた後でこれらの書類の提出を求めてくることもありますので，その場合は投稿規定に従ってください．ジャーナルによってはこのあたりの手続きで混乱をきたしているところも結構あるので，不明な点は，直接その編集室に電話かメールで問い合わせるとよいでしょう．

サンプル・著作権移譲の誓約書

The undersigned Authors transfer the ownership of copyright to The Journal of ×××××× should their work be published in this review. They declare that the article is original, has not been submitted for publication in other journals and has not already been published. They also declare that the research reported in the paper was undertaken in compliance with the Helsinki Declaration and the International Principles governing research on animals.

　　Authors:

　　Masaaki Sato　　　Date _____　　Signature _____

　　×××○○○　　　　Date _____　　Signature _____

　　×××○○○　　　　Date _____　　Signature _____

日本語論文の形式を整える

必要な事項は英文論文の場合とほぼ一緒です。ただ，文書形式についてはB5用紙に20文字×20文字（原稿用紙形式）で提出を求められることが多いようです。

サンプル・タイトルページ（表紙）

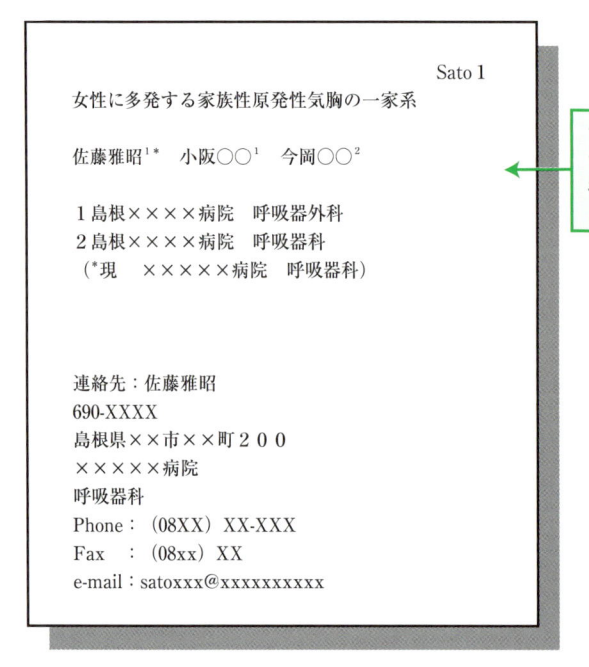

```
                                          Sato 1
女性に多発する家族性原発性気胸の一家系

佐藤雅昭[1*]  小阪○○[1]  今岡○○[2]

1 島根××××病院  呼吸器外科
2 島根××××病院  呼吸器科
  (*現   ××××病院  呼吸器科)



連絡先：佐藤雅昭
690-XXXX
島根県××市××町２００
×××××病院
呼吸器科
Phone：（08XX）XX-XXX
Fax  ：（08xx）XX
e-mail：satoxxx@xxxxxxxxxx
```

タイトルページには英語論文のときと同様，論文タイトル，著者名，所属，責任著者名と連絡先，ときにRunning Titleを入れる

サンプル・本文

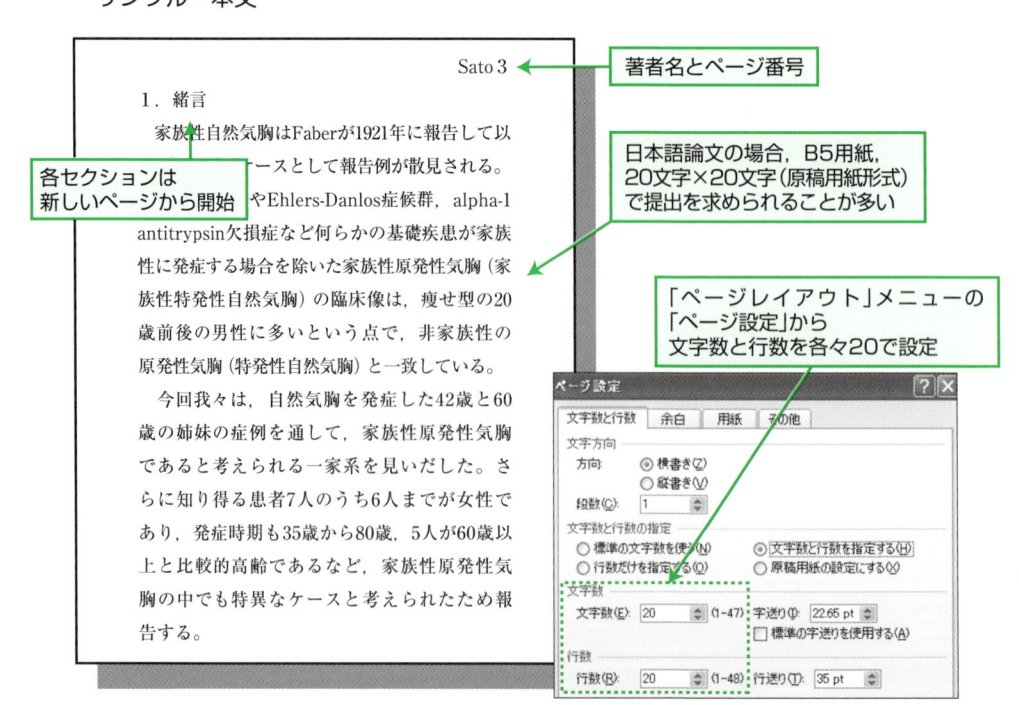

```
                                          Sato 3
  １．緒言
    家族性自然気胸はFaberが1921年に報告して以
  来，……ケースとして報告例が散見される。
  …………やEhlers-Danlos症候群，alpha-1
  antitrypsin欠損症など何らかの基礎疾患が家族
  性に発症する場合を除いた家族性原発性気胸（家
  族性特発性自然気胸）の臨床像は，痩せ型の20
  歳前後の男性に多いという点で，非家族性の
  原発性気胸（特発性自然気胸）と一致している。
    今回我々は，自然気胸を発症した42歳と60
  歳の姉妹の症例を通して，家族性原発性気胸
  であると考えられる一家系を見いだした。さ
  らに知り得る患者7人のうち6人までが女性で
  あり，発症時期も35歳から80歳，5人が60歳以
  上と比較的高齢であるなど，家族性原発性気
  胸の中でも特異なケースと考えられたため報
  告する。
```

著者名とページ番号

各セクションは新しいページから開始

日本語論文の場合，B5用紙，20文字×20文字（原稿用紙形式）で提出を求められることが多い

「ページレイアウト」メニューの「ページ設定」から文字数と行数を各々20で設定

英文と同じように，Cover Letterおよび著作権移譲の誓約書（copyright assignment）を添えて提出します。指定された様式がなければサンプルを参考にしてください。

サンプル・Cover Letter

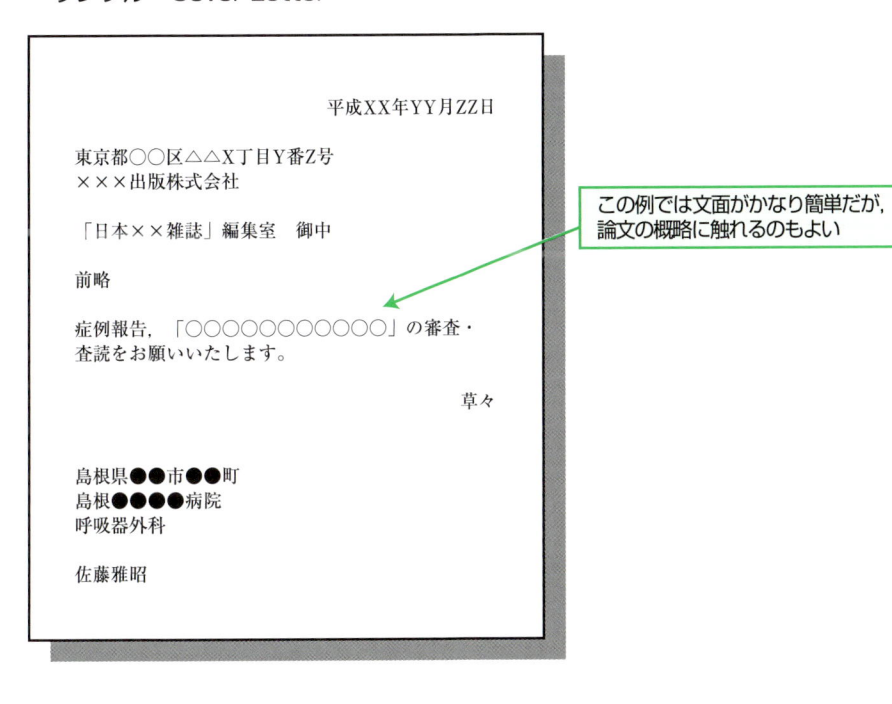

平成XX年YY月ZZ日

東京都○○区△△X丁目Y番Z号
×××出版株式会社

「日本××雑誌」編集室　御中

前略

症例報告，「○○○○○○○○○○」の審査・査読をお願いいたします。

草々

島根県●●市●●町
島根●●●●病院
呼吸器外科

佐藤雅昭

> この例では文面がかなり簡単だが，論文の概略に触れるのもよい

サンプル・著作権移譲の誓約書

平成XX年YY月ZZ日

誓約書

日本××雑誌　編集室　御中

原稿種目：研究・症例

原稿名：○○○○○○○○○○

　上記投稿原稿はその内容が他誌に掲載されたり，あるいは投稿していないことを誓約いたします。また掲載後のすべての資料の著作権は××××出版社に属し，他誌への無断掲載はいたしません。

著者：
1．佐藤　雅昭　　署名 _____
2．小阪　○○　　署名 _____
3．今岡　○○　　署名 _____

> 日本語論文の場合，著者全員の署名，捺印が求められることが多い

オンラインでの論文提出

1 ジャーナルのWeb siteから「Submit Manuscript」などを選択し，IDとパスワードを入力します。ここでIDとパスワードがまだ登録されていない場合は，一度登録画面にいって，著者情報を入力する必要があります。

注：提出者はCorresponding Authorとなりますが，これが論文原稿の表紙に出てくるCorresponding Authorと一致しなくてよい場合と，一致しなくてはならない場合があります。後者の場合で，自分がCorresponding Authorではなく，たとえば自分の所属先のボスがCorresponding Authorの場合は，そのボスのIDとパスワードで投稿する必要があります。このあたりは投稿規定には明記されていない場合もあり，上級医の先生またはジャーナルの編集室に直接問い合わせて確認する必要があります。

①IDとパスワードを入力してログイン

ログイン画面はジャーナルによって異なります。一般に，論文を投稿するときは「Author Login」からです。「Reviewer Login」は自分がReviewerとなったときに使います。

2 通常，その著者の提出した論文の状況一覧の画面が出てきます。新規に論文を投稿する場合は「Submit New Manuscript」または類似のメニューを選んで次に進みます。

注：投稿作業は意外と手間がかかり，一度で完了できないかもしれません。そのような場合，一度入力した情報は保存されているので，次回，続きの作業を行うことができます。

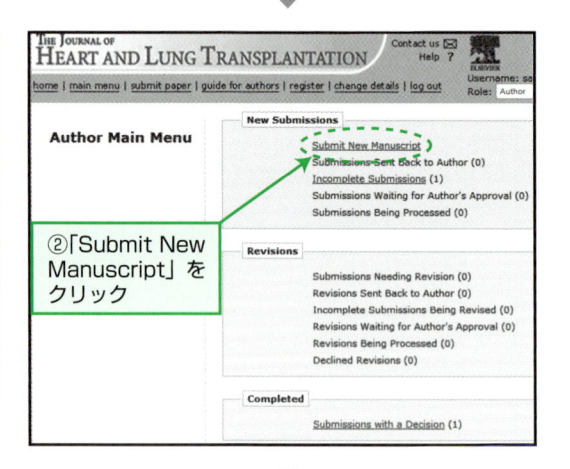

②「Submit New Manuscript」をクリック

3 最初に論文の分類（case report, original articleなど）の選択と，タイトルの入力を行います。続いて著者名，キーワード，推薦するReviewer＊，コメント＊＊などを入力していきます。

＊：Reviewerを推薦（recommend）するというのは不思議に思えるかもしれませんが，編集する側は，その分野に誰が精通しているかを調べる手間を減らすため，論文の著者に，そういう情報を提供するよう求めることがあります。当然，自分の知り合いなどの名前を挙げることが多くなります。一方，研究の競争相手などによる妨害を避けるため，直接の競争相手の名前を，「査読から外してほしいReviewer」として挙げることも可能です。

＊＊：コメント欄は通常，Editorへのコメントで，Cover Letterの内容をそのままコピー＆ペーストします。

③著者名などの必要事項を入力

4 次にファイルのアップロードを行います。あらかじめ作成しておいた論文原稿（メインテキスト，通常はWord documentなど），図（TIFF, JPEGなど指定の形式），Cover Letterなどをファイルごとに指定してアップロードします。容量の大きい図などはこれにかなり時間がかかることがあります。

④論文原稿をファイルごとに指定してアップロード

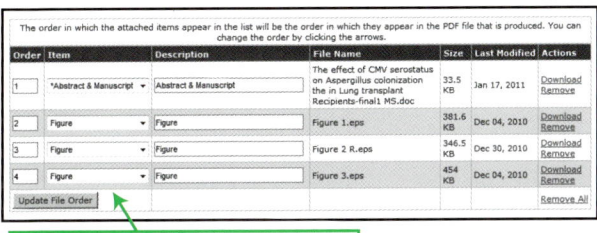

5 アップロードしたファイルの順序を確認し，必要に応じて変更します。

⑤アップロードしたファイルの順序を確認し，必要に応じて変更

§7 いよいよ投稿する

⑥ 最後にアップロードしたファイルがPDFまたはHTML，もしくはその両方に変換されるので，これらを確認してはじめて投稿完了となります。アップロードしたファイルが最新のものかどうかなど，必ずよく確認してから投稿作業を完了してください。

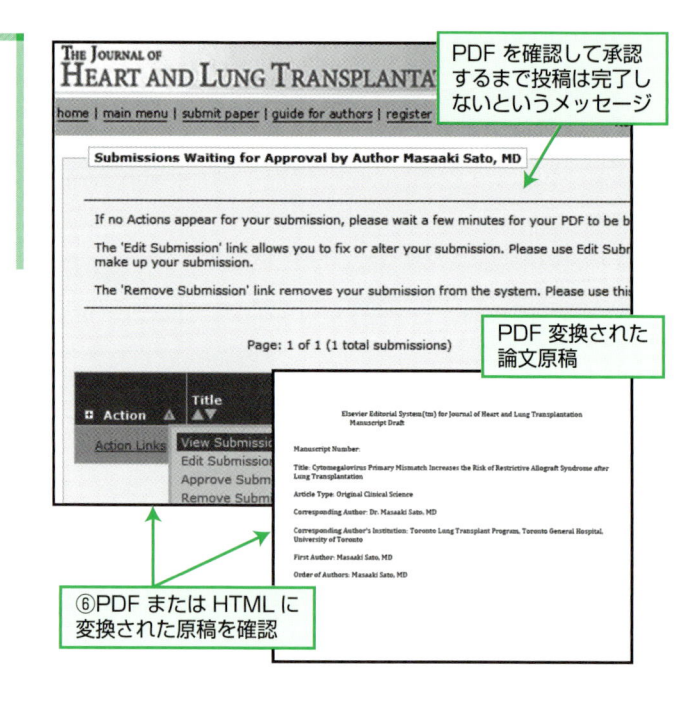

PDFを確認して承認するまで投稿は完了しないというメッセージ

PDF変換された論文原稿

⑥PDFまたはHTMLに変換された原稿を確認

投稿から掲載までの流れ

　上記のようにオンラインで投稿を済ませると，間もなく論文原稿の受領を確認するメールが届くはずです。しかし実際に論文がpublishされるまでには，実はまだまだ時間と労力が必要なのです。投稿先のジャーナルのreferee, reviewerが査読をして返事をくれますが，これがまた時間がかかります。きちんと査読される場合，早いところで1ヵ月，ひどい場合はこちらから請求してようやく返ってくるような，「忘れられているんじゃないか？」と思われるケースまであります。逆に1週間程度で「reject」の返事が返ってくることがあります。査読するまでもなく門前払い，というケースです。

　注意していただきたいのは「reject」と書いてあっても，よく読むとそれは次の2つのどちらかです。「Reject but allow for resubmission（rejectだが再提出可）」，「Reject. No resubmission allowed（reject，再提出不可）」。この2つは実は点と地ほどの差があって，前者（再提出可）は，かなりacceptの望みがあると考えてください。頑張ってReviewerの質問にきっちり答えられればacceptの望みがあります。Editorからの手紙の中には，「再提出をしてもacceptされるとは限らない」と書いているでしょうが，そんなことは当たり前の話なので，**めげることなく，頑張って再提出**です。後者は本当のrejectです。これがどうしても不当に思われる場合，反論することも可能ですが，それで再提出が認められても最終的にrejectとなる場合がほとんどなので，次のジャーナルを考えたほうがよいでしょう。

　Rejectされたら，何が良くなかったのか，たとえばテーマそのものが論文にするには不適切だったのか，あるいはジャーナルの選択が誤っていたのか，などの反省をし，可能なら改訂を加えて別のジャーナルに投稿します。

Rejectされない場合でもそのまま掲載ということはほとんどなく，査読の結果，たいていはいくらか変更を求められます。これにはかなり程度の差があり，ほんの数箇所でよい場合から，大幅改訂になる場合まであります。あまりにこちらの意にそぐわない変更を求められる場合は，別のジャーナルへの再投稿を考えたほうがよいかもしれませんが，そうでなければもう一息頑張って修正を加え，再度原稿を郵送します。

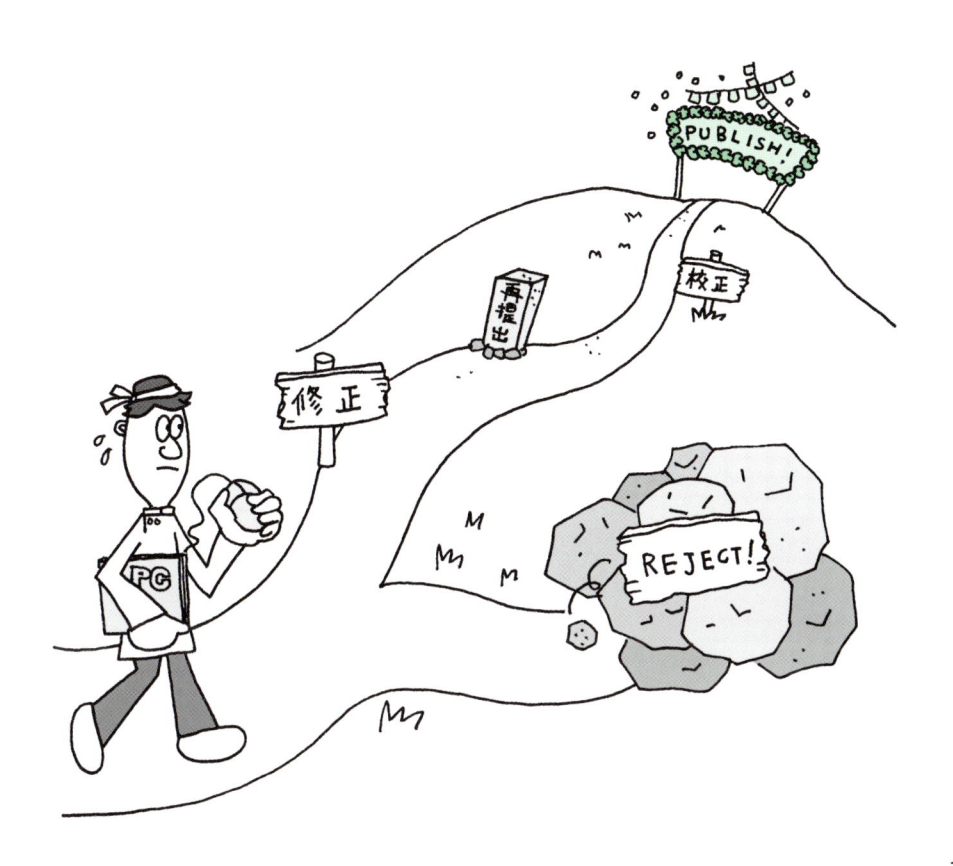

修正原稿を再提出する

修正後に再提出する場合，査読の結果をどのように反映させたかを明確に示す必要があります。

Reviewerのコメントに従う形で，再提出する原稿には下線で，またCover Letterには何をどのように変更したかわかるように明記します。下のサンプルでは訂正箇所が少ないので1枚のCover Letterにまとまっていますが，何枚にもわたる場合もあります。

Reviewerのコメントには誠意をもって対応し，指摘されたpoint to pointで訂正したことを返事の手紙に書きます。

サンプル・修正版のCover Letter

Dear Dr. XXX

The comments of reviewers have been helpful to allowing us to revise and strengthen our manuscript (Allograft airway fibrosis in the pulmonary milieu: a disorder of tissue remodeling. AJT-O-XX-XXXX). We have attempted to address the questions raised by the reviewers and have also conducted additional experiments as follows.

The detailed review of the manuscript is appreciated and we have attempted to answer each of the questions raised. The revised manuscript (with or without highlight for changes) is submitted with revised figures. Thank you for your consideration of the revised version.

Sincerely,

Masaaki Sato, M.D.

Reviewer #1

1) The authors describe a predominance of Type 1 to Type 3 collagen fibers in the early stages of fibrosis (Figure 2A) but gene expression shows a predominance to Type 3 fibers throughout. How do the authors explain this discrepancy?

R: Two procollagen α1 (I) and one procollagen α2 (I) assemble to form a type-I collagen fibril, whereas three procollagen α1 (III) molecules assemble to form a type-III collagen fibril. Thus, the data of Figure 2A and Figure 2D are not necessarily discrepant data.

2) During the SCO80 treatments (figure 4 and Figure 6), the authors show a reduction in the myofibroblast to fibroblast ratio in the depicted areas. Are they able to quantify the reduction of myofibroblast to fibroblast ratio with this inhibitor? Please clarify.

R: Following the reviewer's suggestion, we quantified the number of fibroblasts and myofibroblasts in the obliterated area. The results are shown in the revised Figures 4D and corresponding text.

- 提出時，論文原稿にジャーナルから割り当てられた番号
- それぞれのReviewerの質問に，一対一対応で丁寧に答える
- 質問1）に対する答え

サンプル・修正版の原稿

basement me...

(Figure 4C, arrow). Semi-quantification of fibro... myofibroblasts in the partially or totally obliterated allog... demonstrated a reduced number of myofibroblasts (P = 0.001, Figure 4D). These results indicate that SC080 treatment may affect differentiation or persistence of myofibroblasts in fibrous tissue.

再提出する原稿では，訂正箇所を下線またはハイライトで明らかに

注）修正箇所の明記の仕方もジャーナルによって指定されていることが多いので注意。修正箇所を明記した改訂原稿と，下線またはハイライトなしの改訂原稿の両方を要求されることもあるので，投稿規定に注意してください。

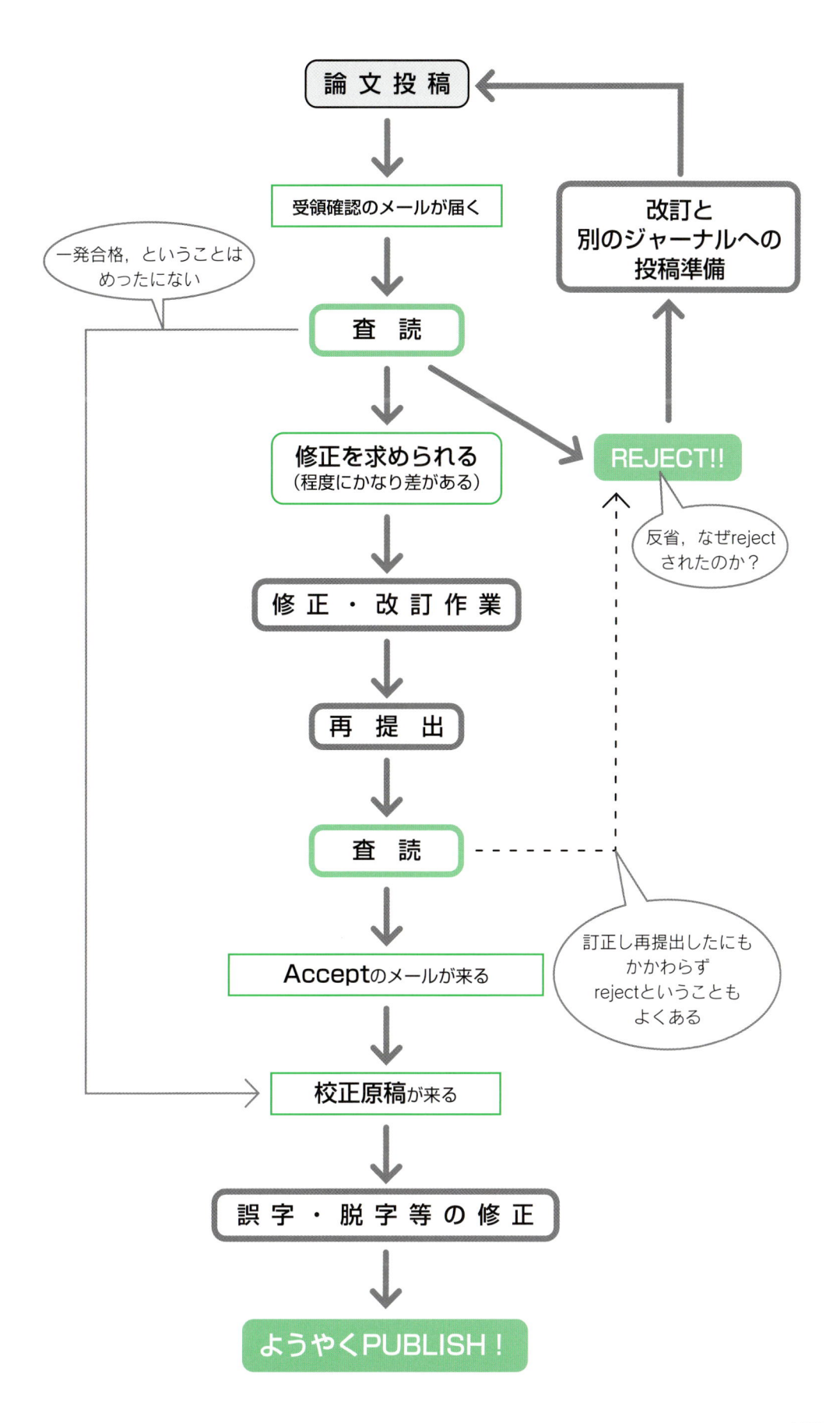

```
                  論文投稿 ←──────────┐
                     ↓                │
              受領確認のメールが届く    │
                     ↓                │
                                    改訂と
  ┌一発合格、ということは             別のジャーナルへの
  │めったにない                       投稿準備
  │                                    ↑
  │        査 読 ─────────→ REJECT!!
  │            ↓                  ↑
  │       修正を求められる         │
  │       (程度にかなり差がある)    │
  │            ↓                反省、なぜreject
  │       修正・改訂作業           されたのか？
  │            ↓
  │         再 提 出
  │            ↓
  │         査 読 ─ ─ ─ ─ ─ ─ ─ ┘
  │            ↓
  │     Acceptのメールが来る   訂正し再提出したにも
  │            ↓               かかわらず
  └──→   校正原稿が来る         rejectということも
               ↓                よくある
         誤字・脱字等の修正
               ↓
         ようやくPUBLISH！
```

§7 いよいよ投稿する

エピローグ

◆ より戦略的な発表へ

発表をより効率的で，より意義あるものにする
3つの戦略

　ここまで，学会発表，論文発表を前提にした各種の準備作業を中心に解説してきました。最後に，さらに効率よく発表を行うコツ，発表した結果の生かし方，といった発展的な話をまとめたいと思います。
　題して，「より戦略的な発表へ」！！

マスターポイント

☑ 学会準備と論文執筆をリンクさせよ！

☑ 準備の時間は奪い取れ！！

☑ 残業手当は自己申告です

戦略1　学会発表と論文執筆をリンクさせよ！

1　学会発表と論文発表を同時に準備する

- 学会発表の話が出たら，論文にならないかと考える習慣をつけよう

- 学会発表と論文発表，両方の形で発表するなら，準備も同時にやってしまおう

　学会発表と論文発表を，結局両方行うことになるのはよくある話です．そんなとき，別々に準備するよりも同時に準備したほうが格段に能率がよいものです．とりあえず差し迫った学会発表をこなして，暇なときに論文を書こう，などと思っていては，いつまでも暇にならず，結局は論文にできないかもしれません．せっかく学会発表の準備をしても時間の経過とともに忘れてしまって，論文を書くときになってもう一度どんな症例だったか思い出さなければいけない，ということになってしまいます．

　たとえば先輩医師から，「今度○○地方会があるから，それにこの間の××さんの症例出したら？」と言われたとしましょう．最初はその○○地方会向けに資料を集めスライドを作ります．大変な思いをして××さんのデータをカルテから拾いなおし，文献を集め，画像をスキャナで取り込み，術中写真やビデオから必要なものをとってきてスライドを完成させ，発表の原稿も考えて，ようやく○○地方会を乗り越えました．さて，それから何ヵ月かして，また先輩医師が，「そういえば××さんの症例，△△雑誌に症例報告したら？」といってくるかもしれません．あるいは，何ヵ月か後で，「やっぱり××さんの症例を論文にしてどこかに発表しよう」と思うかもしれません．
　すでに学会発表しているので論文にするのは楽かと思えば（まったくゼロからやるのに比べれば格段に楽ですが），決してそんなことはなく，いざ書きはじめてみると，あの資料がない，あの文献が足りない，ということになります．また，なんとか（時に共同演者の先生の力も借りて）○○地方会の数分間の議論を乗り越えたとしても，論文の「考察」またはdiscussionは，それだけではとても足りないことに気づくはずです（☞第3章§3）．結局，文献を探して取り寄せたり，写真を集め直したり，かなりの労力と時間を，もう一度誌上発表のために費やすことになります．

私の経験では，この学会発表と論文での誌上発表は，同じ題材を扱った場合，資料を集めるという作業では共通している部分もたくさんあるのですが，それぞれを別々に行うと，互いに抜けてしまう部分があって，結局多くの労力を無駄にします。最初から両方の形での発表を行う可能性があれば，準備は同時進行でやってしまいましょう。逆に言うと，○○地方会に発表するということになったときに，これは論文として発表する価値があるかどうかを考える習慣をつけること。そしてもし論文で発表する気があるのなら，両方の準備を同時進行で行うことです。もちろん同時進行で準備すれば，いくら効率がよいといってもどちらか一方の発表の準備に比べれば時間はかかるわけですから，特に学会など期日がはっきりしている場合には，余裕をもって準備を始めなければなりません。

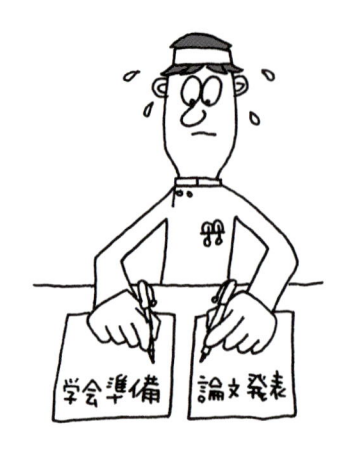

ここまで「同時」でなくてもいいですが…

2 学会発表や予演会での「議論」を論文に生かす

> 論文執筆する場合には，
> 　学会発表や予演会での質問が大いに参考になる

　論文として症例報告をする場合（症例報告とは限りませんが），同じ題材での口頭発表をしたときに聴衆から出てきた質問というのは，大いに参考になります。その分野に通じている，ある程度以上の人数の聴衆があなたの発表を聴いたときに出てくる疑問や質問は，論文を書いたときにその「考察」なりDiscussionなりに盛り込まれるべき内容であることが多いはずです。実際の学会発表での質問もそうですが，その前に「予演会」で発表していたなら，そこで出てくる先輩医師からの指摘も，数日後の学会発表はもちろん，論文を書くときにも役立つはずです。自分では気がつかなかった発表の不明瞭な点や強調できていなかった点が出てきますから，論文に生かすようにしましょう。

　学会発表をしたときに何の質問も出てこないこともあります。完全無欠な発表である場合は少なく，むしろ質問が出ないほど興味の湧かない内容だったり，質問する余地のないほど稀な症例だったりすることが多いと思います。つまり，聞いている人たちが「ふーん，発表の内容はわかったけど，だから何なの」と思っているわけです。確かに，質問する余地のないほど稀な症例は，それはそれで誌上発表する価値があるかもしれませんが，そうでもなくて質問が出なかった発表は，論文にすべきかどうか，再検討したほうがよいかもしれません（☞ プロローグ，第2章§6 p.118）。

　逆に，学会での発表が議論に移ったとたんにフロアからサッとたくさん手が上がって，しかもこちらが待ってましたという答えができる場合には，おそらく聴衆の関心も高く，論文にしても面白い発表になることが多いのではないかと思います。もちろん，非難轟々の議論になった場合は論文発表など論外ですが。

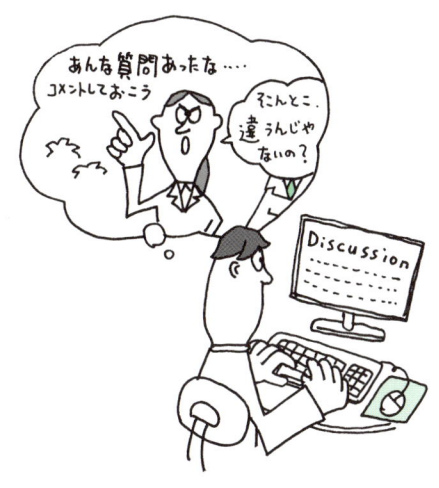

学会発表や予演会での質問は，論文を書くうえで大いに参考になる。

戦略2　準備の時間は奪い取れ！！

> **発表準備時間確保の5つの原則**
> ①ながら族のススメ―1つの作業に固執しない―
> ②全体像の把握―律速段階をマークせよ―
> ③こま切れ時間でできる作業とできない作業を区別し，こま切れ時間を有効活用する
> ④まとまった時間にまとまった作業ができる備えをしておく
> ⑤再び「ながら族」のススメ―同時に複数の発表を手がけよう―

　医者という仕事は基本的に忙しいものです。学会にしろ論文にしろ，発表の準備というのは，たとえ疎かになっても我々の病棟業務に直接支障をきたさないので，誰でもついつい後回しにしてしまいます。そして口をついて出てくる言い訳は決まっています。「いやー，病棟が忙しくて，なかなか論文を書く時間がないんだよね（とか，スライドを作る時間がないんだよね，etc.）」。

　しかし我々が学会の準備をしたり，論文を書く時間をたっぷりとれた試しがあるでしょうか？　あるとしたら，たとえばせっかくもらえた3日間の夏休みを潰す，とかいった悲惨な事態しかありえないのではないでしょうか？　そもそも，「たっぷりの時間」を期待してはいけない，そんな姿勢ではいつまでたっても，できるものもできあがりません！

　ではどうするか？　次に考えるのは「時間をいかにして確保するか」です。私なりにいろいろやってきましたが，いくつかコツがあるようです。こういった類の本は巷にたくさん出ているようですが，ここでは私の持論を，発表準備に絞って，「発表準備を効率よく進める5つの原則」として述べます。

1　原則1　「ながら族」のススメ―1つの作業に固執しない―

　1つの作業にこだわっていては，なかなか全体としては進まないことがあります。やれることからどんどんやる，しかも複数の作業を同時進行でやる，そういう姿勢が必要です。たとえば文献の注文やカルテの取り寄せをしている間に，別の作業はできるのです。資料集めと本文の執筆が並行することだってよくあります。1つの作業が手詰まりになったら，あるいは飽きたら，別の作業にとりかかればよいのです。論文（特に英語）を書いているときによくあるのは，なかなか次の文章が思い浮かばず先に進めない，そんな状況です。こういうとき，次のパラグラフを先に書いてもいいし，全然違う作業（たとえばPowerPointで掲載用の図表を作る）をしてもよいでしょう。このとき手詰まりになった作業は頭の中に，あるいは意識の片隅に「浮かせて」おきます。ふとしたときに次の一手が思い浮かぶことがあります。

原則2　全体像の把握—律速段階をマークせよ—

やれることはどんどんやるのが原則ですが，最終的に律速段階になりそうな仕事は優先して片付けたほうがよいでしょう。たとえば，どうしても載せたい写真が元の紹介開業医のところに返却されてしまっている場合，あるいは前の勤務先にある場合（これは実話ですが），論文を書く作業と同時進行で資料の取り寄せを行うほうが，まず資料，そして執筆，と進むよりも時間は節約できるわけです。常に完成段階をイメージして，進行の全体像を把握しながら作業を進めるとよいでしょう。

原則3　こま切れ時間でできる作業，できない作業を区別し，こま切れ時間を有効活用

発表準備では，スライドの絵コンテ作りや論文の投稿規定の確認など，こま切れ時間を使ってできることは多いのです。ですから，こま切れ時間を使ってできるものと，ある程度まとまった時間が必要なものを区別し，こま切れ時間でできることは，当直中の患者の切れ目や時間どおりに始まらないカンファレンスの前などに，すかさずとりかかれる心とモノの準備（そのへんのメモ用紙にスライドの絵コンテを書く，論文や投稿規定を印刷，コピーしておいて持ち歩く，など）をしておくことです。これは確実に意識の問題です。

原則4　まとまった時間にまとまった作業ができる備えをしておく

まとまった時間がどうしても必要な作業，たとえば論文のDiscussionを書く，といった作業は，ある程度の時間，集中することが必要です。しかしいざ時間ができたときに，あれがない，これがない，といって資料を探すのでは，あっという間に貴重な時間が失われます。まとまった時間の必要な作業をすぐに始めるには，その前提になる作業（資料集めが大半を占める）を確実にしておくことが肝心です。原則3で述べたこま切れ時間を活用して，しかも次の次の次にどういう作業をするかという，先を読んだ作業の進め方が必要（＝原則2で述べた全体像を把握する，ということ）です。

原則5　再び「ながら族」のススメ

最初の原則1は，何も1つの発表に限りません。複数の発表を同時に手がけたほうがさらに能率がアップするのはよく経験します。私は，論文を書くときはだいたい，2本（ときに3本）セットで書くのですが，これは意識してそうするというよりは結果的にそうなってしまっているようです。

また，論文Aで行き詰まったら（あるいは飽きたら），論文Bを書くことができます。

論文Aの手詰まりになった箇所は頭の中に浮かせておいて（原則1の「保留」の有効活用），論文Bやほかの仕事をしながら，なんとなく構想を練ることができます。あるいは，論文Aが何らかの作業（たとえば文献の取り寄せ）で先に進めないときも，そのすきに論文Bを書き進めることができます。

　貧乏性と面倒くさがり，そして飽きっぽい性格があいまって，いつのまにかそんな癖が身につきました。しかしこれは，1本1本の論文をばらばらに書き進めるより，確実に能率のよい方法です。

　余談ですが，これらの原則は，実は普段の病棟業務にもあてはまります。たとえば処方書きやカルテ書きは複数の患者のものを並行して一気に片づけるほうが効率がいいとか，普段ほとんど無意識にやっていることばかりです。

　また，各人の性格，というのも重要な要素です。基本的に「いらち」，つまりせっかちであることは，人には嫌がられるかもしれませんが，仕事の能率という意味ではプラスに働きます。テキパキと次々と黙々と，どんどん事務的な仕事を片づけていく。実は発表の準備にはそうした無機質な作業がかなりあって，本当に頭を使うところはそんなにないと思います。ですからそうした作業は，マシーンになりきってサクサクやってしまいましょう。私も，この本を書くうえで，本質的な内容で頭を悩ませたのは一部で，かなりの時間は事務的・無機質な作業でした。そういう作業は寝不足でもできるので，深夜に勢いで片づけ，本当に頭を使って練るべきところは朝の頭のクリアなときにやりました。

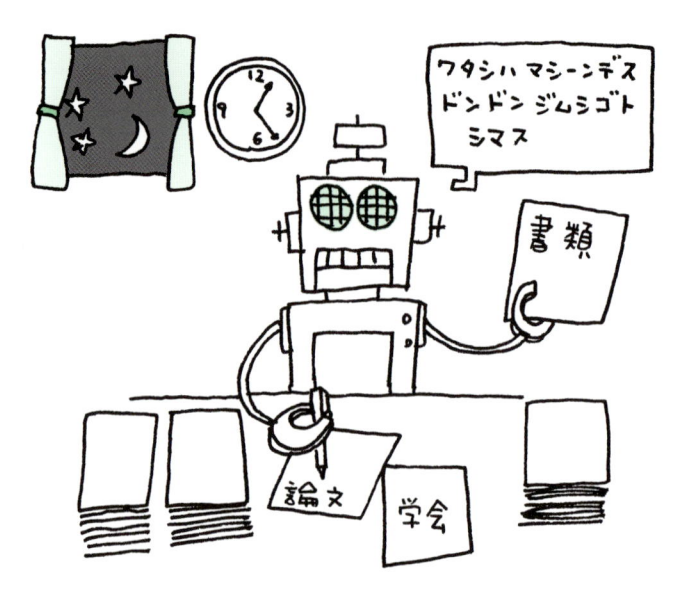

身体を壊さないようにお願いします。

戦略3　残業手当は自己申告です－発表を記録に残そう－

**Curriculum Vitae（業績一覧）を作って，発表するたびに履歴更新しよう！
きっと何かの役に立つ**

　もう1つぜひお勧めしたいのが，早い段階から自分の「履歴書」つまり，Curriculum Vitae（CV）またはResumeを作っておいて，これを発表のたびに更新していくことです。学会発表にしろ誌上発表にしろ，そのつど，自分の実績として記録を残しておくことは，後々何かと役に立ちます。特に学会発表は抄録でも残しておかないと形に残らないので，何という学会のどこで行われた第何回のものか，といった情報を後になって掘り返すのがとても大変です。そのつど，自分の実績を記録として残しておくことです。だれも記録しておいてくれません。うっかりしてると永遠に闇の中です。残業手当が自己申告なのと一緒ですね。「ただ働き」しないように，しっかりと発表の記録を残しておきましょう。

　ではいったい，そうして記録を残すことが何の役に立つのでしょうか。いろいろな場合が想定されますが，具体的な例を2つ挙げておきます。

具体例①　学会の認定医や専門医，指導医をとる場合

　これらの発表が実績として必要になってくることがあります。たとえば，呼吸器外科専門医の新規申請には，査読制度のある全国誌以上の論文3編以上（筆頭著者論文1編以上を含む）が必要ですし，全国規模の学会において筆頭で5回以上の発表（少なくとも1回は日本呼吸器外科学会総会，または日本胸部外科学会定期学術集会で発表）が必要になっています。

具体例②　海外留学

　CVがその人を表す基本情報となります。私の経験だと，アメリカやカナダの施設を見学に行って，そこでの留学の交渉を進める際にも，相手は，「まずCVを送ってくれ」と言います。日本では履歴書はごく形式的な場合が多く，病院を移る場合でも，その直前に簡単な履歴書を提出するだけのことが多いですが，海外では雑多な人種，バックグラウンドの人々が集まっているので，まずはその人がどんな人か，何をやってきた人か，を知ろうとするようです。私はときどき自分の履歴書を更新し，プリントアウトさえすれば，求めに応じていつでもすぐに最新のCVを提出できるようにしています。

　では，履歴書であるCVまたはResumeの書き方の1例を次ページに示しましょう。

Curriculum Vitae

Masaaki Sato, MD
101 Mezon-Chidori
200 xxmachi
xxxx, Shimane
699-xxxx, Japan

TELEPHONE: +81-852-xx-xxxx
FAX: +81-852-xx-xxxx
E-MAIL: satoxxx@mp.xxxx.net

EDUCATION: M.D.   Kyoto University School of Medicine,
                     Kyoto, Japan
                     April 1995-March 1999

   Undergraduate.   Kyoto University School of Medicine,
                     Kyoto, Japan Premedical Program
                     April 1993-March 1995

EMPLOYMENT: Kyoto University Hospital, Kyoto, Japan
                     Anesthesia, Thoracic Surgery
                     May 1999-March 2000

                     Shimane Prefectural Central Hospital,
                     Shimane, Japan
                     Emergency Medicine, General Surgery,
                     Thoracic Surgery
                     April 2000-August 2001

                     Matsue Red Cross Hospital,
                     Shimane, Japan
                     General Thoracic Surgery
                     September 2001-

> 医学部の6年間を，一般教養の2年間と専門課程4年間で分けています
> 場合によっては6年間でまとめてもよいでしょう

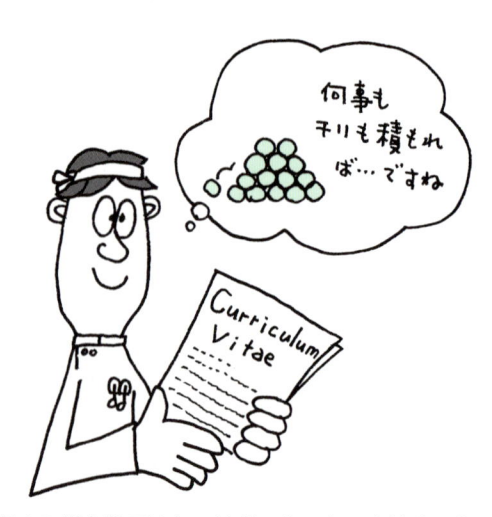

論文を書くのが本業ではないけど，やったことはやったこと。
後々の自分のために記録しておこう。

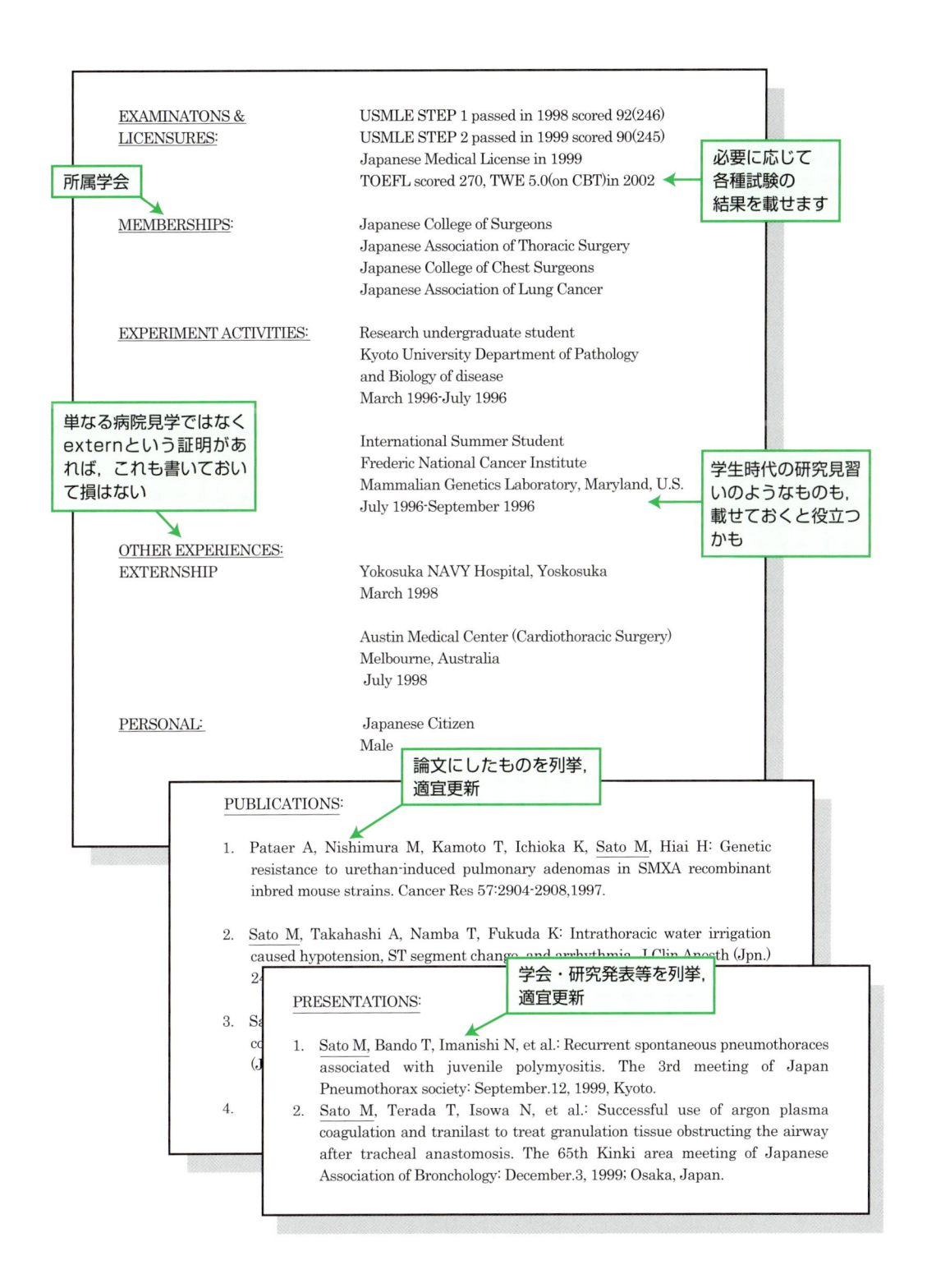

EXAMINATONS & LICENSURES:	USMLE STEP 1 passed in 1998 scored 92(246) USMLE STEP 2 passed in 1999 scored 90(245) Japanese Medical License in 1999 TOEFL scored 270, TWE 5.0(on CBT)in 2002	必要に応じて各種試験の結果を載せます

所属学会

MEMBERSHIPS:　　Japanese College of Surgeons
　　　　　　　　Japanese Association of Thoracic Surgery
　　　　　　　　Japanese College of Chest Surgeons
　　　　　　　　Japanese Association of Lung Cancer

EXPERIMENT ACTIVITIES:　　Research undergraduate student
　　　　　　　　　　　　　Kyoto University Department of Pathology
　　　　　　　　　　　　　and Biology of disease
　　　　　　　　　　　　　March 1996-July 1996

単なる病院見学ではなくexternという証明があれば，これも書いておいて損はない

　　　　　　　　　　　　International Summer Student
　　　　　　　　　　　　Frederic National Cancer Institute
　　　　　　　　　　　　Mammalian Genetics Laboratory, Maryland, U.S.
　　　　　　　　　　　　July 1996-September 1996

学生時代の研究見習いのようなものも，載せておくと役立つかも

OTHER EXPERIENCES:
EXTERNSHIP　　　　　　Yokosuka NAVY Hospital, Yoskosuka
　　　　　　　　　　　March 1998

　　　　　　　　　　　Austin Medical Center (Cardiothoracic Surgery)
　　　　　　　　　　　Melbourne, Australia
　　　　　　　　　　　July 1998

PERSONAL:　　　　　　Japanese Citizen
　　　　　　　　　　　Male

PUBLICATIONS:

論文にしたものを列挙，適宜更新

1. Pataer A, Nishimura M, Kamoto T, Ichioka K, Sato M, Hiai H: Genetic resistance to urethan-induced pulmonary adenomas in SMXA recombinant inbred mouse strains. Cancer Res 57:2904-2908,1997.

2. Sato M, Takahashi A, Namba T, Fukuda K: Intrathoracic water irrigation caused hypotension, ST segment change, and arrhythmia. J Clin Anesth (Jpn.)

3. Sa...

4. ...

PRESENTATIONS:

学会・研究発表等を列挙，適宜更新

1. Sato M, Bando T, Imanishi N, et al.: Recurrent spontaneous pneumothoraces associated with juvenile polymyositis. The 3rd meeting of Japan Pneumothorax society: September.12, 1999, Kyoto.

2. Sato M, Terada T, Isowa N, et al.: Successful use of argon plasma coagulation and tranilast to treat granulation tissue obstructing the airway after tracheal anastomosis. The 65th Kinki area meeting of Japanese Association of Bronchology: December.3, 1999; Osaka, Japan.

　この「publications」と「presentations」に，発表ごとに付け加えていくのです．日本語でも「業績一覧」を作っておくとよいでしょう．
　CVの書き方についてもっと詳しく知りたい方には，『医師のための実例英文手紙の書き方』（大野典也　著，メジカルビュー社）などが参考になります．

より戦略的な発表へ

あとがき

　初版が出版されてからの7年という歳月は，私たち初版の執筆陣にも様々な変化をもたらしました．初版の共同執筆者でもあり，最も尊敬する京都大学呼吸器外科の先輩の一人でもあった中村隆之先生が，43歳の若さで2006年に他界されたことは誠に残念というほかありません．まさにこの世の無常を痛感させられます．中村先生のきめ細かなご指導，ご尽力がなければ，初版の完成はなかったといっても過言ではありません．一方，やはり初版出版時に共著者として大変なお力添えを頂いた和田洋巳先生は，退官し京都大学名誉教授となられた今も，変わらぬバイタリティで肺癌を中心とした診療活動をされています．また同時に，そのリサーチマインドを発揮して肺癌研究の新たな境地を開拓し続けておられ，私自身も以前と変わらぬ叱咤激励とご指導をいただいております．初版の序文で和田先生が記された「大きな Evidence も，その第一歩は小さな問題提起や事実の叙述からである」との言葉はまさにその通りであるなと，自らも臨床医でもある研究者としての歩みを進めるたびに思い知らされる次第です．

　思えば医師や研究者の（あるいはそれ以外の職業の）成長とはそもそもそのようなものかもしれません．結局は小さな一歩の積み重ねが大きな成果につながるのであって，一朝一夕に成し遂げられる大仕事などないのではないでしょうか．忙しい研修や日常業務の合間をぬって発表の準備をすることは決してやさしいことではありません．「とりあえず」，「なんとなく」その場をしのぐのが一杯いっぱいなのも無理からぬことではあります．しかしそこから一歩踏み込んで，発表のための「流れ」と「考え方」を吸収していただくことが本書の意図するところです．その積み重ねが医師として，また研究者としての成長になっていくのだと信じます．とりわけ症例報告の機会を通じて得られる，一人の患者さんについて深く考え抜く姿勢というのは臨床医にとってとても大切なものだと思います．そのことを疎かにして何千人を対象にした臨床研究の結果をエビデンスだといって振りかざしたところで，個々の患者さんと正面から向きあい，そうしたエビデンスを上手に適応できなければ結局は意味がないと思うのです．本書を通じて将来，「情報発信型」の医師，薬剤師，etc. となられる方が一人でも増え，そしてまたそうした活動が巡りめぐって最終的には患者さん一人ひとりの治療に役立てられることを切に望みます．

　最後になりましたが，改訂版の出版に際してご尽力いただきましたメディカルレビュー社編集部第2室・尾中益子編集長，堀内亮介様にこの場を借りて御礼申し上げます．

　2011年1月　氷点下を大きく下回る真冬のカナダ・トロントにて

　　　　　　　　　　　　　　　　　　　　　　　　　　　　　佐藤　雅昭

INDEX

欧文

A
Abstract [文献検索] ······················ 39, 40, 47
Abstract [論文作成] ······················ 144, 158
ADVANCED MODE [医中誌] ········ 46, 49, 56
All field検索 [医中誌] ································ 55

B
BASIC MODE [医中誌] ······························· 46
Bibliography [EndNote] ······················ 170, 173

C
Clipboard機能 [PubMed] ····················· 38, 42
Conclusion [論文作成] ······················· 144, 156
copyright assignment ···························· 183
Corresponding Author [論文作成] ········ 180, 184
Cover Letter [論文作成] ············ 180, 183, 188
Curriculum Vitae (CV) ·························· 197

D
Details機能 [PubMed] ·················· 38, 43, 54
Discussion [論文作成] ······················· 144, 148

E
EndNote ······························· 47, 62, 168
EndNote Web版 ···························· 67, 71

F
Figure [論文作成] ································· 144
Figure Legend [論文作成] ······················· 166
full text [文献検索] ································· 40

H
History機能 [Pubmed] ············ 38, 41, 49, 56

I
Illustrator [論文作成] ················ 164, 165, 167
import [EndNote] ···························· 47, 66
Introduction [論文作成] ······················ 144, 158
ISI Web of Knowledge ···················· 67, 71

J
JPEG (画像の保存) ······························· 36
JPEG (画像の保存) [PowerPoint] ··············· 37
JPEG (画像の保存) [ビデオ発表] ··············· 133

L
Library [EndNote] ······················· 62, 63, 64

M
MEDLINE [医中誌] ································· 69
MeSH Terms ···························· 43, 54, 56
MeSH (Medical Subject Headings) ········ 43

P
Photoshop [論文作成] ···························· 166
PowerPoint [口頭発表] ······················· 83, 92
PowerPoint [ビデオ発表] ················· 130, 132
PowerPoint [ポスター発表] ················ 121, 122
PowerPoint [論文作成] ···················· 165, 167
PubMed ···················· 38, 39, 43, 54, 64, 66

R
Record Number [EndNote] ············ 62, 72, 169
References ······················· 62, 144, 168
reject [論文作成] ···························· 139, 186
Resume ··· 197
Review (総説) ····························· 58, 60

T
Table [論文作成] ································· 144
thesaurus [医中誌] ································ 51
TIFF (形式) ························ 104, 165, 167
Title Page [論文作成] ···························· 177

W
Windows Live ムービーメーカー
································ 129, 131, 132

203

INDEX

和文

あ
アウトプットスタイル [EndNote] …… 170, 172
アウトラインモード [PowerPoint] …………… 83
明るさ [PowerPoint] ……………………… 101
圧縮 [PowerPoint] ………………………… 104
アメリカ国立医学図書館……………………… 39

い
一枚印刷 [ポスター発表] ……………… 123, 125
医中誌………………………………… 45, 54, 68
色画用紙 [ポスター発表] ……………… 122, 125
インデント [PowerPoint] …………… 93, 95, 96
インデント [論文作成] …………………… 179
引用文献………………………………………… 60

え
英語論文…………………………………… 177
絵コンテ……………………………… 83, 84
エビデンス……… 13, 27, 28, 29, 32, 108, 139
演算方法 [医中誌] ………………………… 49
演者………………………………………… 112
演者名……………………………………… 85
演題名……………………………………… 85

お
オンラインでの論文提出………………… 184

か
海外留学…………………………………… 197
会議録 [文献検索] ………………………… 45
解像度 [PowerPoint] …………………… 104
箇条書き [口頭発表] ……………………… 116
画像……………………………… 36, 37, 59
画素数 [論文作成] …… 163, 164, 165, 166, 167
学会抄録…………………………………… 45
学会発表………………………………… 22, 191
紙と鉛筆…………………………………… 82
感度の高い検索……………………………… 52, 54
関連用語…………………………………… 54, 55, 56

き
偽陰性 [文献検索] ………………………… 53
基本検索……………………………… 38, 39, 46
教科書…………………… 22, 26, 30, 34, 58
行間 [PowerPoint] …………………… 93, 94, 103
行間 [論文作成] ………………………… 178, 179
偽陽性 [文献検索] ………………………… 53
業績一覧…………………………………… 197
議論 [論文作成] ………………………… 193
均等割り付け [PowerPoint] …………… 93, 98

く
クエリーボックス [PubMed] ……………… 39
クリップボード機能 [医中誌] ……………… 48

け
結語…………………………………… 86, 108
結論 [論文作成] ………………………… 144, 156
研究会……………………………… 18, 20, 29
原稿の棒読み [口頭発表] …………… 110, 112
検索誤差…………………………………… 55
検索用語 (リスト) …… 39, 46, 50, 51, 54, 55
検索履歴………………………………… 41, 50
原著論文 [文献検索] ……………………… 45

こ
考察 [口頭発表] …………………………… 86
考察 [論文作成] ………………………… 144, 148
考察の核………………………… 108, 152, 158
考察の出だし……………………………… 150
互換性……………………………………… 101
こま切れ時間……………………… 83, 84, 195
コントラスト [PowerPoint] ……………… 101

さ
再提出……………………………………… 188
査読………………………………………… 186
参考文献 (リスト) ……………… 62, 144, 168

し
式の編集 [医中誌] ………………………… 51, 54

姿勢 [口頭発表] ……………………… 110, 114
視線 [口頭発表] ……………………… 110, 114
シソーラス（機能）[PubMed] ……………… 43
シソーラス（機能）[医中誌] ……………… 50
シソーラス（機能）[文献検索] …………… 54, 55
シソーラス用語 ……………… 45, 50, 51, 55, 56
下調べ [発表内容] ……………………… 25, 30, 61
質議応答 ………………………………… 119
質問 [口頭発表] ……………………… 19, 109, 193
自動検索 ………………………………… 51, 55
自動シソーラス検索 …………………… 45, 55
絞り込みの程度 [文献検索] ……………… 56
縮小版ポスター [ポスター発表] ………… 123
情報の仕分け …………………………… 90
情報発信型の医師 ……………………… 20
症例データ（収集） …………………… 22, 59
症例報告の流れ ………………………… 144
症例報告の 4 つのパターン …………… 25
緒言 ……………………………… 85, 144, 158
署名 ……………………………… 180, 181, 183

す

図 [PowerPoint] ……………… 93, 100, 102
図が中心のスライド [口頭発表] ……… 116
図の説明 [論文作成] …………………… 166
図の挿入 [PowerPoint] ……………… 100
図表 [論文作成] ………………………… 144, 162
スライド形式 [ポスター発表] ………… 122, 125
スライド作り ……………………… 87, 92, 105
スライドの全体構成 …………………… 83, 85
スライドの棒読み ……………………… 110, 115
スライドの枚数制限 …………………… 83
スライド発表 …………………………… 82

せ

静止画 [ビデオ発表] …………………… 132
責任著者 ………………………………… 180
全分野検索 ……………………………… 54, 55

そ

総説（Review）………………………… 58, 60

た

タイトルページ [論文作成] …………… 177, 182
縦方向のずれ [PowerPoint] …………… 93
縦横の割合 [PowerPoint] ……………… 100
タブ [PowerPoint] ……………………… 93, 97

ち

地方会 ………………………………… 18, 20, 29
緻密な文献検索 ………………………… 57
聴衆 [口頭発表] ………………………… 112
著作権 [論文作成] ……………………… 181

て

データベース …………………………… 22, 60, 61
テキスト形式 [EndNote] ……………… 66
テキストボックス [PowerPoint]
………………………… 93, 94, 95, 102
手入力 [EndNote, 日本語文献] ………… 70, 174
添削 [英語論文] ………………………… 141

と

動画 ……………………………………… 36
同義語 [文献検索] ……………………… 43, 50, 55
投稿 ……………………………………… 142, 175
投稿規定 ………………………………… 142, 176
特異度（の高い検索）………………… 52, 53, 56
トリミング [PowerPoint] ……………… 93, 100

な

ながら族 ………………………………… 194
7 行ルール [PowerPoint] ……………… 89

に

日本語文献 [EndNote] ………………… 70, 174

は

背景 [プレゼンテーション，ポスター発表] ……… 88
配色 [PowerPoint] ……………………… 88
配色 [ポスター発表] …………………… 127
配置 [PowerPoint] ……………………… 89
発表技術 ………………………………… 105

INDEX

発表時間 …………………………………… 109, 118
発表準備の第1段階 ………… 25, 30, 55, 59, 60
発表準備の第2段階 ………………… 55, 59, 60
発表テーマの候補 ………………………………… 26
発表の核 ………………………………………… 105
発表の本質 ………………………………………… 90
話し方 …………………………………… 110, 115
パラグラフ ……………………………………… 139
ハンドアウト[ポスター発表] ……………… 126, 128

ひ

ビデオ映像 ………………………………………… 33
ビデオクリップ ………………………………… 131
ビデオ発表 ……………………………………… 129
表[PowerPoint] ………………………………… 93, 98
表が中心のスライド[口頭発表] ………………… 115
表の挿入[PowerPoint] …………………………… 98

ふ

フォント[PowerPoint] ………… 93, 98, 103, 124
フォント[ポスター発表] ………………… 124, 127
プレゼンテーション ……… 112, 114, 118, 128
文献 …………………………… 26, 31, 34, 58
文献管理ソフト[EndNote] ……………………… 62
文献検索 ………… 22, 31, 41, 52, 57, 59, 139
文献データベース ………………………… 47, 59, 73
文献のコピー＆ペースト[PowerPoint] ………… 89
文章型スライド[口頭発表] ……………………… 116
文頭[PowerPoint] …………………………… 93, 95

ほ

ポインター[口頭発表] ………………………… 114
ポスター（発表） …………………… 22, 120, 122
ポスターサイズ[ポスター発表] ………… 122, 123
本格的な情報収集 ……………………………… 22

ま

マイク[口頭発表] ……………………………… 114
孫引き[文献検索] ………………… 22, 58, 59, 60
まとまった時間 …………………………… 84, 195
稀な症例 ……………………… 19, 26, 27, 29, 32

み

見出し語[文献検索] ……………………………… 43

む

無機質な作業 …………………………………… 196

め

メモ型スライド[口頭発表] …………………… 116

も

文字間隔[PowerPoint] …………………… 93, 95
文字の大きさ[PowerPoint] …………… 88, 122

よ

「良い発表」のための4大要素 ……………… 105
要約[論文作成] …………………………… 144, 158
予演会 ………………………… 105, 109, 193
横方向のずれ[PowerPoint] ……………………… 93
四ツ角ボタン[PowerPoint] …………… 93, 100
余白[論文作成] ………………………………… 178
予備検索[発表内容] ……………………… 26, 30
「予備的」文献検索 ……………………………… 59

り

略語 ……………………………………………… 91
履歴検索（機能）[文献検索] ……… 45, 46, 49, 56
履歴書 …………………………………………… 197

る

類義語[文献検索] ………………………… 54, 55
ルーラー[PowerPoint] ………………………… 95

ろ

論文発表 ……………………………… 22, 137, 191

著者略歴

■ **佐藤　雅昭**（さとう　まさあき）
京都大学医学部附属病院呼吸器外科助教
Affiliate Scientist, Latner Thoracic Surgery Research Laboratories, Toronto General Research Institute, University of Toronto

'73年札幌生まれ。'99年京都大学医学部卒業。京都大学病院，島根県立中央病院，松江赤十字病院を経て'03年よりカナダ・トロント大学大学院Institute of Medical Science，'08年Doctor of Philosophy(Ph.D)を取得。'08～'10年Toronto General Hospitalにて胸部外科・肺移植臨床フェロー。'10年より surgeon scientist として Toronto Lung Transplant Programの臨床肺移植に携わりつつLatner Thoracic Surgery Research Laboratories所属のprinciple investigatorとして研究室を運営。'11年7月より現職。外科専門医，呼吸器外科専門医。主要研究テーマは肺移植後慢性拒絶，肺の免疫と組織リモデリング。著書に姉妹書『流れがわかる研究トレーニングHow To～医系 大学院・研究留学，いつどこで何をする？』(共著，メディカルレビュー社，2010年)。

初版著者略歴

■ **和田　洋巳**（わだ　ひろみ）
京都大学名誉教授

'43年生まれ。'70年京都大学医学部卒業。医学博士。大津市民病院，国立療養所宇多野病院を経て，'73～'79年京都大学胸部疾患研究所外科助手。'80年静岡県島田市民病院呼吸器科医長，'82年京都大学胸部疾患研究所外科講師，'87年助教授。'92年京都大学胸部疾患研究所補助臓器学助教授などを経て，'99年より京都大学大学院医学研究科器官外科学(呼吸器外科学)教授，'07年定年退官。
専門は胸部外科，肺癌，肺移植。
American Association for Thoracic Surgery(AATS)，American Society of Clinical Oncology(ASCO)，American Association for Cancer Research(AACR)，The Society of Thoracic Surgeons(STS)，American Thoracic Society(ATS)等に所属。

■ **中村　隆之**（なかむら　たかゆき）
元京都大学医学部附属病院探索医療センター探索医療開発部助手

'64年生まれ。'89年京都大学医学部卒業。京都大学呼吸器外科(人見滋樹教授，和田洋巳教授)および関連病院で胸部外科の基礎を研鑽。'99年京都大学医学研究科修了。医学博士。'98～'00ザールラント大学(ドイツ)胸部心臓血管外科リサーチフェロー。帰国後，京都大学医学部附属病院呼吸器外科を経て，'03年より京都大学医学部附属病院探索医療センター探索医療開発部助手，'06年逝去。
専門は呼吸器外科学，急性肺傷害の制御に関する研究。

改訂版 症例報告、何をどうやって準備する？
流れがわかる学会発表・論文作成 How To

定価 本体2,800円（税別）

2011年2月28日　第1版第1刷発行
2012年7月20日　第1版第2刷発行Ⓒ

　　著　者　佐藤雅昭
　　発行者　松岡光明
　　発行所　株式会社　メディカルレビュー社

　　〒541-0046　大阪市中央区平野町3-2-8　淀屋橋MIビル
　　　　　　　　電話/06-6223-1468(代)　振替　大阪6-307302
　　　　　編集部　電話/06-6223-1667　FAX/06-6223-1338
　　　　　　　　✉horiuchi-r@m-review.co.jp

　　〒113-0034　東京都文京区湯島3-19-11　湯島ファーストビル
　　　　　　　　電話/03-3835-3041(代)
　　　　　販売部　電話/03-3835-3049　FAX/03-3835-3075
　　　　　　　　✉sale@m-review.co.jp
　　　　　URL http://www.m-review.co.jp

●本書に掲載された著作物の複写・複製・転載・翻訳・データベースへの取り込みおよび送信（送信可能化権を含む）・上映・譲渡に関する許諾権は(株)メディカルレビュー社が保有しています。

● JCOPY 《(社)出版者著作権管理機構　委託出版物》
本書の無断複写は著作権法上での例外を除き禁じられています。複写される場合は，そのつど事前に，(社)出版者著作権管理機構(電話 03-3513-6969，FAX 03-3513-6979，e-mail：info@jcopy.or.jp)の許諾を得てください。

印刷・製本／大阪書籍印刷株式会社
乱丁・落丁の際はお取り替えいたします。

ISBN978-4-7792-0680-1　C3047